中医经典

验方大全

土荣华 牛林敬◎编著

上海科学普及出版社

图书在版编目（CIP）数据

中医经典验方大全 / 土荣华, 牛林敬编著. -- 上海:
上海科学普及出版社, 2018
（中医养生疗方丛书）

ISBN 978-7-5427-7262-6

Ⅰ.①中… Ⅱ.①土… ②牛… Ⅲ.①验方－汇编
Ⅳ.①R289.5

中国版本图书馆CIP数据核字(2018)第158585号

责任编辑　俞柳柳
助理编辑　陈星星

中医经典验方大全

土荣华　牛林敬　编著
上海科学普及出版社出版发行
（上海中山北路832号　邮政编码200070）
http://www.pspsh.com

各地新华书店经销　三河市双升印务有限公司印刷
开本710×1000　1/16　印张24.75　字数310 000
2018年7月第1版　2019年10月第2次印刷

ISBN 978-7-5427-7262-6　定价：38.80元

前言　Foreword

前　言

　　验方，是指由我国历代医家在治病过程中所总结出来、经临床反复使用并证明确有疗效的现成方剂，是我国传统医学的一部分，是中医学发展过程中遗留下来的宝贵财富。其最大的特点在于由长期行医经验所得，从认识到体会，再由总结上升到理论指导，进而应用于临床实践。验方是理论联系实际的研究成果，它们不仅药源易得、价格低廉、使用方便、易学易用，而且疗效显著。对于常见病、多发病的效果立竿见影，在解决一些疑难杂症方面也有奇效，深受广大患者所喜爱。

　　我国古代皇家太医、民间医家在长期行医经验中有许多奇方验方，经代代相授，流传至今，是我们国家的国粹，是人类的瑰宝。为了让更多的人群受益，我们对其进行充分挖掘、研究、开发和利用，力求以最完整、最精华、最实用的验方来为广大患者服务。

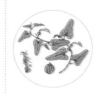

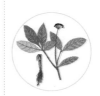

　　基于此，我们特组织了部分医学专家和临床医务工作者，汇集编成了这本《中医经典验方大全》。其所收录的皆为生命力极强、千百年来经著名老中医多次应用验证、疗效显著的方剂，集实践与医理于一体，内容翔实，

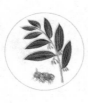

条目清楚，通俗易懂。分列内科、外科、妇科、男科、儿科、五官科、皮肤科、骨伤科等科，汇编大量处方，对病例验证详细注解，从药方的"处方组成""用法用量"到"功效主治"都进行了翔实的说明。既有内服之方，亦有外用之法，并兼注意事项，具有很强的实用、研究与收藏价值。且书内各方中药皆属平常、垂手可得，于医于民可谓是良师益友。

《中医经典验方大全》装帧美观、设计大方、内容翔实，是一本家庭健康生活秘籍，是一本实用健康大典。当你研读本书的验方，体验这些绿色的千古验方时，你将会发现，它是你可信的私人保健医生和贴心护士，会让你受益无穷。

编　者

2018年6月

目　　录

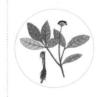

中医经典验方大全

第二章　外科

第三章　妇产科

第四章　男科

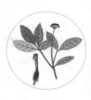

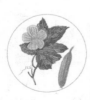

第五章　儿　科

第六章　五 官 科

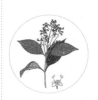

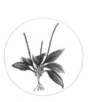

第七章 皮肤科

第八章 骨伤科

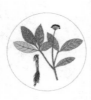

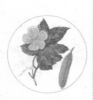

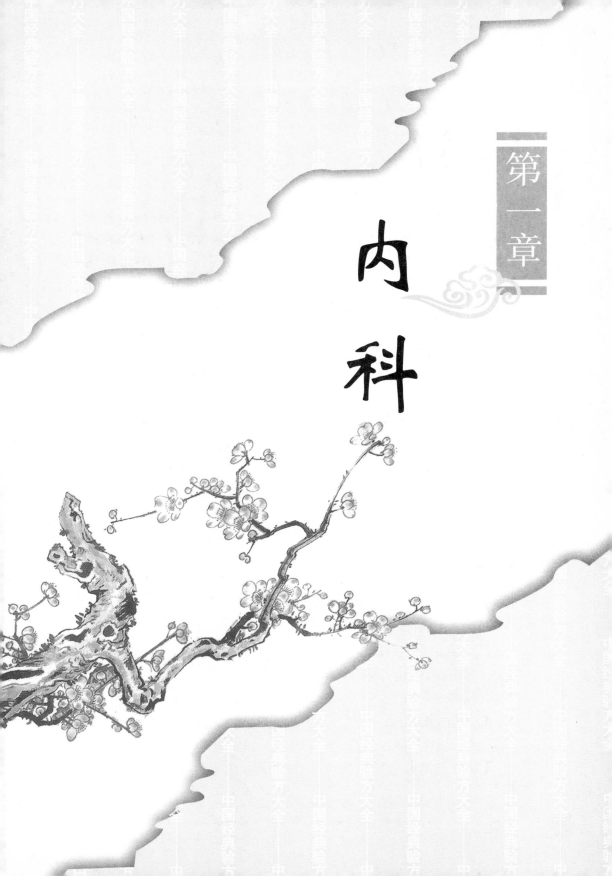

第一章

内科

感 冒

　　感冒是最常见的上呼吸道感染疾患，是由于受寒、风热或暑湿之邪后，呼吸道抵抗力下降，而感染病毒或细菌所致。常见表现有头痛、鼻塞、流涕、喷嚏、流泪、恶寒、发热、周身不适或伴有轻微咳嗽等。症状严重，并在一段时期内广泛流行者，称为"流感"。本病四季皆可发病，但以冬春两季多见。中医认为，感冒是因人体正气不足，感受外邪，引起鼻塞流涕、恶寒发热、咳嗽头痛、四肢酸痛为主要症状的疾病。中医一般将感冒分为三种类型，即风寒感冒、风热感冒、暑湿感冒。风寒感冒冬季多见，以恶寒重、发热轻，头痛，身痛，鼻塞，流清涕等为特征，治宜辛温发汗；风热感冒春季易发，以发热重、恶寒轻，鼻塞，流黄涕，口渴，咽痛，舌苔白等为特征，治宜辛凉解表；暑湿感冒多发于夏季，以身热不扬，头胀如裹，骨节疼痛，胸闷，口淡或黏为特征，治宜清暑、祛湿、解表。

 方 ① 板蓝根金银花汤

　　【处方组成】 板蓝根、金银花各20克，牛蒡子、贯众、连翘各15克，淡豆豉、杏仁、荆芥、桔梗、前胡各10克，薄荷、紫苏叶各8克，甘草6克。

　　【用法用量】 每日1～2剂，水煎，分2～3次口服。

　　【功效主治】 主治流行性感冒。

病例验证

　　用此方治疗感冒患者199例，其中服药2剂治愈者120例，3剂治愈者45例，4剂治愈者34例。

 方 ② 荆芥穗板蓝根液

　　【处方组成】 荆芥穗10克，羌活10克，白芷10克，板蓝根35克，前胡15克，杏仁10克，黄芩15克，生石膏（先煎）35克，淡豆豉30克。

【用法用量】 每日1剂，用温水浸泡15分钟，文火水煎约20分钟，水煎2次，每次煎取药液150～200毫升，每日服2～4次。

【功效主治】 祛风解表，清热解毒。主治流行性感冒。

病例验证

用此方治疗感冒71例，显效56例（78.8%），有效15例（21.2%），总有效率100%。如按病情分类，重度者42例，显效者33例，有效9例；中度者22例，显效16例，有效6例；轻度者7例治疗后均获显效。在71例感冒患者中，体温37.5℃以上者64例（其中体温37.5℃～38.4℃者22例，38.5℃～40.5℃者42例）。服药后最快于2～4小时内即退热，24小时内体温恢复正常者52例，24～48小时体温恢复正常者12例。

方 ③ 柴胡香薷汤

【处方组成】 柴胡、香薷、金银花、连翘、厚朴、炒扁豆各10克，黄芩、焦山栀各5克，淡竹叶、藿香各10克。

【用法用量】 每日1剂，先用温水浸泡30分钟，水煎，水开后10分钟即可，分3～4次温服。

【功效主治】 祛暑化湿，退热和中。主治夏季感冒。

【加减】 湿邪偏重，症见恶心呕吐明显者，加佩兰叶10克、白豆蔻5克；暑热偏重，高热口渴、心烦、尿短赤者，加生石膏20克、知母10克、板蓝根20克；热盛动风，症见高热抽搐者，加紫雪散1支。

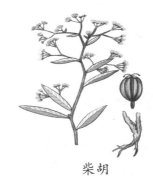

柴胡

【注意事项】 汗出热退后避风寒，忌生冷油腻。

病例验证

张某，男，5岁。因持续高热1天，抽搐昏厥2次住院，用抗生素、激素输液治疗，每次输液后体温降至正常，第2天又高热抽搐，如此反复1周。改用此处方治疗，5天后痊愈出院。

方 ④ 青叶龙葵汤

【处方组成】 鲜大青叶30

克，龙葵15克，鱼腥草15克，射干15克。

【用法用量】 每日2剂，每剂加水600毫升，煎至200毫升，加白糖或蜂蜜，2次分服。

【功效主治】 清热解毒，利咽消肿。主治风热感冒、流行性感冒。

病例验证

此方治疗流感患者94例，治愈87例，无效7例，有效率92.5%。

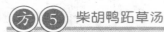 **方⑤ 柴胡鸭跖草汤**

【处方组成】 柴胡12克，鸭跖草25克，金银花15克，板蓝根20克，桔梗、桂枝各10克，生甘草6克。

【用法用量】 每日1剂，将上药用水浸泡60分钟（以水淹没药面为度），用文火煮沸3次合并药液，分2次口服。

【功效主治】 清热解毒。主治流行性感冒。

病例验证

用此方治疗感冒患者536例，均获治愈。其中服药2剂治愈者491例，3剂治愈者45例。

 方⑥ 羌活蒲蓝汤

【处方组成】 羌活、蒲公英、板蓝根各15～30克。

【用法用量】 每日1剂，水煎分2～3次服。

【功效主治】 外散表邪，内清热毒。主治流行性感冒。

【加减】 属风热型口渴甚者，加石膏30克；咳嗽明显者，加桔梗15克；兼见气虚者，加党参18克；若挟湿邪者，加苍术15克；若挟食滞者，加焦麦芽、焦山楂、焦神曲各15克。

病例验证

用此方治疗流感患者86例，其中78例痊愈，5例有效，3例无效，有效率为96.5%。

 方⑦ 柴胡桂枝汤

【处方组成】 柴胡、桂枝各6克，黄芩9克，白芍8克，党参10克，半夏3克，生姜2片，甘草2克。

【用法用量】 每日1剂，水煎服。

【功效主治】 解肌退热，温阳散寒。主治流行性感冒。

【加减】 肢节疼痛偏重者，

去党参，加生黄芪12克，防风6克；口干者，去半夏，加麦冬10克；咳痰黄黏者，去生姜、半夏，加竹茹、枳实各8克；体质较实者，不用党参；体质弱者，加当归8克。

用此方治疗流行性感冒患者18例，均获得满意的疗效。

 板蓝根黄芪液

【处方组成】 板蓝根20～30克，金银花、黄芪各10克，连翘、桔梗、黄芩各12克，蒲公英30克，芦根40克，虎杖、玄参各15克，甘草6克。

【用法用量】 将此方用温水浸泡20分钟，煎2次共约40分钟，滤得药液200毫升，分3次1日内服完。

【功效主治】 主治流行性感冒。

病例验证

用本方治疗流行性感冒患者324例，其中24小时内服药1剂，体温降至正常者45例，服药2剂体温降至正常者105例，服药3剂体温降至正常者174例。总有效率为100％。

 香薷板蓝根汤

【处方组成】 香薷10克，金银花、连翘各15克，青蒿12克，板蓝根、大青叶各30克。

【用法用量】 每日1剂，水煎，分2次服。

【功效主治】 主治流行性感冒。

【加减】 若偏寒者，加淡豆豉8克；若偏热者，加薄荷5克，野菊花10克；若汗多者，去香薷；若热盛者，加鸭跖草25克；若咳重者，加杏仁8克，虎耳草15克；若暑湿明显者，加鲜藿香15克，鲜佩兰20克，厚朴5克，六一散6克；若恶心呕吐者，加姜半夏5克，竹茹8克。

病例验证

用此方治疗夏季流行性感冒患者198例，均获治愈。平均退热时间为1.57天，自觉症状缓解时间为2.4天。

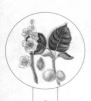

支气管炎

支气管炎有急、慢性之分。急性支气管炎是由病毒、细菌的感染，或物理化学刺激所引起的支气管和气管的急性炎症。吸烟、烟雾粉尘过敏、上呼吸道感染等，是导致本病的诱因。慢性支气管炎多由急性支气管炎反复发作转变而成。支气管炎发病时很像感冒，表现为刺激性咳嗽，1～2天后咳痰，开始为白色黏稠痰，后为黏液脓性痰，或痰中带血丝。若久治不愈，症状可逐渐加重，咳嗽长年持续，痰多，呈泡沫黏液样；有的患者有喘息和哮鸣音。常伴胸骨后疼痛、疲倦、头痛、全身酸痛等症状。本病冬季发病率高，以老年人、小儿为多见。

方 1 葛红汤

【处方组成】 葛根30克，红花6克，鱼腥草15克，光杏仁、川贝母、百部、款冬花各10克。

【用法用量】 每日1剂，水煎，分2次温服。

【功效主治】 化痰止咳，解痉活血。主治慢性支气管炎。

【加减】 寒痰阻肺者，加炙麻黄5克，干姜3克，白芥子5克，制半夏3克；痰热阻肺者，加连翘10克，桑白皮9克，黄芩6克，枇杷叶10克；肺气不足者，加党参10克，黄芪15克；肺阴不足者，加北沙参10克，天冬10克，麦冬8克；肾不纳气者，加熟地黄15克，山萸肉10克，怀山药30克，五味子5克，补骨脂8克，蛤蚧3克。

病例验证

陈某，女，57岁。患者慢性咳嗽咯痰史已9年余，常于受寒后发作。发病时咳嗽、气短、痰多，精神疲软，动则气急，头昏腰酸，左肺可闻及少许干、湿啰音，苔薄腻，脉濡。此乃喘促日久，肺病及脾肾。拟本方加玉苏子、白芥子、莱菔子、云苓、制半夏、薄橘红、陈萸肉、补骨脂、党参，五剂后咳嗽、气急明显好转。再予原方5剂，咳喘基本消失，左肺干、湿啰音消失，临床症状好转。随访2年，未见复发。

 茜草散

【处方组成】 茜草9克(鲜茜草18克)，橙皮18克。

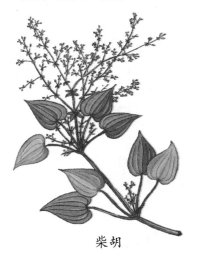

柴胡

【用法用量】 加水200毫升煎成100毫升，日服2次，每次50毫升。10天为1个疗程。

【功效主治】 理气调中，燥湿化痰。主治慢性支气管炎。

病例验证

用此方治疗慢性支气管炎患者123例，1个疗程后显效为40.7%；2个疗程后显效为69.1%。

 金银咳止汤

【处方组成】 金荞麦30克，金银花30克，黄芩12克，知母9克，地骨皮12克，薄荷(后下)9克，杏仁9克，桔梗9克，前胡12克，枇杷叶（包煎）12克，炙麻黄6~9克，生石膏（先煎）30克，碧玉散（包煎）18克，鲜芦根30克。

【用法用量】 每日1剂，水煎分3次服；甚时24小时内服2剂，分3~4次服。

【功效主治】 清热解毒，理气化痰。主治急性支气管炎。

【加减】 发热甚者，加连翘、鸭跖草各30克；喘甚者，加地龙、枳壳各10克；咳久者，加炙百部、南天竺子各12克，去鲜芦根加石斛30克；咽痒甚者，加急性子9克，威灵仙30克。

病例验证

陈某，女，56岁。因受凉后恶寒发热2天，体温39.2℃，咳嗽气粗，痰滞不爽，色白，咽痛，尿黄便干，苔黄白而腻，脉浮滑而数。X线检查显示两肺纹理增

第一章 内科

粗。白细胞$11.8×10^9$/升。治则宣肺清热，化痰止咳。按此方服用，1剂后体温降至正常，咳嗽减轻，大便通畅。3剂后复查血象正常，症状基本消失。原方追服3天，X线检查显示两肺正常。

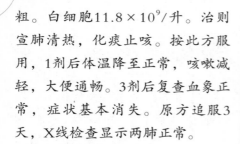

方 4 补元御风汤

【处方组成】 潞党参15克，当归10克，熟地30克，鹿角霜10克，焙内金6克，怀山药30克，炙麻黄6克，杏仁10克，川贝母10克，桑白皮10克，陈皮10克，黄芩10克，白茯苓10克，蝉蜕6克，白僵蚕10克，炒葶苈子6克，甘草10克。

【用法用量】 每日1剂，水煎3次分3次服，42剂为1个疗程。

【功效主治】 补元御风，健脾化痰。主治慢性支气管炎。

病例验证

刘某，女，46岁，农民。5年前因患感冒伴咳嗽，经治痊愈，后又常因受寒受风而咳嗽不止，渐至逢冬每发，并连续咳嗽2个月以上方能缓解。此次咳嗽、咯痰已有1月余，早晚咳嗽尤重，痰多而黏稠，且夹白色泡沫，虽用中西药治疗，仍然阵发性咳嗽，并有喉鸣声不断。头昏，畏寒，乏力，食少，全身不适，大便不爽，小便正常；脉细弱，苔薄白，舌淡红，边有齿痕，体温36.8℃，呼吸欠均匀，心音弱，偶发早搏，两肺闻及散在干性啰音；X线检查显示两下肺肺纹理增粗；血常规检查，白细胞计数在正常范围，中性粒细胞偏高。用此方治疗3个疗程痊愈，随访3年，未见复发。

方 5 平喘止咳散

【处方组成】 地龙500克，川贝母100克，胡颓叶100克，穿心莲100克。

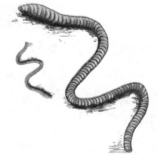

地龙

【用法用量】 将地龙放在瓦片上用火烤干，再将4味共研极细粉末，每日服3次，每次6克。1个月为1个疗程。

【功效主治】 清肺化痰、止咳平喘。主治慢性支气管炎。

病例验证

用此方共治500例，服1～3个疗程后，痊愈312例，明显好转89例，好转72例，无效21例。治疗有效率为96%。

 紫金牛瓜蒌汤

【处方组成】 紫金牛25克，蒸百部10克，全瓜蒌10克，桃仁10克，绞股蓝30克，焦山楂20克，炙甘草10克。

【用法用量】 水煎，每日1剂，10天为1个疗程。

【功效主治】 理气化痰，止咳平喘，扶正固元。主治慢性支气管炎，适宜寒邪侵袭、寒痰壅滞、肺脾两虚患者。

病例验证

用此方治疗慢性支气管炎46例，其中治愈13例，好转30例，有效率94%。

 木槿汤

【处方组成】 鲜木槿条120克。

【用法用量】 洗净、切断，水煎2次，将滤液合并再浓缩成100毫升。每日2次分服，连服10天为1个疗程。

【功效主治】 主治慢性支气管炎。

病例验证

用此方治疗慢性支气管炎177例，临床痊愈2例(1.13%)，显效25例(14.13%)，好转72例(40.68%)，总有效率为55.94%。

肺炎

肺炎是指肺组织的炎症。绝大多数由病毒、支原体、立克次体、细菌和真菌等微生物引起，物理、化学性因素和过敏反应等亦可引起肺部的炎症反应。肺炎的临床症状主要为寒战、发热、胸痛、咳嗽、咳痰和气急等，也可伴有恶心、呕吐、腹胀、腹泻和黄疸等消化道症状。严重感染时可发生休克和神经系统的症状，如神志模糊、烦躁不安、嗜睡、谵妄和昏迷等。当机体免疫功能降低时，容易患肺炎。患肺炎后机体消耗甚大，应多饮水，吃高能量、高蛋白、易消化或半流质食物。可适当多吃些水果，补充维生素，这样有利于增加机体的抗病能力，促进早日康复。

方 ① 麻杏石膏合剂

【处方组成】 麻黄6克，杏仁10克，生石膏（先煎）40克，虎杖15克，金银花20克，大青叶15克，柴胡15克，黄芩15克，鱼腥草20克，青蒿15克，贯众15克，草河车12克，地龙10克，白僵蚕10克，野菊花15克，甘草6克。

【用法用量】 每日1剂，水煎服。小儿酌减。

【功效主治】 清热解毒，宣肺平喘。主治肺炎、急性支气管炎辨证属肺热喘咳者。

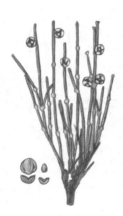

麻黄

病例验证

李某，男，9岁。感冒发热10天未愈，咳嗽较剧，经用多种抗生素无效。症状为唇干燥，咽干，苔黄厚，体温39.2℃，白细胞$10×10^9$/升，中性粒细胞57％，X线检查显示右肺下叶后基底炎变。用此方后，次日体温降至37.2℃，第4天，右肺细湿啰音消失，用药7天后痊愈。

 麻杏石膏汤

【处方组成】 麻黄10克，杏仁10克，甘草10克，生石膏（先煎）45克，金银花15克，连翘15克，荆芥穗10克。

【用法用量】 每日1剂，水煎服。

【功效主治】 清热解毒，止咳平喘。主治肺炎。

病例验证

用此方治疗肺炎20例，全部治愈。治疗所需时间最短者为6天，最长者18天，平均8.65天。

 大青叶四季青汤

【处方组成】 大青叶、四季青、野乔麦根各30克，连翘、金银花各15克，杏仁、桔梗、防风、荆芥各9克。

【用法用量】 每天1～2剂，水煎，分4次口服。

【功效主治】 主治肺炎。

病例验证

用此方治疗120例，治愈30例，显效85例，无效5例，总有效率为96％。

 清暑益气汤

【处方组成】 鲜荷叶30克，鲜西瓜翠衣60克，竹叶、石斛、麦冬、知母各12克，金银花、连翘各18克，黄芩、芦根各15克，炙枇杷叶24克，人参60克(或红参9～12克)，甘草6克。

【用法用量】 每日1剂，水煎服。

【功效主治】 清热解毒，滋阴润燥。主治肺炎。

病例验证

用此方治疗肺炎14例(发病均在夏至节后)，治愈12例，好转2例，12～72小时退热14例，24～72小时白细胞总数恢复正常12例，8天～1个月肺部炎症完全吸收12例。

 板蓝根鱼腥草液

【处方组成】 板蓝根、鱼腥草各20克，马兰草、淡竹叶各15

克，生甘草10克。

【用法用量】 每日1剂，水煎3次后合并药液，分2～3次口服。

【功效主治】 主治大叶性肺炎。

【加减】 若伴发热、头痛、鼻塞者，加薄荷、荆芥各10克；若咳嗽剧烈者，加前胡、川贝母各10克；若咳脓痰者，加莱菔子、冬瓜子各15克。

用此方治疗大叶性肺炎患者62例，其中治愈56例，显效6例。

方 6 虎杖鱼腥草汤

【处方组成】 虎杖60克，鱼腥草、大青叶各30克，瓜蒌仁15克。

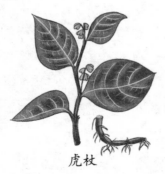

虎杖

【用法用量】 每日1剂，水煎，分2次口服。热退后药量可酌减。

【功效主治】 主治大叶性肺炎。

用上药治疗大叶性肺炎患者15例，一般在服药后1～3天体温降至正常，随之咳嗽、胸痛好转。X线检查肺部阴影多数在6～9天消失，均获治愈。

方 7 金银花茜草根合剂

【处方组成】 金银花、大青叶、鱼腥草、生石膏(先煎)、茜草根各30克，黄芩、赤芍各15克，板蓝根、白茅各100克，麻黄、桃仁各6克，杏仁、川贝母(分冲)、郁金、生大黄、生甘草各10克。

【用法用量】 每日1剂，水煎后分3次口服。

【功效主治】 主治大叶性肺炎。

【注意事项】 禁食生冷、辛辣及油腻食品。

病例验证

用此方治疗肺炎62例，用10日后，其中治愈54例，显效3例，好转4例，无效1例，总有效率为98.39%。

哮 喘

哮喘包括支气管哮喘、哮喘性支气管炎等，是因气管和支气管对各种刺激物的刺激不能适应，而引起的支气管平滑肌痉挛、黏膜肿胀、分泌物增加，从而导致支气管管腔狭窄。喘症以呼吸困难，甚至张口抬肩、鼻翼煽动、不能平卧为特征；哮症是一种发作性的痰鸣气喘疾患，发作时喉中哮鸣有声、呼吸气促困难，甚则喘息难以平卧。由于哮必兼喘，故又称作哮喘。

 方 1 截喘汤

【处方组成】 老鹳草、碧桃干、佛耳草各15克，姜半夏、旋覆花（包煎）、全瓜蒌、防风各10克，五味子6克。

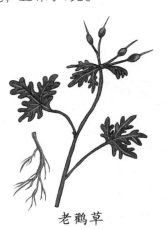

老鹳草

【用法用量】 水煎服，每日晚饭后1剂。

【功效主治】 化痰截喘，降逆纳气。主治慢性支气管哮喘、肺气肿哮喘、支气管哮喘。

【加减】 热喘者，加石膏（先煎）15克、知母10克、黄芩10克；寒喘者，加炮附片9克、肉桂3克；气虚者，加白参3克、黄芪80克；肾虚者，加肉苁蓉15克、巴戟天15克、补骨脂15克；阴虚有热者，加黄柏、知母、玄参、生地黄各9克。

病例验证

陈某，男，64岁，退休干部。患有支气管哮喘30多年，每届秋冬必大发，曾用氨茶碱、皮质激素类药物治疗，但仅能当时缓解，药停又喘。某日因天冷受寒，哮喘大发已有4天，每晚看急诊。后按此方服3剂后，支气管哮喘即有明显缓解，服至7剂，哮喘平止，X线检查显示"肺部感染消失"，其余症状也明显改善，又续服7剂巩固疗效。以后服用右归丸及人参蛤蚧散扶正固本，随访3年未见复发。

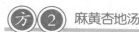 **方2 麻黄杏地汤**

【处方组成】 麻黄10克，杏仁20克，地龙20克，射干15克，全蝎15克，白僵蚕15克，陈皮15克，桃仁15克。

【用法用量】 每日1剂，水煎2次，合并药液400毫升，分3次口服。

【功效主治】 调理肺气，化痰止喘。主治支气管哮喘。

【加减】 偏热者，加黄芩、川贝母、葶苈子各10克；痰多者，加莱菔子、瓜蒌各10克；偏寒者，加桂枝、干姜、五味子各10克。

病例验证

李某，54岁。哮喘反复发作3年，每逢秋冬之交感邪后发作。近因风寒外侵，咳嗽加剧，喘促，喉中痰鸣，痰白如泡沫状，

咳吐不爽，舌淡苔白滑，脉浮紧。服上方7剂后哮喘平，咳痰减少，共治2周后诸症消失，随访2年未见复发。

方3 半夏白芍汤

【处方组成】 炙麻黄15克，桂枝、五味子、干姜各9克，制半夏、白芍各30克，细辛6~9克，甘草9~15克。

【用法用量】 每日1剂，水煎2次，分2次服用。

【功效主治】 宣肺平喘，止咳化痰。主治支气管哮喘。

【加减】 寒痰黏稠者，加旋覆花(包煎)、白芥子、苏子各9克，莱菔子30克；痰热壅肺者，加鱼腥草、金荞麦、生石膏各30克，象贝母9克，淡鲜竹沥30毫升。

病例验证

卓某，女，26岁。自幼有哮喘宿疾，逢冬必发。怀孕分娩后哮喘加重，不分四季。畏寒胸闷窒息，气喘不能平卧，难以入寐，四肢不温，咳吐痰稀，舌苔薄白，脉弦紧。用此方3剂后，哮喘平息，随访2年，未见发作。

方 ④ 茯苓枸杞汤

【处方组成】 熟地、丹皮、泽泻、怀山药、五味子、山萸肉各10克，茯苓20克，枸杞子、补骨脂、巴戟天各15克，胡桃肉12枚。

【用法用量】 水煎服，每天1剂，于早晚饭后1.5小时服200毫升。1个月为1个疗程。

【功效主治】 本方主治老年人哮喘。

【注意事项】 服药期间忌食生冷油腻，避免受凉。

【加减】 偏肾阳虚者，加熟附子、肉桂各10克；偏肾阴虚者，加麦冬、石斛各30克；咳嗽痰多者，加川贝粉(冲服)4克，射干、桔梗、杏仁各10克。

病例验证

王某，男，60岁。患哮喘6年，肺气肿2年。每逢天寒而喘，咳嗽痰多，动则加重。口唇淡紫，面色白，虚汗津津，舌淡红、苔薄白，脉虚滑数，两尺乏力。此为肾阳虚极，不能摄纳，肾气上奔，发为喘息。治以温补肾阳，固摄下元，纳气平喘。处方：熟附子、肉桂、熟地、丹皮、泽泻、怀山药、五味子、山萸肉、射干、桔梗、杏仁各10克，茯苓20克，枸杞子、补骨脂、巴戟天各15克，胡桃肉12枚，川贝粉(冲服)4克。煎成汤剂，每天1剂，于早晚饭后1.5小时服200毫升。连服10天，喘息稍平，继服20天，喘息大减。以此方加减调治2个疗程，呼吸自如，重返工作。后以此方制成药丸，服用3个月，随访2个冬春，至今未见复发。

方 ⑤ 冬病夏治消喘膏

【处方组成】 炙白芥子、延胡索各21克，细辛、甘遂各12克，共研细末，用生姜汁调制成膏。

【用法用量】 在夏季三伏天贴于背部双侧肺俞、心俞、膈俞穴位4~6小时，每10天贴敷1次，每年贴3次。

【功效主治】 主治缓解期喘息型支气管炎和支气管哮喘。

病例验证

用此方治疗哮喘，经21年临床观察1 074例，其中喘息型支气管炎785例，支气管哮喘289例，治愈率22.8%，总有效率85%。疗效随贴治年限的延长而逐渐提高，以连续贴治3个夏季组疗效最好。

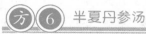 方6 半夏丹参汤

【处方组成】 半夏6~15克，丹参10~30克，五灵脂9~15克，炙麻黄6~12克，炙杏仁6~10克，川椒5~10克，葶苈子6~18克，苏子6~12克。

【用法用量】 每日1剂，水煎2次，早晚各服1次，连服7日为1个疗程，停药1~2日后开始下1个疗程。

【功效主治】 主治支气管哮喘，症见喉中痰鸣，呼吸急促，胸闷如窒，咳嗽，吐痰白黏稠，舌质暗，苔白滑，脉细涩。

病例验证

用此方治疗50例支气管哮喘患者，其中治愈10例，显效22例，有效13例，无效5例，总有效率为90%。

 方7 五味子药糊

【处方组成】 生五味子100克，25%医用酒精适量。

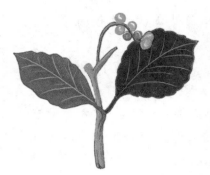

五味子

【用法用量】 生五味子研细末，过筛，加入75%医用酒精适量，调成糊状。取鸽蛋大的药糊置于患者神阙穴(肚脐)，覆盖塑料薄膜，以胶布固定。睡前敷，次日晨除去，20天为1个疗程。

【功效主治】 主治肺虚喘咳，支气管哮喘。

【注意事项】 外有表邪，内有实热，或咳嗽初起、痧疹初发者忌服。

病例验证

胡某，男，21岁。患支气管哮喘5年。发作时胸闷气促，呼气延长，被迫坐起双手撑床，两肺哮鸣音，出现"三四"症。曾以色甘酸二钠、噻哌酮替芬等治疗，均不能预防哮喘发作。改用上方治疗2个疗程，随访2年，未见发作。

高血压

    高血压主要是由于高级神经中枢调节血压功能紊乱所引起、以动脉血压升高为主要表现的一种疾病。成人如舒张压≥90毫米汞柱（1毫米汞柱=133.32帕）和（或）收缩压≥140毫米汞柱，一般即认为是高血压。患者通常感到头痛、头晕、失眠、心悸、胸闷、烦躁和容易疲乏，严重时可发生心、脑、肾功能障碍。中医认为，引起血压升高的原因是情志抑郁，恚怒忧思，以致肝气郁结，化火伤阴；或饮食失节，饥饱失宜，脾胃受伤，痰浊内生；或年迈体衰，肝肾阴阳失调等。高血压分为原发性高血压及继发性高血压两类。原发性高血压是以血压升高为主要临床表现的一种疾病，约占高血压患者的80%～90%。继发性高血压是指在某些疾病中并发血压升高，仅仅是这些疾病的症状之一，故又叫症状性高血压，约占所有高血压患者的10%～20%。

 方 1 决明子汤

【处方组成】 决明子24克，枸杞子12克，菟丝子12克，女贞子15克，金樱子9克，沙苑子12克，桑葚子12克。

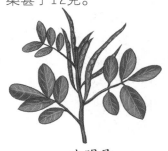

决明子

【用法用量】 每日1剂，水煎服。

【功效主治】 滋肝补肾，降压息风。主治肝肾阴虚性高血压。

病例验证

    余某，女，51岁。患高血压已5年余，血压时常持续在180～210/100～110毫米汞柱。经常头昏、头痛、性情急躁易怒、失眠多梦、腰膝酸软、四肢麻木、面色潮红、五心烦热，舌红，苔薄黄，脉弦细数。曾服用多种西药降压，效果不理想，而求用中药治疗。证系肝肾阴虚，故投以"七子汤"加用钩藤、白芍、桑寄生，服药6剂，症状明显好转，血压稍有下降至175/95毫米汞柱。药已见效，守前方再进15剂，服后诸症基本消失，血压稳定在140～150/85～90毫米汞柱，原方加减，又服1个月，巩固疗效。停药后随访1年余，未见血压再升高。

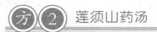

方 2 莲须山药汤

【处方组成】 莲须12克，女贞子12克，桑葚子12克，山药15克，钩藤10克，地龙10克，旱莲草10克，生牡蛎25克（先煎），龟板（或鳖甲）25克（先煎），牛膝15克。

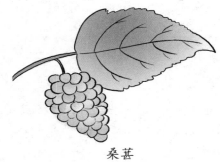

桑葚

【用法用量】 每日1剂，水煎服。

【功效主治】 滋肾养肝。主治肝肾阴虚性高血压。

病例验证

何某，女，55岁，工人。患高血压病已8年，经治未效，病症日渐加重，于2年前不能坚持工作而病退，近月来头晕严重，以致卧床不起，个人生活亦无法自理。其面色浮红，上下眼睑微黑，头痛，失眠，多梦，夜多小便，体形肥胖，舌质红，边有齿痕，苔薄白，脉弦甚而数，尺弱。血压210/120毫米汞柱。证系肝肾阴虚，予滋肾养肝法。按此方治疗，在服药过程中，据病情需要，先后方中加入天麻以息风、止头晕头痛，杜仲以补肝肾、壮筋骨，川贝以除痰清窍，太子参、山楂以理脾胃。服药4个月余，诸症明显减轻，生活已能自理，可独自步行较长路程，血压稳定于150～170/90～100毫米汞柱；坚持服药1年后，已能操持较为繁重的家务及料理孙儿生活，健如常人，血压保持于145～150/80～90毫米汞柱。嘱其以后每月服药几剂即可，以巩固效果。随访5年，身体情况一直良好，血压未再升高。

降压花茶

【处方组成】 金银花、菊花各26克。

【用法用量】 每日1剂，1剂分4份，每份用沸开水冲泡10～15分钟后当茶饮，冲泡2次弃掉另换。可连服1月或更长时间。

【功效主治】 软化血管。主治高血压。

【加减】 若头晕明显者，加桑叶12克；若动脉硬化、血脂高者，加山楂24～30克。

病例验证

用上药治疗高血压患者46例，其中单纯高血压病27例，单纯动脉硬化症5例，高血压伴有动脉硬化14例。服药3～7天后头痛、眩晕、失眠等症状开始减轻，随之血压渐降至正常者35例，其余病例服药10～30天后均有不同程度的效果。

 五皮汤

【处方组成】 桑白皮50克，大腹皮30克，赤茯苓皮15克，陈皮9克，生姜皮6克。

【用法用量】 每日1剂，水煎服。

【功效主治】 行气导滞，利水散浊。主治高血压危象。

【加减】 如头痛剧烈，伴恶心、呕吐、失眠时，加天麻6克，钩藤10克；如精神错乱、躯体木僵、抽搐、视力模糊时，加天麻9克，白僵蚕8克；如胸闷痛时加瓜蒌皮6克，丹参10克。

病例验证

用此方治疗50例高血压患者，显效(症状消失，血压恢复到发病前水平)38例，有效6例，好转2例，无效4例，总有效率92％。

 葛根二黄汤

【处方组成】 葛根6克，黄连3克，黄芩3克，甘草2克。

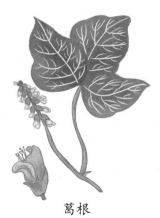

葛根

【用法用量】 每日1剂，水煎3次，分3次服。

【功效主治】 主治高血压。症见项背强直，心下痞硬，心悸，舌苔薄黄，脉数或结代。

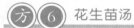
病例验证

某女，60岁，患高血压病6年，左眼底出血，左半身知觉麻痹。感冒后，无食欲，出冷汗，大便软，心下痞硬，右脐旁有压痛点。用葛根黄连黄芩汤1周后，诸症好转，两周后血压降至130/90毫米汞柱。

方 6 花生苗汤

【处方组成】 花生全草(整棵干品)50～100克。

【用法用量】 切成小段，泡洗干净，煎汤代茶饮，每日1剂。血压恢复正常后，可改为不定期服用。

【功效主治】 清热益血，降血压，降低胆固醇。对治疗高血压有较理想的功效。

病例验证

用此方治疗高血压患者48例，其中显效38例，好转8例，无效2例，总有效率96％。

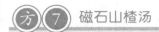
方 7 磁石山楂汤

【处方组成】 磁石30克，夏枯草30克，鱼腥草30克，山楂30克，地龙10克，决明子20克，夜交藤30克，青葙子15克，牛膝20克，石决明20克。

【用法用量】 每日1剂，水煎2次，分服。

【功效主治】 主治高血压，症见头昏头痛，目胀，烦躁易怒，心悸，大便秘结，舌红，脉弦。

病例验证

某男，40岁，患高血压病3年多。血压常在150～180/100～120毫米汞柱。时感头昏，头痛，心烦易怒，心悸，常服降压药无效，故求治于中医。服上方3剂后，头昏头痛减轻，大便通畅，睡眠好转，血压降至150/96毫米汞柱。服6剂后，诸症除，血压140/88毫米汞柱。以后用杞菊地黄丸调理，随访3个月，未见复发。

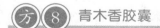
方 8 青木香胶囊

【处方组成】 青木香50克。

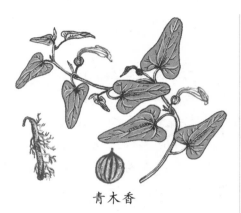

青木香

【用法用量】 将青木香研成粉末，装入胶囊内服，1日3次。开始每次剂量可用0.4～0.8克，以后可逐步增加至1～2克。饭后服，3个月为1个疗程。一般用药后45日症状可减轻，如用于有严重动脉硬化的高血压患者，用药时间应延长。

【功效主治】 软化血管，降血压。主治高血压。

病例验证

治疗104例，其中显效70例，有效26例，无效8例，总有效率为92.3％。

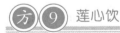 莲心饮

【处方组成】 莲心(莲子中的胚芽)4～5克。

【用法用量】 以开水冲沏代茶饮用。

【功效主治】 清心，涩精，止血，降血压。主治高血压，头晕脑胀，心悸失眠等。

病例验证

常用此方代茶饮者40例，其中38例收到良好的治疗高血压效果，有效率在95％。

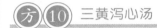 方⑩ 三黄泻心汤

【处方组成】 大黄2克，黄连1克，黄芩1克。

【用法用量】 每日1剂，水煎3次，分服。

【功效主治】 主治高血压。症见血压上升，头昏眼花，烦躁不安，心悸易惊，便秘，脉数有力。

病例验证

某女，59岁，患高血压病已多年，前日起出现眩晕，头微动即恶心，呕吐与头重，颜面发热，面潮红，足冷，耳鸣，大便2～3日未行，与三黄泻心汤，服用2周后诸症消失。

低血压

低血压主要由于高级神经中枢调节血压功能紊乱所引起，是以体循环动脉血压偏低为主要症状的一种疾病。成人如收缩压持续低于90毫米汞柱，并伴有不适症状时，一般即称为低血压。通常表现为头晕、气短、心慌、乏力、健忘、失眠、神疲易倦、注意力不集中等。女性可有月经量少，持续时间短的表现。中医学认为，本病与身体虚弱、气血不足有关。

方 1 黄芪当归合剂

【处方组成】 潞党参10克，炙黄芪15克，炒白术10克，当归10克，鹿角胶(烊冲)10克，枸杞子10克，熟地30克，柴胡10克，升麻6克，醋香附10克，炒枳壳15克，葛根10克，陈皮6克，砂仁6克(后下)，山萸肉15克，桔梗10克，细辛3克，麦芽30克，炙甘草10克，红枣5枚，生姜5片。

【用法用量】 每日1剂，水煎3次分3次服。30剂为1个疗程。

【功效主治】 补元益精，疏肝升清。主治体质性低血压。

病例验证

张某，女，54岁。眩晕旋作，伴头昏、乏力、心慌多年，近已影响劳动及家务活。面色白、精神不振、头晕头昏，活动加甚；耳鸣、心慌，全身乏力，腰膝酸软，脉细弱，苔薄白，舌质黯红。血压75/45毫米汞柱，血常规检查基本正常，界限性脑电图，心电图示窦性心律，电轴不偏，心率60次/分，S-T段轻微改变。诊断为体质性低血压。证属肾元不足，肝用疏泄不及，心脑血虚。按此方治疗3个月痊愈，随访1年，症未复发。

方 2 肉桂五味子汤

【处方组成】 肉桂、桂枝、甘草各15克，五味子25克。

【用法用量】 每日1剂，水煎服。

【功效主治】 升压。主治低

血压。

用此方治疗低血压患者35例，其中显效26例，好转7例，无效2例，总有效率94.3%。

 党参黄芪汤

【处方组成】 党参、枸杞子各10克，黄芪30克，陈皮、阿胶各15克，生地黄20克，升麻3克，防风、炙甘草各6克，五味子12克。

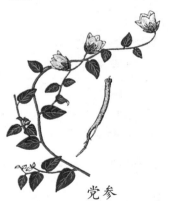

党参

【用法用量】 每日1剂，水煎服。

【功效主治】 升压。主治低血压。

用此方治疗56例低血压患

者，1年后随访，痊愈32例，好转18例，无效6例，总有效率89.2%。

 制附片枸杞汤

【处方组成】 制附片10克，肉桂、淫羊藿各9克，补骨脂12克，熟地黄、山萸肉各10克，枸杞子9克，黄精12克。

【用法用量】 水煎服，每日1剂，分2次服。

【功效主治】 温肾益精。适用于肾精亏损所致低血压，症见头晕耳鸣，健忘，腰酸腿软，神疲嗜睡，怯寒，手足不温，夜多小便。舌质淡胖、苔薄白，脉沉细。

【加减】 肢冷者，加巴戟天10克，鹿角片8克，紫河车2克；舌红、口干者，加生地黄15克，麦冬10克；气短神疲，头晕欲倒者，加人参10克；脉率缓慢、怕冷者，加干姜5克，细辛6克，酌用麻黄3克；舌质偏黯或紫气者，加川芎9克，当归10克，红花6克。

用此方治疗低血压患者86例，随访1年，痊愈53例，好转

25例，无效11例，总有效率为87.2%。

方 5 黄芪白术汤

【处方组成】 黄芪10克，党参9克，白术10克，炙甘草9克，当归12克，熟地黄9克，陈皮10克，葛根9克。

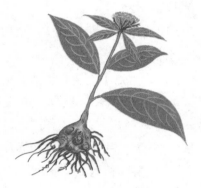

白术

【用法用量】 水煎服，日1剂，分2次服。

【功效主治】 补益心脾。主治心脾两虚所致的低血压，症见神疲气短，肢体倦怠，动则头晕目眩，心悸，自汗，食少，面黄少华，苔薄、舌质淡，脉细弱。

【加减】 若失眠者，加酸枣仁10克，龙眼肉10克；心悸，自汗，舌尖红者，加麦冬12克、五味子5克；气短不能接续者，加升麻5克，柴胡10克；胸闷、脘痞、呕恶者，加法半夏5克，茯苓10克，天麻6克。

病例验证

用此方治疗72例低血压患者，显效41例，好转26例，无效5例，有效率93%。

方 6 鹿茸粉

【处方组成】 鹿茸粉0.3克。

【用法用量】 灌入胶囊，每日服1丸，或纳入鸡蛋内蒸熟吃。每日早空腹服用，连服10~20日，血压正常即停。

【功效主治】 主治低血压。

病例验证

此方临床验证多例，有效率可达98%以上。

冠心病

冠心病是冠状动脉粥样硬化性心脏病的简称，是一种40岁以后较为多见的心脏病。中老年人由于生理功能的逐渐衰退，如果对钙质摄取不足，会导致钙质从骨组织中大量释出，这一方面会造成骨质疏松，另一方面会使骨组织中的胆固醇等物质大量释出并沉淀或附着在血管壁上，加重血管硬化，从而影响人体血液循环。冠状动脉是供应心脏血液的血管，如果在此血管的内膜下有脂肪浸润堆积就会使管腔狭窄，堆积越多狭窄就越严重，如此限制了血管内血液的流量。血液是携带氧气的，如心脏需氧增多或血流减少到一定程度，就会使心肌缺乏氧气，不能正常工作。本病属于中医学"胸痹""胸痛""真心痛""厥心痛"等范畴。在治疗方面应根据"急则治其标，缓则治其本"的原则，疼痛期以通为主，活血化瘀，理气通阳。疼痛缓解后以调整脏腑气血，培补正气为主。

 方 1 养心定志汤

【处方组成】 太子参15克，茯神(茯苓)10克，石菖蒲10克，远志10克，丹参10克，桂枝8克，炙甘草5克，麦石冬10克，川芎10克。

【用法用量】 每日1剂，水煎服。

【功效主治】 益心气，补心阳，养心阴，定心志。主治冠心病。

【加减】 胸闷憋气，胸阳痹阻较甚者，加瓜蒌10克，薤白6克；心痛剧烈，痛引肩、背，气血瘀滞重者，加三七6克，金铃子8克；心烦易怒，心慌汗出，心肝失调者，加小麦50克，大枣15克；若高血压性心脏病，加决明子10克，川牛膝8克，杜仲10克；肺源性心脏病，可加银杏6克，天冬10克，生地15克，杏仁5克，去川芎等。

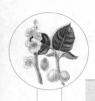

病例验证

用此方治疗冠心病患者329例，其中显效201例，好转112例，无效16例，总有效率为95％。

 党参酸枣仁汤

【处方组成】 党参、酸枣仁各15～30克，黄芪18～30克，麦冬、桑寄生各12～15克，五味子3～6克，益母草30克。

【用法用量】 每日1剂，水煎服。1个月为1个疗程，用1～3个疗程。

【功效主治】 益气安神，补益气血。主治冠心病。

病例验证

用此方治疗24例，结果显效10例，改善12例，总有效率为91.7％。

 当归玄参汤

【处方组成】 当归、玄参、金银花、丹参、甘草各30克。

【用法用量】 每日1剂，水煎服。

【功效主治】 活血化瘀，

解痉止痛。主治冠心病，胸痞气短，心痛，脉结代，能治疗肝区刺痛及肾绞痛。

【加减】 冠心病：上方加毛冬青10克，太阳草6克，以扩张血管；若兼气虚者，加黄芪15克，生脉散（太子参25克，麦冬、五味子各10克），火麻仁15克，柏子仁12克。每天一剂，水煎，分2次温服，以补益心气；若心血瘀阻甚者，加中药方剂冠心Ⅱ号以活血化瘀。病毒性心肌炎：上方加郁金8克、板蓝根15克、草河车6克以清热解毒活血。自主神经功能紊乱心律失常：上方配合甘麦大枣汤（甘草90克，小麦30克，大枣十枚）。将上药用水煎服。每日1剂，分3次温服。或百合知母汤：拜开的百合7枚，切碎的知母9克。先把百合浸水一宿，捞出，与知母用水煎服。每日1剂，分2次温服，以养心安神，和中缓急。

病例验证

李某，女，65岁。患冠心病10余年，近日卒感胸闷，气短，心悸，脉结代，口腔溃疡，舌质光泽无苔。按此方服药6剂，脉结代好转，由三至一止，变为二十四至五止，继用上方。三诊脉已不结代，心律基本正常，观察一年半，病情无反复。

 方 4 党参麦冬田三七汤

【处方组成】 党参、丹参、朱茯神、郁金、麦冬各15克，桂枝3克，五味子、炙甘草各9克，砂仁（后下）6克，田三七1.5克。

【用法用量】 每日1剂，水煎服。6～8周后改为隔日1剂。

【功效主治】 益气通阳，养心活血，化瘀通脉。主治冠心病。

病例验证

用此方治疗冠心病患者36例，结果显效13例，改善19例，无效4例，总有效率为88.8%。

 方 5 黄芪党参红花汤

【处方组成】 黄芪30克，党参、丹参各20克，川芎10克，当归、红花各15克。

【用法用量】 每日1剂，水煎，分2～3次服。

【功效主治】 补气养血，活血通络。主治冠心病。

病例验证

宋某，女，71岁。经常于夜间突发左侧胸前区疼痛，持续约几分钟至十几分钟，可自然缓解。常因劳累或情绪波动而诱发。近期发作频繁，呈加剧之势，伴胸闷心悸、短气乏力、自汗、面色萎黄、舌质淡紫、边有瘀斑、脉沉细无力。查体：血压135/80毫米汞柱，心率66次/分，心律齐，未闻及明显杂音。肺呼吸音清晰。心电图：V1～V3导联的S-T段水平型压低≥0.1毫伏，T波倒置。提示心肌供血不足，诊断为冠心病心绞痛。给予本方治疗，日1剂，水煎服。半月后复诊：自诉服药1周后未再出现左胸前区疼痛，仍觉胸闷气短，偶咳，痰少而黄，舌质转为淡红，舌边瘀斑变浅，脉沉细。守上方加法半夏10克、瓜蒌15克、薤白15克，继进15剂。月余再诊，精神转佳，胸痛已缓解，但走上3～4层楼后，仍觉胸闷，偶咳无痰，舌淡红，脉沉细。复查心电图：V1～V3导联的S-T段已恢复正常水平，T波转为直立，但较低平，守上方加枳壳15克，继服10剂巩固疗效。

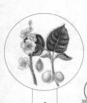

方 6 瓜蒌丹参汤

【处方组成】 全瓜蒌、丹参各30克，薤白、檀香、五味子、炒柏子仁、甘松各12克，桂枝、砂仁（后下）各9克，赤芍、川芎、太子参、麦冬各15克，三七粉冲服3克，甘草3克。

【用法用量】 每日1剂，水煎服，1个月为1个疗程。可随症加减。

【功效主治】 温阳补气，活血通脉。主治冠心病。

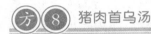

用此方治疗冠心病患者48例，用药1个疗程，结果显效16例，有效27例，无效5例，总有效率89.5%。

方 7 人参三七散

【处方组成】 人参90克，三七30克，水蛭30克，丹参30克，没药15克，石菖蒲60克，香附60克，血竭15克，鸡血藤15克，茯苓15克，远志15克，琥珀15克。

【用法用量】 上药共研细末，空腹服，每次2克，每日3次。病情严重时可适当加大剂量，缩短服药间隔时间。1个月为1个疗程。

【功效主治】 益气活血，化瘀通滞。主治冠心病。

本方观察治疗34例，治愈9例，显效17例，有效7例，无效1例，总有效率为97.1%。

方 8 猪肉首乌汤

【处方组成】 何首乌、黑豆各60克，猪瘦肉250克，油、盐各适量。

【用法用量】 将猪瘦肉洗净切碎，放入砂锅内炝汁炒透，加入何首乌、黑豆，再加清水约3碗。先用旺火，后用文火熬汤，最后加盐、油调味。饮汤吃肉，每日2次。

【功效主治】 活血逐瘀，降血脂。可治疗动脉粥样硬化引起的冠心病。

用此方治疗患者54例，其中显效者19例，好转者25例，无效者10例，总有效率81.5%。

风湿性心脏病

风湿性心脏病是一种常见的心脏疾病，简称风心病。它是风湿病累及心内膜、心肌、心包，亦称为风湿性心炎。该病是患风湿热后引起的慢性心瓣膜损害，形成瓣膜口狭窄或关闭不全，导致血液动力学改变，最后心功能代偿不全，由于心瓣膜病变，加重了心脏负担，严重者充血性心力衰竭。本病在代偿期多无明显症状；失代偿期可出现心悸、气促、呼吸困难、口唇紫绀、咯血、胸痛、头晕、水肿、咳嗽、心脏压迫症状等，严重时出现心力衰竭和房颤。

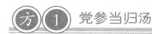 党参当归汤

【处方组成】 党参15克，麦冬10克，五味子6克，桂枝10克，炙甘草5克，附子10克，北芪15克，当归10克。

【用法用量】 水煎，每日1剂，每剂分2次温服。

【功效主治】 温通血脉，强心助阳。主治风湿性心脏病。

【加减】 若阳虚肢冷较甚者，可加淫羊藿15克；若心阳虚，血脉瘀阻，舌质有瘀点，唇紫者，加丹参12克；若痰热痹阻，心痛彻背，背痛彻心者，合瓜蒌薤白半夏汤；善后调理宜加生姜10克、大枣12克，以调和营卫。

【注意事项】 本方为温阳之剂，阴虚内热者当禁用之。

病例验证

用此方治疗风湿性心脏病19例，其中治疗效果显著者10例，有一定治疗效果的8例，无治疗效果的1例，总有效率为94.7%。

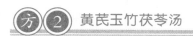 黄芪玉竹茯苓汤

【处方组成】 黄芪18克，玉竹9克，汉防己15克，白茯苓30～45克，白术9克。

【用法用量】 每日1剂，水煎，分2次服。

【功效主治】 补气健脾，利水渗湿。主治风湿性心脏病。

 病例验证

用此方治疗风心病20例，随访6个月，其中9例痊愈，10例明显好转，1例治疗无效。

方 ③ 苓桂附子汤

【处方组成】 茯苓15克，桂枝9克，制附子3克，白术15克，车前子（包煎）12克，甘草16克。

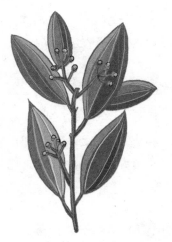

桂枝

【用法用量】 以水6升，煮取3升，温服，分3次。

【功效主治】 健脾利水，温通心阳。主治风湿性心脏病。

 病例验证

房某，女，72岁。心慌气短，动则益甚。半年前全身浮肿、形寒肢冷、食欲不佳、头晕目眩、精疲乏力。半月前因劳累病情加重，咳喘不能平卧，吐白沫样痰涎，小便短少，浮肿更甚。给予本方5剂后，尿量增加，面部及腹部水肿消退，心慌气短减轻，能平卧，头晕目眩消失。食纳仍不振，形寒肢冷，微咳，舌脉同前，继服原方4剂，药后精神好转，食欲增加，已能下床活动，诸症基本消失，唯觉乏力稍累、心悸、气短、舌质转淡红有齿痕、苔薄白、脉沉细而结代，属邪祛正虚之象，上方去车前子加人参5克、炒酸枣仁20克调治月余，病渐平复。

方 ④ 祛风疏脉汤

【处方组成】 潞党参30克，川桂枝6克，生黄芪15克，当归10克，丹参10克，远志10克，豨莶草30克，防风6克，木防己10克，济阿胶（烊化冲服）10克，麦冬10克，炙甘草30克，白云苓30克，炒苍、白术各30克，三七粉

(分3次冲服)3克，五味子10克，徐长卿10克，瓜蒌皮30克，小麦30粒，红枣5枚，生姜5片。

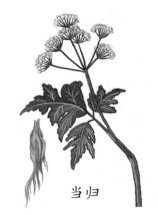

当归

【用法用量】 每日1剂，水煎3次，分3次服，30剂为1个疗程。

【功效主治】 祛风活血，温阳益气。主治风湿性心瓣膜病二尖瓣关闭不全。

【加减】 下肢水肿明显者，加薏苡仁15克，炒葶苈子9克；呼吸困难及胸闷明显者，加薤白头8克，桔梗10克，降香3克；胸痛甚者，加乳香10克，没药10克，延胡索6克；大便秘结者，加火麻仁10克，肉苁蓉10克；心率快或脉促者，加苦参8克，白芍8克，柏子仁10克；心率缓或脉结代者，加制附片5克，细辛5克；血压偏高者，加川牛膝8克，钩藤15克；伴心衰者，加川椒目3克，炒葶苈子6克。

病例验证

周某，女，56岁。患四肢关节疼痛多年，屡服止痛及抗风湿药维持现状。2年来渐见下肢水肿，头昏心悸，全身乏力，当地医院诊查疑似风湿性心脏病。由于前不久增添胸痛，慕名而来就诊。慢性病容，形体适度，头昏欲倾，心慌胸闷胸痛，疲乏，两下肢水肿，按之如泥不起，脉数，苔少舌淡红，舌体瘦，边有齿印。血压105/75mmHg。心尖区闻及收缩期粗糙吹风样杂音；心电图示左心房增大，左右心室肥厚，心率106次/分；X线检查示左心房、左心室增大，右心室、右心房亦有轻度扩大；彩超多普勒查心动脉轻度硬化、二尖瓣关闭不全，并伴三尖瓣轻度关闭不全。按此方服药4个疗程，随访2年，未见复发。

 温肾救心汤

【处方组成】 炙附子7.5克，白术25克，茯苓25克，白芍15克，生芪25克，五加皮25克，细辛5克，桂枝7.5克，五味子10克，甘草10克，生姜15克。

【用法用量】 先将药加水浸泡半小时后，水煎煮。首煎沸后小火煎30分钟，二煎沸后小火煎20分钟，两煎混合一起，分两次服，每次100毫升，早晚餐后1小时左右服用。

【功效主治】 温阳益气，化湿利水。主治风湿性心脏病。

【加减】 下肢肿甚者，加防己15克；上感咽痛者，加鱼腥草25克；咳喘者，加车前子（包煎）25克、杏仁15克；呕逆不食者，加砂仁（后下）10克、藿香4.5克。

病例验证

用此方治疗患者37例，随访1年，其中痊愈者13例，明显好转的18例，无效6例，总有效率为83.8%。

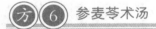

方 6 参麦苓术汤

【处方组成】 太子参12克，麦冬15克，五味子6克，茯苓20克，白术15克，生地黄20克，熟地黄20克，川芎6克，炙甘草5克，白芍20克，当归12克，山药15克，山萸肉10克，泽泻10克，车前子(包煎)10克，黄柏10克(酒泡2小时)，生薏仁30克，防风15克，炙附子(先煎)6克，苍术10克，续断15克，桑寄生15克，蕲蛇10克，羌活10克，独活10克。

【用法用量】 每日1剂，水煎服。

【功效主治】 补气养血，补益肝肾，祛风胜湿。主治风湿性心脏病。

病例验证

用此方治疗风心病患者26例，随访1年，其中痊愈12例，好转13例，无效1例，总有效率为96.1%。

方 7 竹叶汤

【处方组成】 竹叶菜50克，肥玉竹20克，生地黄20克，甘草10克。

【用法用量】 水煎，每日1剂，分2～3次服。

【功效主治】 主治风湿性心脏病。

病例验证

用此方治疗风湿性心脏病患者17例，其中显效7例，好转9例，无效1例，有效率为94%。

心律失常

心律失常是指人的心脏活动的起源和（或）传导障碍导致心脏搏动的频率和（或）节律异常。它是一种发于心脏的器质性病变，也有可能是单纯的功能性障碍而无器质性改变。此病的种类很多，从心律跳动的快慢和不规则情况来看，常见的有窦性心律不齐、窦性心律失常、窦性心动过速或过缓、房性心律失常、房室交界性心律失常、室性心律失常、房室束支传导阻滞等。其主要临床表现是头昏乏力、心悸不安、胸闷不适，多伴有昏厥、气急、失眠、休克等症状。本病相当于中医学上的"心悸"，包括惊悸和怔忡。多发于身体羸弱、气血不足、心神不宁者；或因酒色太过者，由痰火内扰引发。如不及时调理，会致使气血不足，运行无力，甚至出现气血瘀阻等症候。

 方 ① 女贞子汤

【处方组成】　女贞子250克。

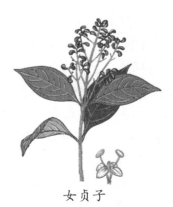

女贞子

【用法用量】　加水1500毫升，文火煎至900毫升。每次取30毫升，每日3次口服，4周为1个疗程。或每日用药25克，加水150毫升，煎至90毫升，分3次服。

【功效主治】　补肝肾，强腰膝。主治心律失常、阴虚内热、头晕、眼花、耳鸣等。

【注意事项】　脾胃虚寒泄泻及阳虚者忌服。

病例验证

用女贞子治疗心律失常43例。治疗前停用抗心律失常药1周，服用女贞子1个疗程(4周)，总有效率79%。其中显效19例(心律失常消失)，有效15例，无效9例。病程不到1年者，总有效率84.3%，1~5年者为81.2%，超过5年者为52.1%。

 皂角粉

【处方组成】　生皂角0.3克。

【用法用量】　将药研成细粉，吹少许入鼻中，取喷嚏。

【功效主治】　主治心律失常。

病例验证

邓某，男，64岁。突然心悸，咯吐多量白色黏痰，心律178次/分，心电图提示为室上性心动过速。曾因注射三磷酸腺苷后发生心源性休克而惧用西药。本次发病改用单味皂角0.3克研细粉，吹粉少许入鼻中，搐鼻取嚏。即刻痰随嚏而出，胸闷随减。再查心率90次/分，心律整齐。

 黄芪檀香汤

【处方组成】　生黄芪100克，檀香20克，桃仁、桂枝、炙甘草各10克。

【用法用量】　每日1剂，水煎服。

【功效主治】　大补元气，复脉定律。主治心气虚损的心律失常，心动过缓，房室早搏，症见胸闷痛，心悸少寐，头昏神倦，脉象缓或结代，舌红嫩，苔白。

【加减】　痰火内盛、心阳偏亢的心动过速者，加茵陈30克、黄连10克、生龙齿30克；大便硬结者，加制军10克；痰多者，加鲜竹沥1支，每日2次吞服。

病例验证

丁某，男，58岁。症状为胸闷心悸，头昏耳鸣，神倦乏力，已历3年，西医诊断为冠心病。经治未见好转，近因劳累胸闷气闭加重5天求治。查：心律48次/分，血压150/90毫米汞柱。面色欠华，面目略浮肿，咯痰色白，口唇紧绌，大便干结，舌嫩，苔白腻，脉缓。用原方加姜半夏10克、大黄10克，5剂。二诊咯痰减，胸闷好转，再服10剂。三诊胸闷气闭除，大便通，无咯痰，心率62次/分，血压140/85毫米汞柱，去姜半夏、制军，再进10剂以固疗效。随访1年，未复发。

方 ④ 延胡黄连汤

【处方组成】 延胡索30克，黄连30克，麦冬40克，当归15克，丹参30克，丹皮15克，黄芪15克，半夏15克，甘草15克。

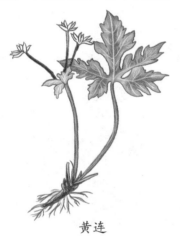

黄连

【用法用量】 水煎，每日1～2剂，每剂煎2次。

【功效主治】 清热散瘀，行气通络，扶正固本。主治快速型心律失常。症见心悸气短，胸闷胸痛，心烦不寐，脉数疾促、促代或涩数。

病例验证

用本方治疗心律失常者多例，系统观察患者并统计：显效54.93%，有效29.58%，总有效率84.51%。

 方 ⑤ 黄芪太子参汤

【处方组成】 黄芪10克，太子参15克，麦冬10克，五味子10克，云茯苓15克，柴胡10克，白术10克，砂仁（后下）6克，丹参15克，水蛭3克，香附10克，三七粉(冲服)6克。

【用法用量】 水煎，每日1剂，分2～3次服，7日为1个疗程。

【功效主治】 健脾和胃，补气活血，通经活络。 主治心律失常，适宜于心脾两虚、血脉瘀阻者。

病例验证

用此方治疗患者51例，其中疗效显著者27例，有效者19例，无效5例，总有效率为90.2%。

 方 ⑥ 仙黄丹参饮

【处方组成】 淫羊藿18克，黄芪30克，桂枝10克，丹参30克，炙甘草15克，檀香6克，瓜蒌皮、薤白各15克。

【用法用量】 文火水煎，每日1剂，早晚温服，30天为1个疗程。

【功效主治】 益气温阳，活血复脉，提高脉率。主治缓慢性心律失常，包括冠心病、各类心肌炎或心肌病导致的病态窦房结综合征，尤为窦房结供血不足或窦房结动脉血栓形成者更为适宜。可以加速传导，提高脉率，改善虚寒症候。

【加减】 胸闷两胁胀痛者，加柴胡12克、延胡索15克；失眠者，加炒酸枣仁15克、百合30克；头昏耳鸣者，加枸杞子15克、菊花12克；双下肢浮肿、少尿者，加车前草30克、葫芦壳30克；纳食不佳者，加焦山楂、焦神曲、焦麦芽各12克、炒莱菔子20克。

病例验证

陈某，男，45岁。因阵发性眩晕伴心悸胸闷2年余，平素常感疲乏无力，畏寒肢冷，夜间多有失眠。曾就诊西医，用过阿托品、麻黄素、潘生丁等药物治疗，效果不佳。后求治于中医，处方用仙黄丹参饮加百合30克，14剂。服14剂后心率开始增快，心率增至50～58次/分。原方改淫羊藿21克、桂枝15克，再服

十四剂诸症消失。随访3月，未见复发。

 方 7 桃仁红花汤

【处方组成】 桃仁10克，红花5克，当归、生地黄各10克，川芎5克，赤芍、牛膝各10克，甘草3克，生黄芪15克，瓜蒌皮10克，桔梗5克，淡附片10克。

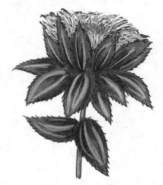

红花

【用法用量】 每日1剂，水煎，分2次服。

【功效主治】 主治慢性心律失常。

病例验证

用此方治疗39例心律失常患者，其中疗效显著者18例，好转20例，无效1例。

高脂血症

　　高脂血症是以单纯高胆固醇血症或单纯高甘油三酯血症或两者兼见的血脂代谢紊乱性疾病。就病因而言，有的是由多个遗传基因缺陷与环境因素相互作用所致。有的是由饮食饱和脂肪酸过高、进食过量、吸烟、运动量少、肥胖、某些药物等引起。有的则是继发于其他疾病。所以，高脂血症不是一种特定的疾病，而是一组疾病。由于血脂在血液中都是以蛋白结合的形式存在，所以又有人将高脂血症称为高脂蛋白血症。高脂血症与动脉粥样硬化、心脑血管病、糖尿病、脂肪肝、肾病等的发病有着密切关系，是形成冠心病的主要危险因素之一。高脂血症的直接损害是加速全身动脉粥样硬化，因为全身的重要器官都要依靠动脉供血、供氧，一旦动脉被粥样斑块堵塞，就会导致严重后果。高脂血症还可引起肝脏损害，当血脂升高超过机体代谢需要时，脂肪便在肝脏内堆积起来形成脂肪肝。

 方 1 大黄散

【处方组成】　生大黄适量。

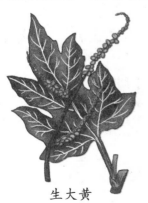

生大黄

【用法用量】　将上药研末，每次服3克，1日3次。连服2个月为1个疗程。

【功效主治】　降血脂。主治高脂血症。

【注意事项】　用此方治疗期间停服其他降血脂药物。

病例验证

　　刘某，男，49岁。诊断为冠心病和高脂血症。检查：血清胆固醇19.94毫摩尔/升，甘油三酯0.99毫摩尔/升。按上方连服生大黄粉2个月后，胆固醇降至9.9毫摩尔/升，甘油三酯降至5.44毫摩尔/升。

 方 ② 山楂首乌液

【处方组成】 生山楂30克，何首乌、泽泻各20克，决明子25克，荷叶、丹参各15克，生甘草10克。

【用法用量】 将上药水煎3次后合并药液，分2～3次口服，每日1剂。1个月为1个疗程。服用15日、30日分别空腹抽血查血脂。

【功效主治】 补肝肾，降血脂。主治高脂血症。

病例验证

用此方治疗高脂血症患者59例，其中显效45例，有效12例，无效2例。一般服药15天左右症状显著好转。服药最少者10剂，最多者36剂，平均19剂。

 方 ③ 大黄茵陈汤

【处方组成】 制大黄10克，猪苓、泽泻、白术、茵陈各20克，何首乌、生薏苡仁、决明子、金樱子各25克，柴胡、郁金各15克，生甘草6克。

【用法用量】 将上药加水600毫升，文火煎至300毫升，分早晚2次口服，10天为1个疗程，一般连服2～3个疗程。

【功效主治】 主治高脂血症。

病例验证

用此方治疗高脂血症患者85例，其中显效者63例，有效者20例，无效者2例。服用最少者1个疗程，最多者2个疗程。显效者63例，经随访2年，均未见复发。

 方 ④ 首乌地龙汤

【处方组成】 何首乌15克，地龙10克，川芎10克，女贞子10克，枸杞子10克，熟地黄10克，绞股蓝10克，没药6克。

【用法用量】 每日1剂，水煎服，4周为1个疗程。

【功效主治】 益精血，降血脂。主治高脂血症。

【加减】 如阳虚明显者，加淫羊藿、肉桂；阴虚明显者，加麦冬、龟板胶。

病例验证

用此方治62例，显效35例，

有效22例，无效5例。血脂变化情况：25例总胆固醇增高者，显效12例，有效9例，无效4例；50例甘油三酯增高者，显效29例，有效15例，无效6例。

方⑤ 首乌虎杖汤

【处方组成】 何首乌30克，枸杞子15克，女贞子15克，黄芪20克，桃仁10克，丹参20克，赤芍15克，泽泻15克，山楂20克，

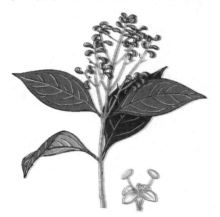

女贞子

虎杖10克。

【用法用量】 每日1剂，水煎分3次服。

【功效主治】 补肾健脾，活血通络。主治高脂血症，症见胸痹，胸痛，心痛，中风，眩晕，胸脘痞闷，肢体沉重，舌苔白腻，脉滑。

【加减】 如湿浊重者，加苍术、厚朴、藿香、陈皮；气滞血瘀重者，加柴胡、瓜蒌皮、郁金、田七、香附；血压高者，加钩藤、天麻、草决明；肾阳虚者，加附子、干姜。

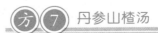
病例验证

用此方治疗78例，结果：显效（症状消失，胆固醇、甘油三酯均明显降低）49例，好转20例，无效9例，总有效率88.5%。

方⑥ 参麦汤

【处方组成】 人参10克，麦冬10克。

【用法用量】 每日1剂，水煎，分3次服。

【功效主治】 益气养阴行血。主治原发性高脂血症。

病例验证

用此方治疗71例，其中显效52例，好转18例，无效1例，总有效率98.6%。

方⑦ 丹参山楂汤

【处方组成】 制首乌15克，

丹参15克，山楂15克，黄芪12克，地龙12克，陈皮6克，苍术6克，赤芍10克。

【用法用量】 每日1剂，水煎服。3个月1个疗程。

【功效主治】 行气化痰，化瘀消脂。主治高脂血症。

【加减】 如痰郁中焦、腰膝酸弱者，加杞菊地黄汤；胸闷肢麻者，加半夏白术天麻汤；痰郁阻络者，加夏陈六君汤及僵蚕、红花等；痰郁痹胸者，加瓜蒌桂枝汤及降香、郁金；痰郁阻窍者，加温胆汤及石菖蒲、郁金、熟地等。

病例验证

该方治疗60例，1个疗程结果：近期痊愈30例，好转28例，无效2例。

方 8 苍术枳壳合剂

【处方组成】 炒苍术60克，炒枳壳60克，何首乌60克，决明子180克，炒山楂180克，泽泻120克，红花60克，丹参60克，车前子（包煎）60克，肉苁蓉60克，刺蒺藜60克，杭菊花60克，

茺蔚子60克，白茯苓90克，陈皮40克，石菖蒲40克，制胆星40克，川郁金60克，远志60克。

【用法用量】 诸药粉碎为细末，过筛，水泛为丸如小绿豆大，每次服5克，1日3次，3个月为1个疗程，复查。可连服2~3个疗程。

【功效主治】 行气活血，化湿消痰。主治高脂血症。

病例验证

胡某，女，61岁。10余年来，经常头晕、头昏、头痛，血压偏高不稳，曾检查，血糖、血脂偏高。近来头昏加重，近事易忘，故来就诊。形体肥胖，脉细涩，苔薄白，舌质红偏黯，舌体胖且有瘀斑；血压150/95毫米汞柱，空腹血糖6.8毫摩尔/升，血清胆固醇11.2毫摩尔/升，血清甘油三酯8.44毫摩尔/升，血清高密度脂蛋白0.6毫摩尔/升。诊为高脂血症。证属阴阳失调，痰瘀湿浊内阻。按此丸方连服2个疗程，并适当节制饮食和加强体质锻炼。复查：血压及血脂、胆固醇皆降至正常范围，诸症消除。随访2年，上述指标持续稳定。

糖尿病

　　糖尿病在中医中称为消渴症，是一种由胰岛素相对或绝对分泌不足或胰高血糖素不适当地分泌过多而引起的以糖代谢紊乱、血糖增高为主要特征的全身慢性代谢性疾病。此病早期无症状，随其发展可出现多尿、多饮、多食、疲乏、消瘦，尿液中血糖含量增高，或并发急性感染、肺结核、动脉粥样硬化、末梢神经炎、趾端坏死等。早期诊断依靠化验尿糖和空腹血糖及葡萄糖耐量试验。此病重者可发生动脉硬化、白内障、酮症酸中毒等。按病情可采用饮食控制、胰岛素等降血糖药治疗，避免精神紧张，加强体育锻炼等也有利于预防本病的发生、发展。中医认为本病是由于饮食不节、情志不调、恣性纵欲、热病火燥等原因造成。本病多见于40岁以上喜欢吃甜食而肥胖的患者，脑力劳动者居多。创伤、精神刺激、多次妊娠以及某些药物（如肾上腺糖皮质激素、女性避孕药等）是诱发或加重此病的因素。发病时伴有四肢酸痛、麻木感、视力模糊、肝肿大等症。

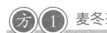 麦冬茶

　　【处方组成】 麦冬(鲜品)全草50克。

　　【用法用量】 每日1剂，切碎，水煎，代茶饮。

　　【功效主治】 养阴润肺，清心除烦，益胃生津。主治糖尿病。

　　【注意事项】 凡脾胃虚寒泄泻、痰饮湿浊及外感风寒咳嗽者均忌用。

　　病例验证

　　李某，55岁。症见烦渴，能食善饥，尿频量多。化验：空腹血糖12.6毫摩尔/升，尿糖(+++)，诊为糖尿病。证属肺胃燥热。遂按上方用鲜麦冬全草水煎代茶饮服。连服3个月，查血糖、尿糖均正常。为巩固疗效，以每日30克鲜麦冬，水煎代茶饮服月

余。随访4年，未见复发。

方 ② 仙鹤草汤

【处方组成】 仙鹤草30克。

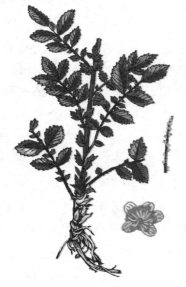

仙鹤草

【用法用量】 每日1剂，水煎服。

【功效主治】 主治糖尿病。

病例验证

林某，女，55岁。查空腹血糖10毫摩尔/升，诊断为糖尿病。经中西医调治，获效甚微，出现纳呆乏力，身体消瘦。处以上方水煎服，日服1剂。20剂后，诸症好转，复查空腹血糖为7.2毫摩尔/升。继服20剂，诸症皆除。

方 ③ 参母石膏汤

【处方组成】 人参5克（党参加倍），知母10克，生石膏（生煎）30克，黄连、阿胶(烊化)、天花粉、麦冬、地骨皮各9克，白芍、山药、黄精、蒸首乌各15克，鸡子黄(兑冲)2枚。

【用法用量】 每日1剂，水煎服。

【功效主治】 滋补肝肾，养阴润燥，益气清热，生津止渴。主治糖尿病。

病例验证

用此方治疗215例糖尿病，近愈62例，好转88例，总有效率为70%。近愈标准：停药半年，三多症状消失，空腹血糖在7.2毫摩尔/升以下，尿糖(±)。好转：三多症状基本消失，血、尿糖均有下降，且较稳定。

方 ④ 生地茯苓汤

【处方组成】 生地黄、茯苓各15克，枸杞子20克，怀山药、天花粉各30克，太子参25克，知母、牛膝、生甘草、牡丹皮、泽泻各10克。

【用法用量】 每日1剂，水煎，分2～3次口服。15天为1个疗程。

【功效主治】 主治糖尿病。

【加减】 若气虚者，加黄芪30克，白术15克；若胃热肺燥者，加麦冬10克，生石膏（先煎）20克；若湿热重者，加苍术15克。

病例验证

用此方治疗糖尿病150例，用1～4个疗程后，其中治愈45例，好转96例，无效9例，总有效率为94%。

方 5 太子参黄芪液

【处方组成】 太子参20克，黄芪50克，穿山甲、当归、红花、桃仁、甘草、川芎各10克，赤芍、丹参各15克。

【用法用量】 每日1剂，水煎3次后合并药液，分早、中、晚口服。半个月为1个疗程。

【功效主治】 主治糖尿病。

病例验证

用此方治疗糖尿病患者59例，其中痊愈48例，显效5例，有

效4例，无效2例。服药时间最短者1个疗程，最长者3个疗程。

方 6 参地汤

【处方组成】 党参50克，生地黄、熟地黄各25克，地骨皮、泽泻、丹参、枸杞子各20克。

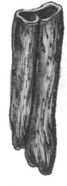

地骨皮

【用法用量】 每日1剂，水煎3次，分3份，于早、午、晚饭前半小时各服1份。

【功效主治】 主治非胰岛素依赖型糖尿病。

【加减】 若偏于热盛口渴者，加花粉20克，知母15克；偏气虚者，加黄芪25克，白术20克；兼有阳虚者，酌加熟附子5克，肉桂5克。

病例验证

用本方治疗患者50例，有效率为81%。本方降低血、尿糖起

效时间较慢，需20～30天左右，但改善"三多"症状起效时间较快，仅2～7天，无副作用。

方 7 护肾降糖汤

【处方组成】 生、熟地黄各20克，生龙骨、牡蛎各（先煎）15克，山萸肉10克，怀山药30克，天花粉30克，三七粉3克，白云苓10克，泽泻10克，陈皮6克，水蛭6克，白僵蚕10克，蝉蜕6克，五味子30克，赤芍20克，鸡内金6克，广地龙10克，丹皮10克，黄芪10克。

【用法用量】 每日1剂，水煎3次，分3次服。1个月为1个疗程。

【功效主治】 益肾养阴，活血降糖。主治原发性糖尿病。

病例验证

王某，女，63岁。患糖尿病10年余，长期服优降糖、降糖灵维持治疗。近3个月来，多饮多尿，善饥多食明显，手足无力，左侧肢体时而多汗。脉涩，苔少舌黯红，形体偏胖，血压在正常范围。尿糖(＋＋＋)，空腹血糖11.6毫摩尔/升，餐后2小时血糖17.4毫摩尔/升。诊断为2型糖尿病。按此方连服4个月痊愈。1年后随访，病情持续稳定，未再复发。嘱其适当节食调护。

方 8 黄芪生地汤

【处方组成】 生黄芪15克，生地黄20克，生山药、葛根、黄连、石斛、天花粉各10克，黄柏8克。

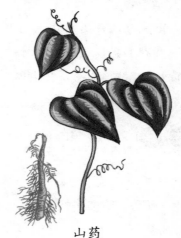

山药

【用法用量】 每日1剂，水煎服。

【功效主治】 益气养阴，清热生津。主治糖尿病。

病例验证

用此方治疗52例，随访1年，其中显效31例，有效18例，无效3例，总有效率为94.2%。

贫 血

贫血是指单位容积血液内红细胞数和血红蛋白量低于正常的病理状态。症状为头昏、眼花、耳鸣、面色苍白或萎黄、气短、心悸、身体消瘦、夜寐不安、疲乏无力、指甲变平变凹易脆裂、注意力不集中、食欲不佳、月经失调等。病因有缺铁、出血、溶血、造血功能障碍等。缺铁而引起的缺铁性贫血见于营养不良、长期小量出血，治疗应去除病因，并服铁剂。急性大量出血引起的出血性贫血须用输血或手术抢救。另还有红细胞过度破坏引起的溶血性贫血、缺乏红细胞成熟因素而引起的巨幼红细胞成熟性贫血、缺乏内因子的巨幼红细胞引起的恶性贫血和造血功能障碍引起的再生障碍性贫血等。中医学认为，治疗贫血既要增加营养及补血，又要重视补气，因为气能生血。严重的必须从补肾着手，因为肾中精华能化生成血。

 黄芪当归合剂

【处方组成】 炙黄芪30克，当归20克，杭白芍10克，熟地黄30克，潞党参15克，白云苓10克，炒白术10克，甘草6克，制香附10克，砂仁（后下）6克，陈皮10克，怀山药30克，紫河车30克，焙内金6克，生麦芽10克，鸡血藤30克，济阿胶（烊化冲服）10克，煅绿矾（烊化冲服）0.3克，针砂（先煎）30克。

【用法用量】 每日1剂，水煎3次，分3次服。30剂为1个疗程。

【功效主治】 益气养血。主治缺铁性贫血。

病例验证

唐某，女，29岁。6年前，因流产出血过多，后每次月经量多，素感头昏心悸、少寐、乏力、食欲欠佳，屡按缺铁性贫血治疗，选服中药及力维隆糖浆等药，不见效果，迄今未孕。查：面色苍白，皮肤乏泽，化验：血红蛋白75.0克/升，红细胞3.1×10^{12}/升，血清铁7.84微摩尔/升，血清总铁结合力91.5微摩尔/升，骨髓未穿刺，肝功能正常，妇科会诊检查，轻度宫颈糜烂，余无特殊。诊断为缺铁性贫血(中度)伴继发性不孕。按此方连服2个疗程。复查，血红蛋白、红细胞及血清铁、血清总铁结合力均正常。1年后，得知患者病愈，身已得孕。

方 2 当归首乌汤

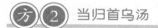

【处方组成】 全当归、制首乌、黄芪各20～30克，党参、五味子、乌梅、陈皮、茯苓、丹参各15～20克，熟地黄、枸杞子各10～15克，甘草10克。

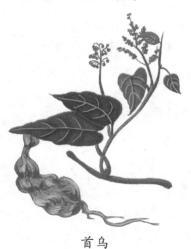

首乌

【用法用量】 将上药水煎，每日1剂，分2～3次口服。1个月为1个疗程。

【功效主治】 补气养血。主治缺铁性贫血。

病例验证

用此方治疗患者58例，用药1～3个疗程后，其中治愈50例，显效4例，有效4例。痊愈者随访2年，均未见复发。

方 3 三黑大枣饼

【处方组成】 黑矾、炒黑豆、炒黑芝麻、大枣肉、馒头各120克。

【用法用量】 将馒头上方开口去心，包入黑矾，火烤使其熔化为度，另将炒黑豆、黑芝麻研粉放入，用大枣肉拌匀诸药，压成饼状，晒干研末，均分80包，日服2次，每次1包。

【功效主治】 补肝养肾。主治缺铁性贫血。

【注意事项】 服药期间忌饮茶水。

病例验证

用此方治疗各种原因引起的

缺铁性贫血81例，效果显著者70例，好转者11例，一般服1料(80包)即可痊愈。

方 4 黄芪太子参合剂

【处方组成】 黄芪15～45克，太子参15～30克，白术10克，山药20～30克，当归10～12克，枸杞子10～15克，熟地黄15～30克，菟丝子20～30克，丹参10～15克，穿山甲5～10克，水蛭10克，土茯苓15～30克，白花蛇舌草15～30克，蒲公英30克，板蓝根15～30克。

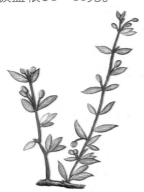

枸杞

【用法用量】 每日1剂，水煎服，每日2次。儿童酌减。

【功效主治】 益气健脾，补肾填精，活血化瘀，清热解毒。主治再生障碍性贫血。

【加减】 如肝肾阴虚明显或低热者，酌加知母8克，黄柏6克，鳖甲10克，地骨皮10克，青蒿10克，天冬10克，玄参10克；脾肾阳虚者，酌加补骨脂10克，巴戟天10克，淫羊藿10克，鹿角胶（开水或黄酒烊化，每次3克），肉桂3克；热毒炽盛者，酌加金银花10克，连翘10克，黄连2克，栀子6克，水牛角15克；出血明显者，酌加墨旱莲15克，三七6克，黑地榆10克，乌贼骨6克；湿热明显者，酌加茵陈10克，败酱草10克，龙胆草6克，栀子6克，滑石15克，大黄6克。

病例验证

用此方治疗再生障碍性贫血患者59例，随访1年，治愈48例，有效10例，无效1例，总有效率为98.3％。

方 5 党参黄芪液

【处方组成】 党参、淫羊藿、黄芪、丹参各30～35克，南沙参、仙鹤草、焦山楂、焦神曲、焦麦芽各15～20克，甘草5～10克。

【用法用量】 将上药水煎3次后合并药液，分2～3次口服，每日1剂。20天为1个疗程。

【功效主治】 益肝肾，助消化。主治营养性贫血。

病例验证

用此方治疗营养性贫血患者39例，其中治愈35例，显效4例。治愈的35例中，1个疗程治愈者21例，2个疗程治愈者10例，3个疗程治愈者4例。

方 ⑥ 人参阿胶

【处方组成】 人参、甘草各10克，阿胶、鹿角胶(均烊化)、五味

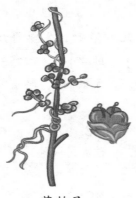

菟丝子

子、鸡血藤、连翘、首乌、女贞子、墨旱莲、当归、菟丝子、枸杞子各15克，三七粉(分冲)5克，仙鹤草、黄芪、黄精各30克。

【用法用量】 每日1剂，水煎分3次口服。

【功效主治】 主治再生障碍性贫血。

【加减】 贫血甚者，人参易西洋参，加紫河车3克；白细胞低者，加补骨脂10克；血小板过少者，加柿霜6克；皮下出血甚者，加槐米12克，生地炭15克；发热者，加大青叶10克，金银花10克；牙龈出血甚者，加花蕊石6克；尿血者，加白茅根15克；心悸者，加酸枣仁10克；纳差者，加鸡内金10克。

病例验证

用此方治疗再生障碍性贫血80例，基本治愈49例，缓解、明显进步各10例，稳定5例，无效6例，总有效率为92.50％。

胃 炎

　　胃炎是胃黏膜炎性疾病，分急性、慢性两大类。急性胃炎主要是指因食物中毒、化学品或药物刺激、腐蚀、严重感染等引起的胃黏膜急性病变。主要诱因有烈酒、浓茶、咖啡、辛辣食物、药物、物理因素(粗糙食物)、细菌等。中医认为，本病属于湿热下注，脾胃失调所致，治疗应予清热利湿，解痉止痛，调理脾胃。中医将下腹受风寒而致的急性胃炎又分两种：一种是食积泄泻，腹痛与泄泻交并阵发，粪便如糊状，有酸腐味，舌苔白，食欲不振；另一种是湿热泄泻，腹痛与泄泻交并，粪便像水，小便短少，色如浓茶，有口渴症状。慢性胃炎属中医胃脘痛、痞满等范畴。中医认为由气滞、血瘀、脾虚，诸邪阻滞于胃或胃络失养所致。该病以胃黏膜的非特异性慢性炎症为主要病理表现。

　　本病预后良好，但严重时可有癌变的可能。胃痛及炎症与肝脾密切相关，肝脾失和常易导致胃病。治疗本病以理气和胃为主。若属虚者，应温中补虚，养阴益胃；若属实者，应疏肝、泄热、散瘀为主。

方 1　龙胆草蒲公英汤

　　【处方组成】　龙胆草3克，白花蛇舌草、蒲公英各10~15克，乌梅、甘草各6~10克，全当归、杭白芍各10克。

　　【用法用量】　每日1剂，水

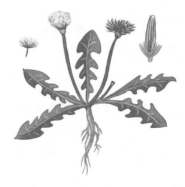

蒲公英

煎服。

【功效主治】 清热解毒，敛阴生津。主治幽门螺杆菌相关性胃炎。

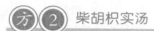

用此方治疗31例，治疗3月后，治愈(胃镜复查有改善，活检标本示幽门螺杆菌阴性，临床症状基本缓解)22例，好转7例，无效2例，总有效率为93.6％。

方 2 柴胡枳实汤

【处方组成】 柴胡、枳实、炙甘草、厚朴各10克，白芍、乌梅各30克。

【用法用量】 每日1剂，水煎服。

【功效主治】 疏肝理气，行气消积。主治萎缩性胃炎。

病例验证

治疗1例萎缩性胃炎患者，其3年中西药治疗不能缓解。后服此方5剂，诸症减轻。前方加丹参、红花各15克，服药后症状悉减。前方继服3个月巩固疗效。半年后复查胃镜为轻度浅表性胃炎。

方 3 马齿苋蒲公英液

【处方组成】 马齿苋30克，黄芩15克，蒲公英20克，藿香、川连各10克，木香、生甘草各6克。

【用法用量】 将上药加水煎3次后合并药液，分2～3次口服，每日1剂。

【功效主治】 清热、解毒。主治急性胃肠炎。

病例验证

用本方治疗急性胃肠炎患者87例，均获治愈。其中，服药2～3剂痊愈者32例，4～5剂痊愈者28例，6～7剂痊愈者20例，8～10剂痊愈者7例。

方 4 潞党参白术合剂

【处方组成】 潞党参10克，炒白术10克，白茯苓10克，甘草10克，制半夏10克，陈皮6克，砂仁（后下）6克，木香6克，旋覆花（包煎）10克，川楝子10克，蒲公英15克，徐长卿10克，神曲10克，莪术10克，乳香6克，佛手15克，冬瓜皮30克。

【用法用量】 每日1剂，水

煎3次，分3次服。连服3周为1个疗程。

【功效主治】 健脾化湿，清热活血。主治慢性浅表性胃炎。

病例验证

施某，女，45岁。上腹部隐痛、闷胀、嗳气时轻时重5年，经反复治疗效不显，近1周来，疼痛加重而就诊。经诊：脉涩，苔薄白，舌淡红，边有齿印及瘀点，上腹隐隐作痛，食后尤甚，并伴饱胀、嗳气，胃脘有压痛。胃镜示弥漫性胃黏膜表面呈红白相间和部分斑状改变，X线检查显示胃下缘在髂嵴间线下1.5厘米，B超检查示胆壁稍粗欠光。诊断为慢性浅表性胃炎。先后服此方21剂，诸症消除，并以枳实每日20克泡茶频服1个月以善后。1年后经胃镜及X线复查，均未见明显异常，胃疼未发。

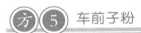 方 5 车前子粉

【处方组成】 炒车前子适量。

【用法用量】 研末装瓶，每顿饭前服4.5克。

【功效主治】 主治急性胃炎、慢性胃炎。

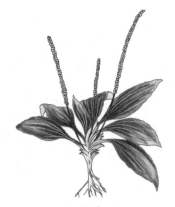

车前子

【注意事项】 服药期间，忌食辛辣刺激性食物。

病例验证

用上药治疗急性胃炎患者35例，其中痊愈21例，显效2例，有效2例；慢性胃炎患者45例，其中痊愈14例，显效18例，有效13例；溃疡病患者33例，显效20例，有效12例，无效1例。

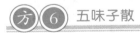 方 6 五味子散

【处方组成】 五味子适量。

【用法用量】 研末冲服，每次3克，每日3次。20天为1个疗程。

【功效主治】 主治萎缩性胃炎。

病例验证

王某，女，35岁。经胃镜检

查，确诊为萎缩性胃炎。经服多潘立酮、盐酸甲氧氯普胺，仍感胃脘胀满不适。遂给予五味子3克研末冲服，每日3次。服药10余天后，症状明显减轻。继服20余天，症状消失。为巩固疗效再服用1个疗程。胃镜检查，病变显著减轻。

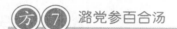

方 7 潞党参百合汤

【处方组成】 潞党参30克，炒白术10克，白云苓10克，百合30克，怀山药30克，肉苁蓉10克，陈皮6克，砂仁（后下）6克，佛手10克，石斛10克，生地黄10克，白花蛇舌草10克，蒲公英10克，川楝子6克，丹参10

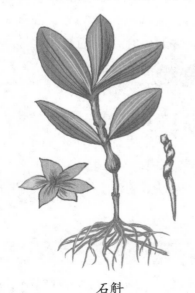

石斛

克，莪术10克，神曲10克，焙鸡内金6克，甘草10克。

【用法用量】 每日1剂，水煎3次，分3次服。3个月为1个疗程。

【功效主治】 理气和血，益胃滋萎。主治慢性萎缩性胃炎。

【加减】 痛甚者，加五灵脂10克；脘腹胀甚，加莱菔子15克；嗳气频频者，加旋覆花10克；腹泻者，暂减肉苁蓉。

病例验证

王某，男，69岁，农民。上腹疼痛伴食后脘腹阻胀，反复发作10余年，经中西药久治无效。半年前经胃镜及活组织病理检查，诊为慢性萎缩性胃炎伴淋巴组织增生。服快胃片、温胃舒、养胃舒、三九胃泰及胃必治等，脘痛及食后胀满、嗳气始终不减。诊脉细涩，苔少而微剥，舌质黯红、消瘦、乏力、大便时溏时结。萎缩性胃炎以益胃滋萎汤治之。先后共服本方82剂，复查胃镜，黏膜组织改变减轻，病变范围缩小，苔舌已接近正常，临床症状消失，再以原方制丸连服3个月以巩固疗效。随访2年，病未复发。

胃、十二指肠溃疡

胃溃疡和十二指肠溃疡虽然发生的部位不同，但引起溃疡的原因大致一样，所以疗法也大致相同。现代医学认为胃溃疡的发生是胃黏膜的血液循环不良时，该部位的抵抗力减低。在这些抵抗力较弱的地方，由于受到过多的胃酸刺激，而产生溃疡，所以，胃酸过多是溃疡的主因。主要症状为上腹痛，常在胸骨之下，也就是我们常说的人字骨之下的心窝部份。有时因神经的传布，会放射到胸部两面下侧，甚至背后和肩部都痛；疼痛大多是在饭后，和饮食有关。胃溃疡痛时，吃了东西反而觉得好一点，但又不能多吃，吃多会感觉胀痛，结果痛势更厉害。除了疼痛之外，有时会吐酸水、呕吐；至于大便，经常秘结，甚至便血。十二指肠溃疡疼痛的部位是在心窝部偏右方，比胃溃疡痛的部位稍稍偏向右下方。从疼痛的时间来说，十二指肠溃疡大多在饥饿时，或是食后半夜作痛。严重的溃疡会大量出血而成休克状态，也有因迁延不治，导致穿孔、幽门狭窄与严重的腹膜炎等并发症，甚至危及生命。

方 ① 党参黄芪汁

【处方组成】 党参20克，黄芪30克，茯苓、白术各10克，当归20克，三七(研粉吞服)6克，赤芍15克，枳壳、广木香、乌贼骨、浙贝母、甘草各10克。

【用法用量】 每日1剂。煎前用冷水浸泡1小时，煎2次，每次煎开30分钟，两汁药混合后分3次服。

【功效主治】 益气活血，理气和中。主治胃及十二指肠球部溃疡，表现为胃脘胀痛、泛酸纳少、肢倦乏力、面色萎黄，脉沉细、舌淡红、苔白。

【注意事项】 治疗期间，忌吃生、冷、硬食物及烟酒辛辣刺激之品。

张某，男，39岁，干部。胃脘胀满，饥时隐痛，时有泛酸，曾有黑便，发病两年，间断服用西药，少效。经肠胃钡餐造影示：十二指肠球部溃疡(球部明显畸形)。西医嘱手术治疗，因畏惧手术治疗，要求服用中药。查：面色萎黄、舌淡红、苔薄白、脉沉细，胃脘以胀气不适为主，饥时偶有隐痛，有时泛酸。用此方加厚朴10克，治疗3月自感诸症俱减，精神转佳，面色转红润，续服上方加减中药1个月。随访28年来，已近七旬，胃病未再复发，身体健康。

方 ② 白头翁黄芪糖浆

【处方组成】 白头翁210克，生黄芪105克，蜂蜜280毫升。

【用法用量】 先将白头翁、生黄芪用清水漂洗并浸泡1昼夜，然后用文火浓煎2次去渣取上清液。另将蜂蜜煮沸去浮沫加入药液中浓缩成糖浆，备用。用时，每次服20毫升，每日服3次，于饭前用热开水冲服。

【功效主治】 主治胃、十二指肠溃疡。

用上方治疗胃、十二指肠溃疡患者147例，其中胃溃疡56例，治愈18例，好转31例，无效7例；十二指肠球部溃疡78例，痊愈31例，好转44例，无效3例；复合性溃疡13例，痊愈2例，好转9例，无效2例，总有效率为91.8%。

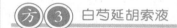

方 ③ 白芍延胡索液

【处方组成】 白芍40克，延胡索20克，十大功劳叶、五灵脂各15克，白及30克，乳香、没药、生甘草各10克。

【用法用量】 将上药水煎3次后合并药液，分早中晚口服；每日1剂，半个月为1个疗程。

【功效主治】 主治胃、十二指肠溃疡。

【加减】 若胃酸偏低者，加乌药10～15克；若胃酸偏高者，加乌贼骨10～15克。

用本方治疗胃、十二指肠

溃疡患者56例，其中，治愈者50例，显效5例，无效1例。对治愈者随访2年，未见复发。

 冬青白芷汤

【处方组成】 冬青30克，川楝子、白芷各15克。

【用法用量】 每日1剂，水煎，分2次服。30天为1个疗程，1个疗程未愈而有效者可继服第2疗程，2个疗程龛影未愈者停药。

【功效主治】 消肿排脓，燥湿止痛。主治胃、十二指肠溃疡。

病例验证

本组共治疗70例，治愈60例，占85.9%；好转6例，占8.6%；无效4例，占5.5%。

 黄芪桂枝合剂

【处方组成】 炙黄芪10克，川桂枝6克，杭白芍10克，桔梗10克，金银花15克，连翘衣15克，紫地丁15克，蒲公英10克，黄连6克，槟榔6克，旋覆花(包煎)10克，丹参10克，白芷10克，当归10克，制乳香、没药各6克，穿山甲6克，谷芽30克，生龙骨（先煎）10克，甘草10克。

【用法用量】 每日1剂，水煎3次分3次服。3个月为1个疗程。亦可制丸服。

【功效主治】 清热解毒，化瘀生新。主治胃、十二指肠溃疡。

病例验证

俞某，男，43岁。上腹灼热痛反复发作3年余，经X线及胃镜检查，诊为十二指肠球部溃疡伴胃窦炎(浅表性)，中西药治疗缓解后依然反复。近半月来，上腹痛甚，不能食，食则呕吐，嗳气泛酸水，口干不欲饮。脉细涩，苔薄白，舌质深红，剑突下稍偏右有压痛且明显，大便成形，隐血试验呈阳性，肝胆超声无异常。从十二指肠溃疡用药，用此方治疗，并嘱进易于消化的食物。先后共服30剂，上腹痛及呕吐、嗳气均止，大便隐血试验阴性。继以上方制丸，每次5克或以丸化水，1日3次，连服3个月以善后。1年后复查，十二指肠球部变形消失而告愈。

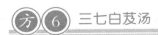 三七白芨汤

【处方组成】 三七粉、白芨粉、生大黄粉各(冲服)6克，仙

鹤草、煅瓦楞子各20克，枳实9克，陈皮、茯苓各15克，清半夏10克。

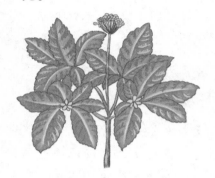

三七

【用法用量】 每日1剂，水煎服。30剂为1疗程。

【功效主治】 消肿定痛，收敛止血。主治胃、十二指肠溃疡。

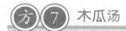 病例验证

治疗胃及十二指肠溃疡35例，临床痊愈34例，好转1例，平均止血时间为4天。

方 ⑦ 木瓜汤

【处方组成】 木瓜500克，生姜30克，醋500克。

【用法用量】 将以上3味一同放入沙锅内，用小火炖熟。1剂分3次服用，每天1次，连续服用3～4剂。

【功效主治】 健脾化瘀，平肝和胃，祛湿舒筋，散寒解毒。主治胃、十二指肠溃疡。

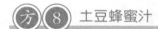 病例验证

用此方治疗胃及十二指肠溃疡患者119例，其中痊愈87例，好转25例，无效7例，总有效率为94.1%。

方 ⑧ 土豆蜂蜜汁

【处方组成】 鲜土豆50克，蜂蜜适量。

【用法用量】 将鲜土豆洗净连皮切碎捣烂，用消毒纱布绞汁，加入蜂蜜搅匀。每日早晨空腹饮用，日服1剂。

【功效主治】 健脾和胃，养血生肌。主治胃、十二指肠溃疡。

【注意事项】 治疗期间忌食辣椒、大蒜、浓茶、醋、酒等刺激性食物。

病例验证

用此方治疗患者52例，随访1年，疗效显著者36例，有效者12例，无效者4例，总有效率为92.3%。

肠 炎

肠炎是小肠或结肠肠黏膜发炎的总称，表现为急性和慢性两种。急性肠炎是肠黏膜受刺激而发炎，下腹受风寒或吃得太饱都是致病原因。中医将其分为两种，一种是食积泄泻，症状是腹痛，泻后痛减，过后又痛，再泻后痛又减，粪便如糊状，有酸腐味，舌苔发白，且食欲不振；另一种是湿热泄泻，症状是腹痛即泻，痛一阵泻一阵，粪便像水一样，小便短少，色如浓茶，有口渴现象。慢性肠炎表现为腹内时时咕咕作响，有时疼痛，大便不畅，便中带有黏液。常见的有慢性菌痢和阿米巴痢疾。

 早莲当归液

【处方组成】 墨旱莲20克，当归、毛姜、阿胶、白术各10克，黄连、木香、防风、炙甘草各6克，干姜3克。

【用法用量】 每日1剂，头煎和二煎药液合并约400毫升，早晚2次空腹分服。其中阿胶应另炖烊化，分2次兑入药液中。症状缓解取得疗效后，可按上方剂量比例，研末(阿胶烊化)为丸，每服10克，每日2次空腹吞服，以资巩固，以2～6个月为宜。

【功效主治】 燮理阴阳，祛邪厚肠止泻。主治慢性腹泻(慢性结肠炎等)。症见腹泻经久反复不已，大便溏薄，日二三次，夹赤白黏液，腹痛隐绵，按之不减，形体消瘦，四末不温，神疲倦怠，纳谷不馨，脘腹不适，口干黏或苦，不甚喜饮，舌质淡红或暗红，多细裂纹，苔薄白微腻，脉虚濡或细弦略数。

【加减】 湿热偏盛者，加马齿苋30克；便血或赤冻多者，加地榆10克、鸦胆子(每服15粒，去壳吞服，每日2次)；阴虚偏甚，泻下量多者，加乌梅20克。

病例验证

万某，男，32岁。腹痛便泻

赤白黏液，时或便血半年余。多方医治乏效，乙状结肠镜检查发现18~20厘米处充血、糜烂，有出血点。见其面容憔悴，形体清瘦，畏寒肢冷，四末不温，口干唇红，腹痛隐隐，按之不减，大便溏薄夹赤白黏液，日三四次，近几日以赤冻为多，舌淡暗有浅细裂纹，苔白薄微黄，两脉虚濡且细。证为阴阳两虚，气血不足，寒热气血壅遏为害，治当标本兼顾，缓调为要，遂拟本方加地榆10克、鸦胆子30粒(去壳2次吞服)。1个月后诸症大减，大便成形，只后段略稀。做镜检，患处已无糜烂，仅见出血点。继服上方去地榆、鸦胆子，加乌梅20克、白芍10克以养阴和营。又20剂后临床症状痊愈，纳增便调，形体气色恢复正常。又镜检，已无出血点，溃疡已愈合。

方 ② 马齿苋汤

【处方组成】 马齿苋60克，大蒜(捣成蒜泥)15克。

【用法用量】 先以马齿苋煎汤，冲服蒜泥，加红糖适量。顿服，每日2~3次。

【功效主治】 清热，消炎。

主治肠炎，腹泻。

用此方治患者21例，其中痊愈20例，无效1例，有效率为95.2%。

方 ③ 仙鹤草桔梗汤

【处方组成】 仙鹤草30克，桔梗6克，乌梅炭4克，白槿花9克，炒白术9克，广木香5克，生白芍9克，炒槟榔10.2克，甘草4克。

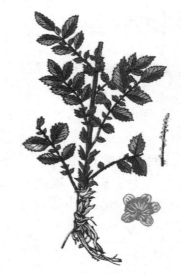

仙鹤草

【用法用量】 每日1剂，水煎2次，分2次服。

【功效主治】 补脾敛阴，清化湿热。主治久泻，包括慢性菌痢、阿米巴痢及慢性结肠炎，经常泄泻，时轻时剧，时作时休，作则腹痛，腹胀，大便溏薄，夹有黏液，间见少许脓血，反复发作，久治不愈者。

【加减】 本方用治阿米巴痢疾时，应另加鸦胆子14粒，去壳分2次吞服；慢性痢疾、慢性结肠炎肝郁脾滞征象较著者，去槟榔，加柴胡4.5克，蓖麻15克，秦艽9克；腹痛甚者，应加重白芍与甘草用量：白芍15～30克、甘草9～15克；泄泻日久，体虚气弱，而腹胀不显者，去木香、槟榔，加炙升麻4.5克、党参12克、炙芪15克。

病例验证

用此方治疗患者98例，其中痊愈者71例，好转25例，无效2例，总有效率为98%。

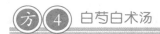

【处方组成】 炒白芍25克，炒白术15克，陈皮6克，防风10克。

【用法用量】 每日1剂，水煎，分2次服。

【功效主治】 养血柔肝，行气止痛。主治慢性肠炎。

病例验证

治疗慢性肠炎35例，痊愈28例，好转5例，无效2例，总有效率为94.3%。

方 5 车前子金银花汤

【处方组成】 车前子（包煎）20克，金银花15克，防风、川黄连各10克，鸡内金8克。

【用法用量】 将上药水煎，每日1剂，分2～3次口服。

【功效主治】 主治急性肠胃炎。

病例验证

用此方治疗急性胃肠炎患者39例，经用药3～6剂后，均获治愈。

方 6 葛根黄芪汤

【处方组成】 粉葛根6克，淡黄芩6克，川黄连2.4克，苦参片3克，川黄柏3克，广木香（后下）2.4克，青、陈皮各3克，炒金银花9克，赤茯苓9克，炮姜炭2.4克，车前子(包煎)9克。

【用法用量】 每日1剂，水煎，分2次服。

【功效主治】 理气止痛，健脾止泻。主治急性肠炎。

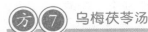

用此方治疗急性肠炎19例，其中痊愈12例，好转6例，无效1例。总有效率为94.7%。

方 7 乌梅茯苓汤

【处方组成】 乌梅12～15克，败酱草12克，黄连4.5～6克，木香(后下)9克，当归10克，炒白芍12～15克，炒枳实10克，太子参12克，炒白术10克，茯苓15克，葛根12克，炙甘草6克。

【用法用量】 每日1剂，水煎，分2次服。

【功效主治】 清热化湿，调气行血，健脾抑肝。主治慢性非特异性结肠炎。长期腹泻，大便黏滞或带脓血，腹痛坠胀，或里急后重，脘腹痞闷，纳少乏力，面色黄白，舌质暗滞，苔腻，脉

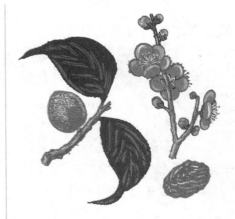

乌梅

弦缓滑。

【加减】 后重甚者，加广木香3克、槟榔6克以导滞行气；热象明显者，加川黄连6克，以清热燥湿消炎；病延日久者，加肉桂3克以厚肠化湿；下腹胀满者，加炒莱菔子15克以下气宽中。

病例验证

用此方治疗患者117例，其中痊愈87例，好转25例，无效5例，总有效率为95.7%。

便 秘

粪便在肠腔滞留过久，大量水分被肠壁吸收，致使粪便干燥、坚硬，不易排出，即便秘。便秘的原因是多方面的：①因腹肌和肛提肌衰弱致排便动力降低、结肠痉挛(其症状为腹泻与便秘交替)、进食过少、水分缺乏等原因引起的便秘，叫功能性便秘；②因患部分性肠梗阻，或其他病变，或因铅、砷、汞等中毒，致使肠蠕动减弱引起的便秘，谓器质性便秘。一般说来，短期便秘对人体的影响不大，但便秘长期得不到纠正，直肠内有害物质不能及时排除，就会对人体产生不良影响，由于这些影响是逐渐产生的，不容易立即引起重视，发现后再治疗时已是积重难返。有些人不把便秘当回事，其实，便秘可以引起早衰、营养不良、肥胖、肠癌及某些精神障碍等病。老年人便秘还会诱发和加重心绞痛、脑出血、肺气肿、痔疮、肛裂等症。

方 1 黄芪当归汤

【处方组成】 黄芪30克，金银花、白芍、麻仁、肉苁蓉、当归各20克，威灵仙15克，厚朴、酒大黄各7克。

【用法用量】 每日1剂，水煎服。酒大黄不后下，大便调顺再停药。

【功效主治】 益气养液，润肠导滞。主治老年虚证便秘。

【加减】 大便连日得畅者，可减免酒大黄；便燥严重者，加玄明粉3~5克冲入；气虚重者，加党参20克；腹胀重者，加木香10克；腰腿酸软者，加杜仲10克、牛膝10~15克。

病例验证

张某，男，81岁，原患糖尿病及冠心病、心房纤维颤动多年，现两病均较稳定，但苦于大便干燥不畅，数日一次，腹满而痛，先时用麻仁润肠丸等尚有效，近数月亦不起作用。如用泻药则引起便泻不止，虚惫气短，痛苦万状。诊脉弦大，涩而少力，代止不匀。舌嫩而赤，苔黄浊不匀，证属气血阴液俱不足，燥热蕴蓄六腑，宜标本兼治，于补气养血益阴药中，辅以清降之品。以此方加玄明粉3克，服药后大便得下，且下后腹中舒泰，气力精神转佳。减去玄明粉连服此方月余，大便每1～2日一次，很正常，糖尿病及心脏病较前好转，诊脉仍代止，但已较前柔和有力，舌苔亦渐趋正常。以此方改配丸剂，用以巩固疗效，两月后停药病愈。

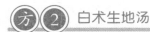

方 2　白术生地汤

【处方组成】　生白术90克，生地黄60克，升麻3克。

【用法用量】　每日1剂，水煎，分2次服。

【功效主治】　主治便秘。

病例验证

李某，38岁。患便秘半年，用本方治疗，服药1剂，不到4小时，一阵肠鸣，矢气频传，大便豁然而下，又继服20剂获得痊愈。至今3年，未曾复发。

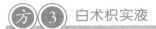

方 3　白术枳实液

【处方组成】　白术30克，枳实15克。

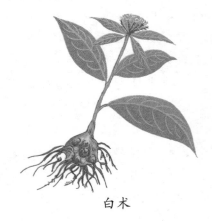

白术

【用法用量】　将上药水煎3次后合并药液，分早中晚3次口服，每日1剂。5剂为1个疗程。

【功效主治】　主治便秘。

病例验证

用此方治疗便秘患者144例，均获治愈，其中，用药1个疗程治愈者101例；2个疗程治愈者33例；3个疗程治愈者5例；4个疗程治愈者5例。愈后随访2年，未见复发。

柴胡槐花汤

【处方组成】 柴胡、白芍、郁金各15克，枳实、草决明、茵陈、虎杖、槐花各30克，甘草6克。

【用法用量】 将上药水煎，每日1剂，分2～3次内服。7日为1个疗程。

【功效主治】 主治便秘。

【加减】 腹胀者，加厚朴3~5克，木香1.5~6克；腹痛者，加延胡索3~10克；咽干口燥者，加玄参9~15克，麦冬3~10克。

病例验证

用此方治疗功能性便秘68例，其中显效(排便复常，痛苦症状明显减轻)28例，有效36例，无效4例，总有效率为94.12％。

 白芍玄参液

【处方组成】 白芍50～80克，当归、丹参、熟地黄、玄参各20～30克，红花、桃仁、杏仁、苏子、延胡索各10～15克，香附、甘草各8～10克，白术10～12克。

【用法用量】 将上药水煎3次后合并药液，分早中晚3次口服，

每日1剂。10剂为1个疗程。

【功效主治】 主治便秘。

【加减】 若气虚者，加黄芪、党参各15～20克；若血虚者，加何首乌、阿胶、枸杞子各10～15克；若阳虚者，加杜仲、川续断、肉苁蓉各10～15克；若气滞甚者，加枳壳、佛手各10～15克；若肠内燥热盛者，加生地黄、麦冬各10～15克。

病例验证

用此方治疗便秘患者185例，其中痊愈178例；显效7例，有效率为100％。痊愈者中，1个疗程治愈者132例；2个疗程治愈者38例；3个疗程治愈者8例。愈后经随访1～2年，均未见复发。

 蔓荆子汁

【处方组成】 蔓荆子60克。

【用法用量】 每日1剂，煎得药汁200毫升，分3次饮服。

【功效主治】 疏散风热，清利头目。主治习惯性便秘。

病例验证

王某，女，27岁。产后2周，大便秘结。诊为产后血虚，津枯

便秘，系虚秘。遂给予蔓荆子150克，每日分3次煎服。次日便软而解，诸症悉除。

 核桃仁蜂蜜酥

【处方组成】 核桃仁250克，蜂蜜50毫升，白糖100克，植物油750毫升。

【用法用量】 将核桃仁放入沸水中浸泡后取出，剥去外衣，洗净沥干。取锅上火，加入植物油烧热，下核桃仁炸酥，然后倒入漏勺内，沥去油，装入盘中。原锅洗净上火，加入蜂蜜熬浓，起锅浇在核桃仁上。当点心食用，酥甜适口。

【功效主治】 温补肺肾，润肠通便。适用于便秘。

病例验证

用此方治疗便秘者68例，其中治愈51例，好转16例，有效率为98.5%。

 紫草汤

【处方组成】 紫草15克。

【用法用量】 冷水浸泡半小时后，煮沸2～3分钟，候温饮服。每剂水煎2次。每日1剂。

【功效主治】 凉血活血，清热解毒。主治习惯性便秘。

病例验证

邓某，男，68岁。患习惯性便秘10年，因大便秘结而致血压升高。改用本方服药后大便通畅，血压也趋于正常。后隔日1剂又服月余。追访1年，未见复发。

 凉拌菠菜

【处方组成】 菠菜250克，生姜25克，精盐2克，酱油5克，麻油5克，花椒油2克，味精、醋各适量。

【用法用量】 将菠菜摘去黄叶，洗净切成段，鲜姜去皮切成丝。锅内加水，置火上烧沸，加入菠菜略焯，捞出沥净水，轻轻挤一下，装在盘内，抖散晾凉，再将姜丝、醋等调料一起加入，拌匀入味。随意食用。

【功效主治】 养血通便。适用于便秘。

病例验证

用此方治疗51例，有效率达100%。其中2天而愈者11例，3天而愈者20例，4天而愈者19例，5天而愈者1例。

肝 炎

肝为五脏之一，开窍于目，有藏血、疏泄等功能。肝脏发生炎性病变，就是肝炎。肝炎的病因有病毒、细菌、阿米巴等感染，也可由于毒素、药物、化学品中毒等引起，有急性、慢性之分。症状有恶心、食欲差、厌恶油腻、脘腹胀闷、大便时溏时秘、易疲劳、发热、出虚汗、睡眠差、肝区不适或疼痛、隐痛、肝功能异常、肝肿大、乏力等。传染性肝炎又叫病毒性肝炎，多由肝炎病毒引起。现在已知肝炎有甲、乙、丙、丁、戊等多种。该病预后危险，且极易传播，故确诊后应对患者分床分食，进行隔离为好。治疗以中西医结合为佳。

 方 1 黄芪女贞子汤

【处方组成】 生黄芪、女贞子、灵芝、太子参各15克，陈皮10克，蒲公英40克，白花蛇舌草、蚤休各20克，丹参、生甘草各5克，茯苓30克。

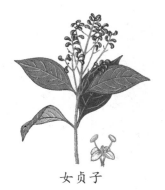

女贞子

【用法用量】 每日1剂，水煎服。

【功效主治】 益气活血，强肝解毒。主治慢性乙型肝炎。

【加减】 尿黄或血清胆红素偏高者，加茵陈；恶心纳差，苔白腻者，加苍术、姜半夏；畏寒肢冷，胃脘冷感者，加附片、干姜、桂枝；轻度腹水，下肢水肿者，加泽泻、益母草；舌质有瘀点，肝区时有掐痛者，加延胡索、桃仁。

病例验证

张某，46岁。患肝病10余

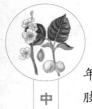

年。门诊症见：面色皓白，形寒肢冷，上腹部冷痛，喜温恶寒，四肢乏力，纳差便溏，眠差多梦，时有恶心。化验报告：丙氨酸氨基转移酶波动在120单位/升左右，血清胆红素波动在30毫摩尔/升左右，白球比1.0，时有倒置。舌质淡胖，苔白润，脉沉弱。用本方加附子、苍术、姜夏、茵陈、砂仁等治疗3个月症状稳定，丙氨酸氨基转移酶虽偶有升高，但升高后稳步下降，临床症状消失，1年来未见复发。

方2 龙胆草木通汤

【处方组成】 龙胆草6克，柴胡、山栀、黄芩、车前子（包煎）、泽泻、木通各10克，田基黄30克，甘草3克。

【用法用量】 将上药水煎，分2次口服，每日1剂。1个月为1个疗程，也可连续服用。

【功效主治】 主治病毒性肝炎。

【加减】 若胁痛甚者，加川楝子、延胡索；若腹胀者，加枳壳、陈皮、川朴、佛手；若呕逆者，加法半夏、陈皮、竹茹、藿香；若腹泻者，加白术、茯苓；若湿重于热者，加蔻仁、

草果、藿香、茵陈、滑石、薏苡仁；若有血瘀症者，加丹参、红花、桃仁等。

病例验证

用上药治疗病毒性肝炎患者32例，其中临床治愈者27例，显效4例，无效1例。平均服药62剂。31例有效患者经3～6个月的随访，27例已正常工作，有4例因过度劳累或感冒而复发。

方3 寄生桑葚丸

【处方组成】 寄生、桑葚子、韭菜子各20克，生地黄、熟地黄、鹿衔菜子、甘菊花、腊树子、补骨脂各15克，北五味子、山萸肉、薯蓣、泽泻、茯苓、丹皮各10克，枸杞子30克。

【用法用量】 研末，制成蜜丸，每丸9克，每日2～3次空腹淡盐水送服。

【功效主治】 补肾益肝。主治乙型肝炎。

病例验证

用本方治疗乙型肝炎106例，用3～5个月，其中治愈64例，好转36例，无效6例，总有效率为

94.34％。

【处方组成】 茵陈、白英、白花蛇舌草各60克，板蓝根、茯苓、大青叶各30克，丹参、白术、栀子各9克。

【用法用量】 每日1剂，水煎服。

【功效主治】 清利湿热，祛邪安正。主治急性黄疸型病毒性肝炎。

【加减】 若周身发黄、迟迟不退者，酌加凉血解毒的丹参5～15克，赤芍4～10克。如丙氨酸氨基转移酶较长时间波动于200～300单位/升之间时，尤应细察患者热毒残留，还要追究正气虚衰并存，则上方酌加益气健脾药物，党参6～15克，黄芪10～30克，怀山药15～30克。

病例验证

罗某，男，21岁。身黄(体胖)伴恶心乏力约10天，尿液黄赤，舌质淡红，苔黄腻，脉弦滑而数。肝肿大达肋下2厘米，质中伴压痛。肝功能检查：黄疸指数80单位/升，麝香草酚絮状试验(＋＋＋)，麝香草酚浊度试验18单位/升，硫酸锌浊度试验21单位/升，丙氨酸氨基转移酶480单位/升。西医诊断为急性黄疸型病毒性肝炎，中医辨证属湿热毒型，治宜清热解毒、渗湿利尿。用本方加赤芍、猪苓各9克，甘草6克，加水煎成500毫升，每次服50毫升，1日内服完。连服8剂后，尿黄转清，食欲渐增，舌苔转薄。上方略出入再进6剂，自觉症状消失，肝功能恢复正常，随访未见复发。

【处方组成】 泽兰、郁金、丹参、桃仁各15克，虎杖、白茅根各20克，栀子、贯众各12克，生大黄9克。

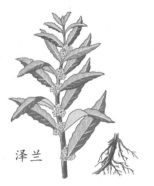

泽兰

【用法用量】 每日1剂，水煎服。

【功效主治】 主治急性病毒性肝炎。

【加减】 若黄疸重者，加茵陈、金钱草；若纳差者，加草豆蔻、焦山楂、神曲、麦芽；若恶心者，加藿香、竹茹；若腹胀者，加莱菔子、佛手、厚朴；若肝脾肿大者，加三棱、莪术、鳖甲、牡蛎。

病例验证

用此方治疗急性病毒性肝炎64例，其中临床治愈57例，好转6例，无效1例。治愈时间最短20天，最长35天，平均治愈时间22.5天。黄疸消退者最快9天，最慢20天，平均14天。

方 6 丹参芍药汤

【处方组成】 丹参、赤芍、苦参、白花蛇舌草、蒲公英、薏苡仁、败酱草各30克，炙鳖甲10克，穿山甲、茯苓各15克，制大黄18克，生甘草6克。

【用法用量】 每日1剂，水煎服。3个月为1个疗程，连续用药至症状消失为止。

【功效主治】 清热解毒，活血化瘀。主治丙型肝炎。

【加减】 肝脾肿大、质硬者，加桃仁、生牡蛎；血脂高者，加金钱草、山楂、决明子；脾虚泄泻者，加党参、炒白术、扁豆；齿衄、鼻衄者，加小蓟、白茅根。

病例验证

用清热解毒活血化瘀法治疗丙型肝炎60例，用药2～3个疗程后，临床基本治愈11例，显效28例，有效13例，无效8例，总有效率为86.67%。肝功能指标及血清白蛋白、球蛋白治疗后明显改善（$P < 0.01$ 或 0.05）。

方 7 生地女贞子汤

【处方组成】 生地、丹参、蒲公英、垂盆草、白花蛇舌草各20克，女贞子、五味子、枸杞子各15克，川楝子10克，生甘草5克。

【用法用量】 文火水煎，每日1剂。

【功效主治】 养阴柔肝，活血止痛，清热解毒。主治慢性乙型肝炎，证属肝肾阴虚，余毒未净。

【加减】 久病未愈成肝硬化，症见乏力、肿块、舌质有瘀点者，加鳖甲、龟板、生牡蛎或吞服鳖甲煎丸；疼痛明显者，加延胡索、赤芍；午后潮热、骨蒸潮热者，加地骨皮、知母、银柴胡；牙龈少量出血者，加茜草根炭、白茅根、墨旱莲、水牛角片；素体脾胃气虚者，加太子参、生黄芪、谷麦芽。

病例验证

方某，男，54岁。患慢性肝病已5年余。症见肝区隐痛，腹胀纳差，神疲乏力，行走困难，烦躁失眠，口干渴，大便干结，时有寒热伴恶心，午后潮热，舌红少苔，脉弦细。B超报告肝炎肝硬化，轻度腹水，化验报告丙氨酸氨基转移酶80单位/升，血总胆红素15mol/L，白球比比值为0.8。证属肝肾阴虚，血瘀气滞，水湿不化治用本方加柴胡、黄芩、鳖甲，连服15剂，症状大减，能自行来诊室就诊。原方再服15剂，化验正常，临床症状消失。嘱长期服用鳖甲煎丸后痊愈。

方 ⑧ 蒲公英龙胆草汤

【处方组成】 蒲公英、生地黄各20克，龙胆草、柴胡、黄芪、知母、车前草、当归、茵陈、垂盆草、黄柏、焦山栀各10克。

【用法用量】 每日1剂，水煎服。

【功效主治】 清肝泻火，凉血解毒。主治急慢性乙型肝炎。

【加减】 舌苔厚腻者，去生地，加石斛6~15克；大便干结者，加生大黄3~12克，虎杖10~15克；腹胀恶心者，加白豆蔻3~6克，陈皮3~10克；黄疸明显者，加泽兰6~12克，生大黄3~12克，并加大茵陈的用量；纳差者，加焦山楂10~12克，麦芽10~15克。

病例验证

张某，男，38岁。素体强壮，1个月前体检发现丙氨酸氨基转移酶320单位/升，血清总胆红素18毫摩尔/升，乙肝三系化验为大三阳，除了易疲劳一症之外，其余均未见明显异常，用肝利欣、复方益肝灵片治疗1个月，丙氨酸氨基转移酶持续下降。门诊时症见：舌红苔薄黄腻而燥，口干渴，大便干结，面色偏红，胃纳尚佳，脉弦数。用本方治疗，半个月后丙氨酸氨基转移酶稳步下降，1个月后肝功能化验全部正常，服至1个半月后，乙肝三系化验全转阴，临床症状消失而治愈。

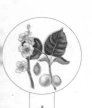

脂肪肝

脂肪肝是因脂质在肝内的堆积所致。根据肝细胞内脂滴大小不同，又可分为大泡性脂肪肝和小泡性脂肪肝两大类。造成脂肪肝的原因很多，肥胖是一个重要原因，营养素摄入不足也会引起脂肪肝。酗酒、糖尿病、肝炎患者吃糖过多等原因都会引起脂肪肝。临床许多药物可影响肝内合成运输脂肪的载脂蛋白，以致中性脂肪在肝内聚集形成脂肪肝。脂肪肝是肝脏疾病发展过程中一个非常重要的中间环节，因它是一个可逆的病理过程，首先要去除病因如戒酒，停止对肝脏有毒药物接触等，对糖尿病患者要通过饮食与药物来控制血糖。饮食在脂肪肝治疗中十分重要，肥胖患者要限制食量和糖量，只要体重减轻，便可使肝脂肪消退，逐步恢复正常，多吃水果、疏菜，不吃或少吃含胆固醇及甘油三酯高的食物，而且要长期坚持，必然有益。本病相当于中医学"积聚"等范畴。

方 1 山楂首乌汤

【处方组成】 生山楂30克，何首乌30克，泽泻30克，黄精30克，丹参20克，虎杖20克，决明子20克，柴胡10克，生大黄(后下)3克，荷叶15克。

【用法用量】 每日1剂，水煎服。1月为1个疗程，治疗3个疗程。

【功效主治】 泄热祛瘀，消食化积，养肝健脾。主治脂肪肝。

【加减】 腹胀明显者，加炒莱菔子；恶心重者，加半夏；右胁疼痛者，加白芍、龙胆草；服药后每天大便超过3次者，减少虎杖、何首乌剂量；吐酸水者，加乌贼骨或减生山楂剂量。

病例验证

用此方治疗患者52例，其中显效25例，有效23例，无效4例，总有效率为92.3%。

方② 寄生巴戟天汤

【处方组成】 寄生、巴戟天、何首乌各12克，象贝母、赤芍、白芥子各15克，郁金、枳壳各9克，丹参、泽泻、决明子各30克。

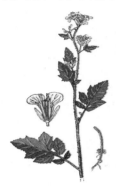

白芥子

【用法用量】 每日1剂，水煎服，30日为1个疗程。

【功效主治】 主治脂肪肝。

【加减】 脾虚证者，加白术6~12克，苍术3~9克；食积者，加焦山楂10~20克，焦神曲10~15克，焦麦芽10~15克；湿热者，加栀子5~10克；丙氨酸氨基转移酶升高者，加垂盆草15~30克。

病例验证

用此方治疗脂肪肝68例，结果：临床治愈23例，显效26例，有效17例，无效2例，总有效率为97.1%。

方③ 虎杖首乌液

【处方组成】 虎杖30~50克，生何首乌15~20克，泽泻、茯苓、白术各20~30克，荷叶10~15克，甘草5~10克。

【用法用量】 将上药水煎3次后合并药液，分早中晚3次口服，每日1剂。半个月为1个疗程。

【功效主治】 主治脂肪肝。

病例验证

用本方治疗脂肪肝患者44例，经用药1~4个疗程，其中痊愈35例(降脂、肝脏回缩及肝功能均恢复正常)，显效6例(降脂、肝脏回缩及肝功能均明显好转)，有效(降脂、肝脏回缩及肝功能均有所好转)2例，无效1例(治疗前后未见变化)。治愈的病例经随访，均未见复发。

方④ 党参黄芪汤

【处方组成】 党参、黄芪各30克，茵陈35克，连翘25克，苍术、泽泻、丹参、郁金各20克，决明子、法半夏、黄芩、黄连各10克，大黄8克，生甘草6克。

【用法用量】 每日1剂，水煎，分2～3次口服。1个月为1个疗程。

【功效主治】 主治脂肪肝。

【加减】 若肝区胀痛者，加延胡索、香附各10克；若血脂偏高者，加生山楂、何首乌各15克；若丙氨酸氨基转移酶偏高者，茵陈加量至50克，栀子20克，垂盆草15克；若肝区光点密集，门静脉增宽者，加红花、桃仁各15克，莪术10克；若大便溏者，去大黄，加炒白术、炒薏苡仁各15克。

【注意事项】 服中药期间，患者忌饮酒及肥厚之品，停服降脂西药。

病例验证

经用上药2～4个疗程治疗脂肪肝患者78例，其中治愈56例，显效12例，有效7例，无效3例。

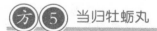 方 5 当归牡蛎丸

【处方组成】 当归须60克，牡蛎粉60克，白芥子50克，莱菔子50克，白茯苓150克，川楝子30克，山楂150克，三七20克，何首乌80克，丹参50克，生蒲黄（包煎）60克，决明子150克，芦荟30克，水蛭30克，泽泻150克，麦芽60克，肉桂30克，炒白术150克，陈皮50克。

【用法用量】 诸药粉碎为末，过筛，水泛为丸如小绿豆大，每次服5克，1日3次，3个月为1个疗程。疗程前后，化验血脂及肝脏B超检查观察对比。必要时以1/5量作煎剂，每日1剂，水煎3次，分3次服，以加速疗效。

【功效主治】 祛痰化湿，活血消脂。主治脂肪肝。

【加减】 胁痛甚者，加青皮30克，赤芍100克；大便秘结者，加大黄30克；乙肝病毒表面抗原携带者，加虎杖、白花蛇舌草各100克。

病例验证

崔某，男，57岁。腹胀胁痛时时发作3年余，常常肠鸣、便稀。面色黑黝少泽，形体肥胖，苔薄白，舌质黯红。血压134/88毫米汞柱，肝功能检查正常，乙肝病毒表面抗原阳性，血脂检测，胆固醇8.90毫米汞柱，甘油三酯14.8毫摩尔/升，高密度脂蛋白胆固醇1.06毫摩尔/升。肝脾B超检查：肝左

叶长6.5厘米，厚度5.8厘米，右叶斜径14.7厘米，宽度8.9厘米；脾肋下斜径12.8厘米，肋下厚度3.9厘米，超声印象：脂肪肝；脾略大。辨证：肝失疏泄，湿热痰瘀壅滞。用此丸方连服3个月，腹胀、肝区痛减轻。又连服3月余，复查血脂、胆固醇及肝超声基本正常，诸症消失。

 枳实党参汤

【处方组成】 枳实、党参、鳖甲(先煎)各10克，茯苓、川楝子、当归各12克，白术、赤芍各15克，三棱、柴胡、莪术各6克，生山楂30克。

【用法用量】 每日1剂，水煎服。

【功效主治】 疏肝健脾。主治脂肪肝。

病例验证

冯某，男，45岁。因干呕厌食半年，加重月余。入院查：身高168厘米，体重78千克。肝功能正常，胆固醇8.20毫摩尔/升，甘油三酯4.09毫摩尔/升，β-脂蛋白15.10克/升，B超提示脂肪肝。拟疏肝健脾、和胃软坚之法，依上方加陈皮15克、竹茹12克、砂仁（后下）6克。治疗35天，体重下降6.5千克，干呕厌食症状消失。略加减续服25剂，自觉症状消失。胆固醇5.4毫摩尔/升，甘油三酯1.52毫摩尔/升，β-脂蛋白5.9克/升，B超提示肝脏正常。随访1年未见复发。

 玉米须麦芽汤

【处方组成】 玉米须、麦芽、丹参、茯苓各30克，生山楂、何首乌、赤芍、当归、白术各15克，丹皮、青皮、陈皮、柴胡、黄芩、甘草各10克。

【用法用量】 每日1剂，水煎服。20剂为1个疗程。

【功效主治】 降脂利湿，疏肝理气，活血化瘀。主治脂肪肝。

病例验证

用此方治疗患者50例，用药2～5个疗程，其中治愈27例，显效13例，有效7例，无效3例，总有效率为94%。

肝硬化

肝硬化是由一种或多种致病因素长期反复损害肝脏，使肝细胞变性坏死、结构破坏并以纤维增生为主的慢性全身性疾病。可由慢性肝炎、血吸虫病、慢性营养不良、慢性酒精中毒、慢性胆道疾病等引起。该病起病缓慢，患者早期症状不明显或有上腹胀痛、恶心、呕吐、腹泻、乏力、食欲不振等症状；晚期可出现腹胀明显，并可见面色黧黑、消瘦、腹水、黄疸等症状，严重者可出现出血及肝昏迷现象。

方 ① 党参黄芪汤

【处方组成】 党参15克，黄芪、白术各30克，马鞭草、车前子（包煎）各15克，丹参30克，泽兰、莪术各10克，白茅根、虫笋、腹水草、陈葫芦、地骷髅各30克，炒枳壳10克。

【用法用量】 每日1剂，水煎服。

【功效主治】 健脾益气，祛瘀化结，利水消肿。主治肝硬化伴腹水。

【加减】 腹胀甚、便溏次频者，加生薏苡仁30克、砂仁（后下）6克、厚朴6克；有黄疸者，加茵陈15克、焦山栀10克、赤芍20克，以祛瘀利胆；肝肾阴虚，舌红少苔者，加枸杞子10克、女贞子15克、阿胶10克，或兼服鳖甲煎丸；肝脾肿大明显而无明显出血情况者，加服大黄虫丸，每次1丸，每日2次；鼻衄、齿衄者，吞服三七粉；蛋白倒置者，加服乌鸡白凤丸。

病例验证

牛某，男，49岁。有慢性肝炎史10年，腹胀、肢肿、尿少已1个月。症见面色黯黑，颈部红丝赤缕显见，腹膨胀，青筋显露，腹水(++)，肝肋下1厘米，剑突下4厘米，脾触诊不明显，腹围90厘米，下肢呈凹陷性水肿。舌淡红，苔黄厚腻，脉弦。肝功能：丙氨酸氨基转移酶60单位/升，乙肝病毒表面抗原阴性，白蛋白37克/升，球蛋白25克/升。血常规：74克/升，红细胞$2.5×10^{12}$/升，白细胞$45×10^9$/升，血小板$46×10^9$/升。B超检查：肝脾肿大，肝硬化，腹水。证属肝郁脾虚，血瘀水阻。予鼓胀消水汤加减治疗，服药170余剂，腹水悉除，腹围78厘米，精神面色好转，肝功能正常。

 甲鱼炖大蒜

【处方组成】 甲鱼1只（500克左右），独头大蒜150克。

【用法用量】 将甲鱼宰杀后洗净、去内脏，同去皮大蒜清炖（勿放盐），炖至烂熟，即可食用。2天1次，15次为1个疗程。

【功效主治】 主治肝硬化所致腹水。

【加减】 呕吐不能进食者，加入生姜10克；气滞腹胀甚者，加入白萝卜200克；大量腹水者，配合氢氯噻嗪片、氨苯喋啶，每次各服25毫克，每天3次。

病例验证

夏某，男，44岁。腹部胀满、四肢浮肿1个月为主诉而入院。腹围89.5厘米，面色晦暗，左侧面颊及胸部可见蜘蛛痣4～5处，腹部静脉曲张明显，腹水征阳性，舌黯红，苔白腻，脉弦细。西医诊断为肝硬化腹水。先服氢氯噻嗪片、氨苯喋啶每次各服25毫克，每天3次，3天后开始服食甲鱼炖大蒜，共服食13次。痊愈出院，随访1年未再复发。

 黄芪马鞭草汤

【处方组成】 生黄芪50克，党参30克，红花、川芎、赤芍各6克，槟榔、当归尾、莪术、炮山甲、地龙、车前子（包煎）各10克，益母草、茯苓皮、八月札、垂盆草、白花蛇舌草、马鞭草各15克。

【用法用量】 每日1剂，水煎服。

【功效主治】 健脾补气，化瘀利水。主治肝硬化腹水，脾虚气滞型。症见腹胀如鼓，小便不利，腹壁青筋显露，下肢水肿，大便溏黏，脉弦数，舌红嫩，苔薄白。

【加减】 苔白腻为湿重于热者，应加苍术12克、生薏苡仁30克；无腹水者，去车前子、茯苓皮，加阿胶30克、天花粉30克、生地黄20克、枸杞子10克；鼻衄、呕血者，加羚羊角片3克。

病例验证

用此方治疗患者21例，结果：临床治愈7例，显效9例，有效3例，无效2例，总有效率为90.5%。

方 4 五参四皮汤

【处方组成】 丹参、党参、苦参、玄参、沙参、丹皮、黄芪皮、地骨皮、青皮各10克。

【用法用量】 每日1剂，水煎，分2~3次服。

【功效主治】 益气养阴，养血活血，利水消胀。主治肝硬化腹水，症见腹鼓胀痛，时有潮热，舌深红，脉弦细，证属阴虚气弱、内热水停者。

病例验证

用此方治疗患者32例，结果：治愈8例(腹水消退，自觉症状消失，血浆总蛋白上升达6.00克/分升以上，白蛋白达3.80克/分升以上，白球比比值≥1.5，停药后3个月内无反复者)；显效14例(腹水消退，自觉症状缓解，血浆总蛋白、白蛋白上升接近正常，原白球比比值倒置转为正常，停药后3个月内有轻度反复者)；有效7例(腹水部分消退，自觉症状减轻，血浆总蛋白、白蛋白均有上升，白球比比值有一定改善者)；无效3例(腹水不减，临床症状无变化或出现严重并发症，血浆总蛋白、白蛋白、白球比比值均无改善者)。

方 5 甘遂琥珀胶囊

【处方组成】 甘遂粉、琥珀、沉香各10克，枳实15克，麝香0.15克。

【用法用量】 上药共研细末，装入胶囊，每次4粒，间日1次，于空腹时用大枣煎汤送服。

【功效主治】 行气逐水。主治肝硬化腹水。

病例验证

徐某，男，46岁。患肝硬化腹水，住院治疗5个多月无明显好转。就诊时形体瘦怯，精神委靡，腹大如鼓，巩膜皮肤黄染，晦暗不鲜，小便短少，大便稀溏，舌淡苔白，脉沉弱。肝功能化验：丙氨酸氨基转移酶480单位，黄疸指数40单位，麝香草酚浊度试验20单位，麝香草酚絮状试验(+++)，白球比值倒置。首用此方以折其水，腹水大减后，予茵陈附子理中汤合五苓散以温中健脾，化气行水。服13剂后腹水全消，黄疸尽退，肝功能明显改善，精神、食欲大增，二便正常。调治3个月后复查，肝功能全部恢复正常，体重增加，康复上班。追访8年，未见复发。

方 6 芒硝炖牛肉

【处方组成】 芒硝30克，生牛肉150克。

【用法用量】 文火炖至肉酥烂。饮汤食肉，每周1剂。腹水消失即停药。

【功效主治】 泄热、润燥、软坚。主治早期肝硬化腹水。

【注意事项】 脾胃虚寒者及孕妇忌服。

病例验证

周某，男，42岁。患肝硬化初次腹水，腹胀如鼓，二便不利。按上方服用4次，腹水全消，饮食大增。继以健脾丸、济生肾气丸以巩固疗效，每日早晚各服1丸，月余痊愈。随访5年，现仍健在。

方 7 紫河车虫丸

【处方组成】 紫河车、红参须、炙虫、炮甲片、片姜黄、广郁金、生鸡内金各60克。

【用法用量】 上药共研为极细粉末，水泛为丸。每服3克，1日3次，食后开水送下。1个月为1个疗程。

【功效主治】 益气活血，化瘀。主治早期肝硬化，症见肝功能损害，肝脾肿大，或肝肿大，胁痛定点不移，伴有脘闷腹胀，消瘦乏力，面色晦滞，红丝血缕或朱砂掌，舌暗红或瘀斑，脉象弦涩或弦细。

病例验证

用此方治疗39例患者，其中临床痊愈17例，显效15例，有效5例，无效2例，总有效率为94.8%。

肺气肿

　　肺气肿是慢性支气管炎最常见的并发症，是由于支气管长期炎症，管腔狭窄阻碍呼吸，导致肺泡过度充气膨胀、破裂，损害和减退肺功能而形成。常见有两种损害形式，一是先天性，缺少某类蛋白质抑制的分解酵素，从而侵犯肺泡壁而变薄，气压胀大使肺泡破裂，壮年为多；另一种因空气污染，慢性支气管炎发作，肺上端受侵害所致，其主要祸首是抽烟。慢性支气管炎、支气管哮喘、矽肺、肺结核均可引起本病。主要症状有咳嗽、多痰、气急、紫绀，持续发展可导致肺源性心脏病。阻塞性肺气肿起病缓慢，主要表现是咳痰、气急、胸闷、呼吸困难，合并感染加重导致呼吸衰竭或心力衰竭。中医认为本病属于"咳嗽""喘息""痰饮"的范畴。治疗上包括去除病因、控制感染、体育医疗和中医施治，改善呼吸功能和肺部状态。

方 1 红参半夏汤

　　【处方组成】 红参、清半夏、冬虫夏草各9克，麦冬、核桃肉各12克，五味子、厚朴各4.5克，炙甘草、炒苏子各3克，杏仁、桂枝各6克，生姜2片。

　　【用法用量】 水煎服，每日1剂。

　　【功效主治】 补气敛肺，降气纳气。主治肺气肿。

　　【加减】 肺有瘀血，唇色紫甘者，去厚朴，加莪术9克，黄酒12克；夹外感者，加苏叶9克，陈皮6克。

病例验证

　　陈某，男，75岁。患者有支气管哮喘史20多年。现喘烦满，不能平卧，痰多质稀、色白有沫，苔白，脉微细。X线检查示肺气肿。用本方2剂后，喘逆减半，已能平卧。继服5剂，喘平痰少，脉象有力。后调治10余天，临床治愈。

麻黄杏仁汤

【处方组成】 蜜麻黄6克，光杏仁5克，炙甘草3克，紫苏子10克，白芥子6克，葶苈子（包煎）6克，蜜款冬6克，蜜橘红5克，茯苓10克，清半夏6克。

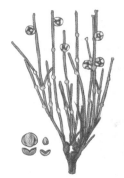

麻黄

【用法用量】 每日1剂，水煎服。

【功效主治】 宣肺平喘，止咳祛痰。主治急慢性支气管炎、支气管哮喘、轻度肺气肿。

【加减】 若恶寒发热、鼻塞流涕等表证明显者，可酌加荆芥6~15克，防风5~10克，紫苏叶5~10克；痰黏稠、咯吐不爽者，加桑白皮9~15克，浙贝母3~10克；胸闷不舒者，加瓜蒌9~20克，郁金3~10克；如痰黄之咳喘者，可加黄芩6~15克，桑白皮9~15克，浙贝母3~10克等。

病例验证

段某，女，34岁。患者素有哮喘，多年来经常发作。近日不慎受凉，咳嗽不已，且见喘促气急，胸闷，痰多色白，脉细缓，舌质淡红苔白。证属外邪引动内饮致肺气不宣之喘咳。以此方治疗，服5剂后，咳喘明显减轻，仍胸闷，此方加干瓜蒌15克，再进5剂后，诸症悉平。

 鹅梨汤

【处方组成】 杏仁、苏子、瓜蒌仁、清半夏、茯苓、桑白皮各9克，橘红4.5克，当归、麻黄各6克，鹅管石12克，梨汁1杯冲入（或以梨膏15克代之）。

【用法用量】 每日1剂，水煎，分2次服；1个月后统计疗效。

【功效主治】 理气宽胸，泻肺平喘。主治肺气肿。

病例验证

治疗肺气肿60例，症状缓解52例，症状明显改善7例，无效1例，总有效率为98%。1年内未复发者15例，半年以上未复发者35例，其余9例半年内曾有不同程度的复发，但发作程度较治前明显减轻。

方 4 萝卜籽粳米粥

【处方组成】 萝卜籽20克，粳米50克。

【用法用量】 将萝卜籽水研，滤过取汁约100毫升，与淘洗干净的粳米一同加400毫升水，煮成稀粥。日服2次，温热食用。

【功效主治】 化痰平喘，行气消食。主治肺气肿。

【注意事项】 凡体质虚弱者不宜服用，忌与人参等补气药物同服。

病例验证

用此方治疗患者18例，其中显效8例，有效9例，无效1例，总有效率为94.4%。

方 5 鳖甲阿胶汤

【处方组成】 鳖甲26克，阿胶15克，芦根40克。

【用法用量】 水煎内服。每日1剂，日服3次。

【功效主治】 养阴润肺，化痰止咳，平喘。主治肺气肿。

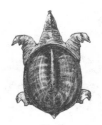

鳖甲

病例验证

用此方治疗患者29例，结果：临床治愈10例，显效8例，有效9例，无效2例，总有效率为93.1%。

方 6 三子药参汤

【处方组成】 苏子10克，白芥子9克，莱菔子10克，山药60克，人参30克。

【用法用量】 每日1剂，水煎服，日服2次。

【功效主治】 扶正祛邪，降气化痰。主治痰涎壅盛所致的肺气肿。

病例验证

用此方治疗肺气肿患者30例(均经病史、X线和肺功能检查后确诊慢性支气管炎并发肺气肿)。结果临床控制4例，显效17例，好转8例，无效1例，总有效率为96.7%，显效以上为70%。

肺结核

肺结核病是结核杆菌侵入肺部后产生的一种慢性呼吸道传染性疾病。该病早期无明显症状，只有靠定期X线检查；病变进展时有倦怠、潮热、消瘦、咳嗽、咯血等症状。在一般情况下，病变吸收痊愈后常遗留一些纤维钙化硬结病灶。自从有了特效抗结核药物以后，已无必要长期休息，特别是卧床休养，但有高热或有大量或中量咯血时，应全天卧床休息。随着症状的消失和体力的逐渐恢复，可以逐步增加活动量。肺结核患者由于肺组织遭受破坏，需要增加一些营养，以弥补疾病消耗，有利于组织的修复。排菌患者通常肺里有空洞，痰中检出结核杆菌，而且大多有咳嗽，在咳出的小飞沫中含有很多结核杆菌。结核患者最危险的传染时期是排菌患者并未被发现的这一阶段。明确诊断后开始治疗，采取一些必要预防措施，则基本上不再有传染的可能性。本病相当于中医学"肺痨"的范畴。

 地榆汁

【处方组成】 地榆（干品）3000克。

【用法用量】 加水适量，煎煮2次，过滤，浓缩至12升。成人每次服30毫升(相当于生药7.5克)，1日4次。儿童酌减。咯血停止后，再服2～3日以巩固疗效。

【功效主治】 凉血止血，清热解毒。主治肺结核咯血。

【注意事项】 服药时勿同服牛奶、蛋类，以免影响疗效。

病例验证

采用此方治疗肺结核咯血136例，收到显著效果。其中浸润型肺结核104例，播散型肺结核10例，空洞型肺结核13例，其他类型肺结核3例，支气管扩张5例，肺脓疡1例。病程1～6天82例，7～15天36例，15天以上18例。小量咯血(每日100毫升以下)63例，中量咯血(每日400毫升以下)42例，大量咯血31例。本组有23例因使用6-氨基己酸止血无效而改用地榆止血。服用本方后，有效者达132例(占97.8%)，其中1～3天咯血停止者67例，4～7天者45例，7天以上20例，无效者4例。

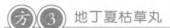

方 2 沙参麦冬丸

【处方组成】 南沙参500克，麦冬、北五味子、人中白、百部、白及、胡黄连、大生地、焦白术、生甘草各240克。

【用法用量】 以上各药共研细末，水泛为丸如绿豆大。每日2次，每次4.5克，3月为1个疗程。

【功效主治】 清肺养阴，润肺止咳。主治肺结核。

病例验证

治疗38例，临床症状如咳嗽、胸痛、痰中带血、盗汗等均在20～40天内消失，29例血沉在20～60天内降至10毫米/分钟以内，占血沉增快者的93.5%，30例痰菌转阴，占痰菌阳性者的93%。临床症状消失，痰菌转阴的时间约在20～60天，效果较好。3～6个月X线复查结果显示38例病灶吸收好转，范围缩小。空洞闭合率较高，时间较短。平均体重增加3千克，无明显副作用。

方 3 地丁夏枯草丸

【处方组成】 紫花地丁、夏枯草各500克，金银花、山药、白及、麦冬各300克，尖贝母60克，黄连15克，化橘红、当归、茯苓、甘草各150克。

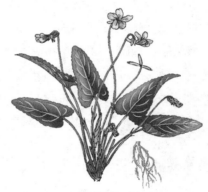

紫花地丁

【用法用量】 将上药研细末，以淡猪油500克，蜂蜜3000毫升，文火熟炼除去水分，注意掌握火候。然后将药末和入调匀为丸300粒，封藏待服，勿令霉变。每日早饭前服3粒，3个月为1个疗程。

【功效主治】 清热解毒，化痰止咳。主治肺结核。

【加减】 咯血者，加三七50克；盗汗者，加枣皮150克；潮热者，加白薇300克；空洞者，加蛤蚧2对，五倍子150克。

病例验证

用此方治疗肺结核患者29例，结果：痊愈11例，显效9例，有效7例，无效2例，总有效率为93.1%。

方④ 牡蛎夏枯草汤

【处方组成】 牡蛎30克，夏枯草、浙贝母、玄参、白及、天冬、北沙参各15克，百部10克，甘草6克。

【用法用量】 每日1剂，水煎分2次服。40天为1个疗程。并可随症加减。

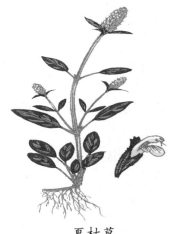

夏枯草

【功效主治】 化痰散结，滋阴生津，润肺止咳。主治肺结核。

病例验证

用此方治疗46例肺结核患者，用药3～4个疗程，结果：痊愈26例(肺部一切正常)；显效16例(空洞愈合，浸润吸收，尚有少量斑片状阴影)；好转2例(空洞缩小，浸润部分吸收)；无效2例。

方⑤ 肺痈草地盘茶

【处方组成】 肺痈草24克，地盘茶24克，沙参24克，茯苓9克，浙贝母9克，地榆9克，白芍9克，黄芩6克，甘草3克。

【用法用量】 水煎服，每日1剂。

【功效主治】 清热化痰，开郁散结。主治肺结核。

【加减】 呕逆者，加竹茹5～10克；口干燥渴者，加麦冬6～12克；体虚有热者，加女贞子6～15克，墨旱莲10～15克；有淋巴结核者，加皂角刺3～9克；肺有空洞咳嗽不休者，加白芨3～10克。

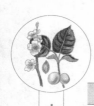

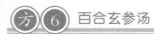

治疗13例，痊愈8例，好转3例，总有效率达84.61%。

方 6 百合玄参汤

【处方组成】 百合、玄参、川贝母、桔梗、麦冬、白芍、当归、百部、银柴胡、胡黄连、仙鹤草、生熟地黄各10克，炙鳖甲15克，黄芪20克，甘草6克。

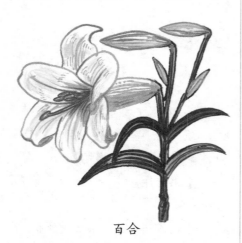

百合

【用法用量】 每日1剂，水煎服。

【功效主治】 滋肺阴，止血。主治肺结核咯血。

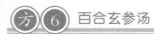

袁某，男，20岁。患肺结核咳嗽，痰中带血，夜间盗汗，脉细数，苔薄白。X线检查见右肺浸润型结核灶。服本方药10剂，痰中已无血。嘱常服六味地黄丸，经过1年，诸症消失。X线复查，结核病灶已钙化。

方 7 黄芪牡蛎汤

【处方组成】 生黄芪、生牡蛎（先煎）、浮小麦各30克，生地黄、熟地黄各15克，当归、炒黄柏、炒黄芩、麻黄根各9克，炒胡连6克。

【用法用量】 每日1剂，水煎，分2次服。若盗汗严重者，加白芍12克，丹皮9克，五味子6克。

【功效主治】 固表止汗，养阴泻火。主治肺结核盗汗。

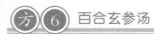

用此方治疗161例肺结核盗汗，治后盗汗消失140例，好转15例，无效6例，有效率为96.3%。多数患者服药3剂后盗汗即减轻，一般6剂即可消失。

急性肾炎

急性肾炎是急性肾小球肾炎的简称，多见于儿童及青少年，一般认为与甲族A组溶血性链球菌感染有关，是机体对链球菌感染后的变态反应性疾病。起病常在多次反复链球菌感染(咽炎、扁桃体炎、中耳炎等)或皮肤化脓感染(丹毒、脓疱疮等)之后1～4周。症状轻重不一，轻者可稍有水肿，尿有轻度改变；重者短期内可有心力衰竭或高血压脑病而危及生命。一般典型症状先有眼睑水肿，逐渐下行性发展至全身，有少尿和血尿，持续性低热，血压程度不等地升高。该病在中医学中属于"水肿""血尿"等范畴。

 方 ① 石榴山药汤

【处方组成】 石榴肉、山药、生地黄、炙黄芪、赤芍、小蓟、白茯苓各30克，丹皮、水红花籽、五加皮、大腹皮、陈皮各10克，车前子(包煎)、泽泻各10～30克，防风6克，蝉蜕15克，鱼腥草(后下)、连翘各20～40克，益母草30～60克。

【用法用量】 每日1剂，水煎3次分3次服。42剂为1个疗程。

【功效主治】 益肾活血，祛风化湿。主治急性肾炎。

【注意事项】 严格忌盐食，绝对休息。

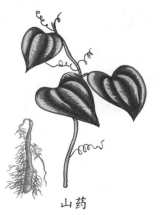
山药

病例验证

岑某，男，35岁。全身水肿渐进性加重1月余。始由10天前感冒治愈后，一日晨起眼睑浮肿，两天后波及全身，医生诊断为急性肾炎，以青霉素及氢氯噻嗪治疗，当时肿消，药停依旧。自觉头晕，乏力，下午微恶寒发热，尿量减少，面色苍白，精神委靡，趾、胫处按之微凹，舌淡红苔薄白，脉弱且数；体温37.2℃，血压158/94毫米汞柱。通过血检、尿检及肝功、血常规检查，确诊为急性肾炎，证属肾虚脾弱，湿热内阻。用本方治疗，并嘱其严格忌盐及绝对休息。服药1个疗程，诸症消失。又服1疗程巩固。随访2年，未见复发。

方 2 五草汤

【处方组成】 爵床草、益母草、白花蛇舌草各30克，车前草15克，浮萍草10克。

【用法用量】 每日1剂，水煎，分2次服。

【功效主治】 祛风清热，解毒利水。主治急性肾炎浮肿少尿期。

【加减】 身热者，加生石膏15~60克，金银花10~20克；咽喉红肿疼痛者，加板蓝根15~30克，牛蒡子5~10克，蝉蜕3~12克；皮膜湿疹脓疮、邪毒者，加苦参3~10克，地肤子6~15克，野菊10~15克，连翘6~15克；头痛、头昏、血压升高者，加黄芪

10~30克，夏枯草6~15克，玉米须15~30克；小便有红细胞者，加白茅根10~30克，小蓟草5~10克，墨旱莲9~30克；尿中有蛋白者，酌加蝉蜕3~12克，苏叶5~10克，生山楂3~10克，石苇9~15克。

病例验证

郭某，女，10岁。起病已10天，初起发热，头痛，伴轻微咳嗽。5天后眼睑水肿，继则足踝部也肿胀，尿量减少，色黄赤，口渴欲饮，食欲不振。经查检，确诊为急性肾炎。证系风热上犯，热毒蕴滞。予五草汤加黄芩10克、蝉蜕10克、白茅根15克、金银花10克、蒲公英10克。进3剂，尿多肿退，血压正常。续进10剂，尿检阴性。随访观察半载未复发。

方 3 金银花板蓝根汤

【处方组成】 金银花30克，板蓝根18克，连翘15克，牛蒡子、蝉蜕、山豆根各9克，玄参20克，升麻、桔梗、黄芪各12克，甘草6克。

【用法用量】 每日1剂，水煎，早晚分2次温服，连服14天为

1个疗程。

【功效主治】 疏散风热，清热解毒。主治急性肾小球肾炎。症见：眼睑及双下肢水肿，咽部充血，扁桃体肿大，小便量减少、混浊，苔薄黄，脉滑。

病例验证

刘某，男，19岁。因脸面及双下肢浮肿3天而就诊。病前半月明显咽痛。查血压165/105毫米汞柱，眼睑及双下肢水肿，咽部轻度充血，扁桃体Ⅰ度肿大，舌红，苔薄黄，脉滑。尿常规：蛋白(++)，潜血(++)，血常规：白细胞$10.6×10^9$/升，尿素氮7.2毫摩尔/升，血肌酐82.1毫摩尔/升，胆固醇3.2毫摩尔/升，血清总蛋白70克/升，白蛋白46克/升，球蛋白24克/升，血清补体C3稍低。经服上方14天后，血压120/67.5毫米汞柱，尿检正常。又用药半月，每周复查尿2次均正常，停药1个月仍无复发。

方 4 乌梢蛇饮

【处方组成】 乌梢蛇、蝉蜕、浮萍、西河柳、晚蚕沙各30克，白鲜皮、地肤子、蛇床子各12克，麻黄6克。

【用法用量】 每日1剂，水煎服。

【功效主治】 祛风通络，利水渗湿。主治急性肾炎。

病例验证

用此方治疗21剂，治疗观察以水肿消失和尿检正常为指征。水肿3天内消失者7例，1周内消失者14例。尿检连续3次阴性为准：1周转阴者5例，2周转阴者11例，1个月以上转阴者5例。

方 5 红花草茎汤

【处方组成】 红花草茎50～60克，毛竹根(露出地面青绿色者)3节。

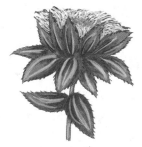

红花

【用法用量】 加水500毫升，煎半小时后，过滤，滤渣再煎1次，加红糖120克，分2次分服，5天为1个疗程。

【功效主治】 活血化瘀。主

治急性肾炎。

用此方治疗患者8例，服药后第2天水肿开始消退，血压开始下降，小便次数及尿量增多。全部病例均于3～5天内水肿全消，血压复常，4～5天小便化验全部阴转。

方 6 银花连翘汤

【处方组成】 金银花、连翘、苍术、白术、板蓝根各18克，藿香、佩兰、茯苓、泽泻、丹皮、当归各10克，薏苡仁、黄芪、山药各12克，益母草40克。

【用法用量】 每日1剂，水煎，早晚分服。

【功效主治】 清热解毒，利水消肿。主治急性肾炎。

用此方治疗47例，其中临床痊愈38例，好转8例，无效1例，有效率为97.9%。

 白茅根半边莲汤

【处方组成】 白茅根50克，益母草、泽泻、半边莲各25克，车前子、猪苓各20克，大腹皮

15克。

【用法用量】 每日1剂，水煎，分早晚2次服。

【功效主治】 凉血止血，清热解毒。主治急性肾炎。

【加减】 风寒侵袭型，加麻黄、紫苏叶各15克；水湿浸渍型，加木通20克，茯苓25克，桂枝15克；湿热蕴结型，加蒲公英、竹茹各15克，生地黄25克；腹胀、便秘或有氮质血症者，加槟榔10克，二丑3～6克，厚朴3～5克，大黄8克，芒硝8克；蛋白尿始终不消者，加黄芪15克，石韦10克，大黄8克，泽泻6～12克；尿中持续见红细胞者，加生地榆10克，生侧柏叶6～15克；有血瘀征象者，加丹参10克，川芎6～15克；合并咽炎者，加金银花15克，蒲公英15克，生地黄25克；伴恶心者，加竹茹10克，半夏10克。

用此方治疗急性肾炎患者110例，治愈87例，显效14例，有效9例。其中，经1～2周治愈者54例，3～4周治愈者17例，4周以上治愈者16例。治愈时间最长者45天，最短者7天，平均为25天。

慢性肾炎

慢性肾炎也称慢性肾小球肾炎。本病多发生于青壮年，是机体对溶血性链球菌感染后发生的变态反应性疾病，病变常常是双侧肾脏弥漫性病变。病情发展较慢，病程在1年以上，初起患者可毫无症状，但随病情的发展逐渐出现蛋白尿及血尿，患者疲乏无力、水肿、贫血、抵抗力降低以及高血压等症。晚期患者可出现肾功能衰竭而致死亡。中医认为本病属"水肿""头风""虚劳"等范畴，应以健脾助阳为治疗原则。

 牛黄肉桂汤

【处方组成】 人工牛黄0.6克，肉桂粉2克，田七粉3克，琥珀粉4克。

【用法用量】 每日1剂，分2次冲服。

【功效主治】 解毒散结，活血祛瘀。主治慢性肾炎，症见血尿、尿蛋白顽固不消，伴头晕、乏力、口苦、口干、水肿、腰痛等。

病例验证

用此方治疗慢性肾炎17例，其中临床治愈6例，疗效显著者5例，有效者5例，无效1例，总有效率为94.1%。

 金樱菟丝子汤

【处方组成】 金樱子、菟丝子、女贞子、枸杞子、车前子（包煎）、丹参各20克，党参、蒲公英、赤小豆各30克，萆薢15克。

【用法用量】 每日1剂，水煎服。若气虚者加黄芪30～60克；血虚者加何首乌30克，当归10克；水肿加泽泻20～30克，大腹皮15克，阳虚者加熟附子6～12克。

【功效主治】 补肾益精，健脾固摄，活血化瘀，利水退肿，清热解毒。主治慢性肾炎。

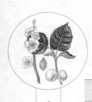

或微有黄腻。

赵某，女，23岁。患慢性肾炎已3年，虽经长期治疗，症状始终不除，时轻时重。诊见患者面色苍白，颜面、双下肢浮肿，体虚神疲，腰腿酸软，不耐久立，纳差便溏，时有腹胀，舌淡胖苔白，脉弦细稍滑。尿蛋白(+++)，白细胞少许，红细胞(+)，依上方加黄芪15克，附子3~9克，泽泻6~12克。调治3个月，症状完全消失，多次复查尿常规均正常，嘱继服上方1个月，以巩固疗效。患者坚持全天工作3年余，未再复发。

方 ③ 黄芪鱼腥草汤

【处方组成】 黄芪45克，鱼腥草、白花蛇舌草各30克，地龙、益母草、丹参、蝉蜕各15克，金银花20克，猪肾(猪腰子)1个。

【用法用量】 每日1剂，水煎服。

【功效主治】 补肾健脾，清热解毒，活血化瘀。主治慢性肾炎，症见颜面下肢水肿，气短喘促，神疲乏力，腰部酸痛，食欲不振，少尿。舌质淡暗，苔薄白

用此方治疗患者41例，结果痊愈15例，显效21例，好转3例，无效2例，总有效率为95.1％。

方 ④ 益母草半边莲汤

【处方组成】 益母草、半边莲各30克，熟地黄12~30克，枣皮，丹皮各6克，茯苓、泽泻、怀山药各12克。

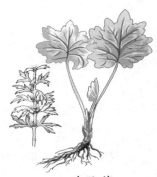

益母草

【用法用量】 每日1剂，水煎，分2次服。

【功效主治】 利尿消肿。主治慢性肾炎。

【加减】 若尿黄者，加白茅根30克；若腰痛者，加川续断15克，杜仲、牛膝各12克；若舌苔黄腻，脉滑数，尿少黄等湿热重

者，加黄柏10克，凤尾草30克；若肾阳虚者，加附片10克；若脾虚食少便溏者，加芡实12~30克，莲子12克；若气虚者，加黄芪12~30克，党参12克。

用此方治疗慢性肾炎患者10例，均获治愈。其中服药最少者24剂，最多者392剂，平均124剂。观察最短者半年，最长者7年，均未再复发。

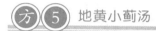

方 5 地黄小蓟汤

【处方组成】 生地黄10~20克，北沙参10~20克，玄参10~20克，墨旱莲15~30克，荔枝草15~30克，小蓟15~20克，黄柏10克，白茅根30~60克。

【用法用量】 水煎服，每日1剂。

【功效主治】 养阴，清热利湿。主治慢性肾炎。

【加减】 热毒重者，加白花蛇舌草15~30克；咽痛甚者，加蝉蜕6克，射干10克；腰痛甚者，加川续断15克；乏力明显者，加太子参15克；挟瘀者，加丹皮10克，赤芍10克。

用此方加减共治39例患者，结果临床治愈17例，显效12例，有效8例，无效2例，总有效率为94.9%。

方 6 益母草黄芪汤

【处方组成】 益母草30克，黄芪20克，当归20克，党参15克，川芎12克，红花12克。

【用法用量】 水煎服，每日1剂，连续服用。每周尿检1次，连续3次皆阴性者，可改汤剂为丸或散剂，维持用药2~6个月，以巩固疗效。

【功效主治】 补虚固本，活血化瘀，解毒祛邪。主治慢性肾炎。

【加减】 若脾肾阳虚者，加茯苓18克，山萸肉、菟丝子各15克，白术12克，肉桂6克；肺脾气虚者，加山药20克，升麻12克；肝肾阴虚者，加墨旱莲20克，女贞子、龟板、山萸肉各15克；气阴两虚者，加玄参、生地黄、麦冬、黄精各15克；急性发作者，加白茅根25克，蒲公英、金银花、板蓝根各15克；尿少而见肿者，加薏苡仁、车前子（包

第一章 内科

91

煎）各15克，猪苓、泽泻各12克，大腹皮10克；高血压者，加夏枯草30克，生牡蛎（先煎）20克，白芍、菊花各15克。

病例验证

用此方共治54例，经治30天后进行疗效评定：显效33例，有效15例，无效6例，总有效率为88.9％。

方 7 珍珠草大枣液

【处方组成】 珍珠草（全草)30克，大枣6个。

【用法用量】 将上药初煎液1次空腹服，复煎液当茶饮，每日1剂，长期服用或加大剂量。

【功效主治】 主治慢性肾盂肾炎。

【注意事项】 珍珠草勿放在阳光下曝晒，以免叶果脱落影响疗效。

病例验证

用此方治疗慢性肾盂肾炎患者16例，均获治愈。其中4例仅服药12剂，1例服药80剂，一般服药15～20剂即愈。有2例追踪观察分别10年和5年，其余追踪观察2～4年，均未见复发。

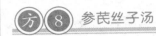

方 8 参芪丝子汤

【处方组成】 党参15克，黄芪30～60克，菟丝子15克，丹参15～30克，当归12克，桃仁10克，红花10克，益母草30～60克，六月雪30～60克，薏苡仁15克，地龙10克。

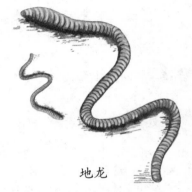

地龙

【用法用量】 每日1剂，水煎服。

【功效主治】 益气活血。主治慢性肾炎。

病例验证

经临床治疗40例观察，普通型有效率为86.4％；高血压型有效率为81.8％；肾病综合征有效率为57.1％；伴有镜下血尿者有效率为77.8％；肾功能不正常者有效率为77.8％。

癫 痫

癫痫是以脑功能短暂异常为特征的一组临床综合征，有原发性癫痫和继发性癫痫两类。癫痫的发作大多具有间歇性、短暂性、刻板性三个特点，以突然昏仆，口吐涎沫，肢体抽搐，移时自醒，反复发作为主要表现。临床上有大发作(羊痫风)、小发作、局限性发作和精神运动性发作四种形式。中医称本病为"痫病"，其病机因先天遗传，或大惊卒恐，情志失调，饮食不节，以及继发于脑部疾患，或患他疾之后，使风痰、瘀血等蒙蔽清窍，扰乱神明，其中以痰邪为患最为重要。

 柴胡当归汤

【处方组成】 柴胡、当归各9克，白芍、白术各12克，茯苓15克，甘草6克，生姜5克，薄荷(后下)3克。

【用法用量】 发作期用水煎服，每天1剂，分4次服(临睡前必须服1次)。病情缓解后改丸剂，坚持服半年至1年。

【功效主治】 舒肝解郁，理顺肝气。主治癫痫。

【加减】 痰涎壅盛，喉中痰鸣者，加石菖蒲、胆南星、远志；气阴不足者，加红参、天冬。

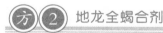

刘某，经某医院神经科确诊为"头痛性癫痫"，每天发作2~3次，每次10多分钟至半小时，经中西医治疗1年多，少效。后以本方加升麻、白芷、川芎治之，服药3剂，发作停止，随访3个月，未见复发。

 地龙全蝎合剂

【处方组成】 地龙、全蝎、钩藤（后下）、天麻各6克，青礞石10克，胆南星7.2克，二丑15克，清半夏、桃仁、红花各5克，沉香、生大黄各3克，人工牛黄

第一章 内科

0.3克，白矾8克。

【用法用量】 每日1剂，水煎服。连服1～3个月后改为散剂以巩固疗效。

【功效主治】 泻火坠痰，平肝止痉。主治癫痫。

【注意事项】 脾胃虚弱，正气不足者慎用；虚实夹杂者药量减半。

病例验证

用此方治疗癫痫患者21例，其中显效7例，有效8例，无效6例，总有效率为71.4%。

 方 3 甘松凌霄花汤

【处方组成】 甘松、凌霄花、制附子、石菖蒲各10克，代赭石（先煎）30克，藜芦3克。

【用法用量】 每日1剂，水煎，分2次服。

【功效主治】 涤痰开窍，息风定痉。主治癫痫。

【注意事项】 方中藜芦一味药有毒，逐痰作用强烈，常有胃肠道反应，不可用量过大或久用，故本方宜冷服，治疗过程切忌房事、饮酒。

病例验证

用此方治疗癫痫患者41例，显效17例，有效11例，无效13例，总有效率为68.3%。

 方 4 葛根郁金散

【处方组成】 葛根、郁金、木香、香附、丹参、胆南星各30克，白胡椒、白矾、皂角仁（炒研）、朱砂各15克。

【用法用量】 上药研末和匀为散，装瓶备用。7岁以下每服1.5克，7岁以上每服3克，16岁以上每服7克，均早晚各服1次。30天为1个疗程，一般两个疗程即可。服完1个疗程后，停药10天，再进行第二疗程。

【功效主治】 主治情志刺激、脑膜炎后遗症、先天遗传引起的癫痫。

【注意事项】 7岁以下不用白胡椒。服药期忌情志刺激、浓茶、烟酒、咖啡、白萝卜、茄子、生冷寒凉诸品。

病例验证

马某，女，14岁。7岁时患过脑膜炎，愈后面白无华，呆痴，右手臂感觉麻木；经常无定时抽搐，发作时卒然昏倒，两目上视，头向后仰，口噤咬牙流涎，怪叫，喉有痰声，四肢抽搐，腓肠肌痉挛。发作过后，神志渐醒，然后昏睡，头晕乏力。不思食，身体消瘦，唇红，舌淡无苔，脉沉细数。1年前在白天患病，现在每入睡则四肢抽搐、咀嚼、腓肠肌痉挛、哭叫。在某医院诊为癫痫。曾用中西药无效，试用本方，每服4克，每天2次。服用2料药后腿已不抽搐，余症较前减轻。共服6料诸症消失，癫痫未再发作，智力如常人，饮食大增，脸色红润，体重增加，身体复康。

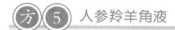

方 5 人参羚羊角液

【处方组成】 人参5克，羚羊角1克(均包)，柴胡、郁金、钩藤（后下）、天竺黄、半夏、茯苓、白芍、白术各15克，丹参、石菖蒲、胆南星、天麻、当归各10克。

【用法用量】 每日1剂，水煎取液300毫升，分3次口服，2个月为1疗程。

【功效主治】 平肝，豁痰，醒脾。主治癫痫。

【加减】 惊痫者，加琥珀1.5~3克，全蝎3克，朱砂散服，每次0.1~0.5克；食积者，加枳

壳10克，焦山楂6克，川楝子8克；痰痫者，加胆南星6克，半夏6克；风痫者，钩藤加量(最大可加8克)，加天麻8克，白僵蚕3~10克。

病例验证

用本方治疗患者62例，其中临床治愈48例，显效10例，有效3例，无效1例，总有效率为98.4%。

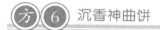

方 6 沉香神曲饼

【处方组成】 上沉香、胆南星、海浮石、青藤石、密陀僧各9克，神曲60克，法半夏15克，二丑(生炒)各22.5克。

【用法用量】 将上药共研为细末，对入细白面500克，加水适量，和成面块，烙成焦饼(可加少量糖或芝麻)10个。成人每晨空腹吃1个。小儿酌减。

【功效主治】 主治癫痫。

病例验证

用上药治疗癫痫患者16例，其中，痊愈11例，无效3例。未随访2例。最少服1剂，最多服3剂。16例中，少数病例服3~5个饼后出现恶心、厌食或大便稀的现象，酌减服用量后症状即消失。

第一章 内科

95

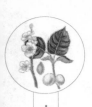

神经衰弱

神经衰弱是一种以大脑功能性障碍为特征的疾病，属神经官能症的一种类型。本病多见于脑力劳动者，且多与个体素质有关，患者常常性格内向，脆弱多病，身体虚弱，对一些自身不适感觉过分关切。其发病因素有多种，如过度疲劳、中毒、精神创伤等，以上因素引起大脑功能失调，继而自主神经功能紊乱，从而导致一系列症状的产生。神经衰弱的主要症状是头痛、失眠、烦躁、记忆力减退、注意力不集中、疲惫乏力、精神委靡不振等。有些患者由失眠开始，主要表现为入睡困难，也有表现为早醒、睡眠浅、多恶梦。胃肠道症状如胃口不佳、腹部胀满、大便次数增多等。女性患者可有月经不调、性功能减退；男性患者可有阳痿、早泄、遗精等。

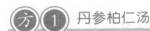

方 ① 丹参柏仁汤

【处方组成】 丹参50～90克，柏子仁25～35克，远志、五味子、百合各15～20克，生地黄20～30克。

【用法用量】 每日1剂，水煎，分2～3次口服。5剂为1个疗程。

【功效主治】 养心安神。主治神经衰弱。

【加减】 若头晕者，加钩藤（后下）、天麻、珍珠母各10～15克；若心悸者，加石菖蒲、磁石（先煎）各10～15克；若精神委靡不振者，加太子参、黄芪、党参各15～20克。

病例验证

用此方治疗神经衰弱患者35例，经用药1～3个疗程后，其中，治愈30例，显效3例，有效2例。

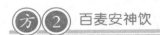

方 ② 百麦安神饮

【处方组成】 百合30克，淮小麦30克，莲子肉15克，夜交藤

15克，大枣10克，甘草6克。

【用法用量】 上药以冷水浸泡半小时，加水至500毫升，煮沸20分钟，滤汁，存入暖瓶内，不计次数，作饮料服用。

【功效主治】 益气养阴，清热安神。主治神经衰弱，以神志不宁，心烦急躁，悲伤欲哭，失眠多梦，善惊易恐，心悸气短，多汗，时欲太息，舌淡红或嫩红，脉细弱或细数无力为主症。中医辨证属心阴不足，虚热内扰，或气阴两虚，心神失养者。

【加减】 兼气郁者，加合欢花30克；兼痰浊者，加竹茹9克、生姜6克；兼湿邪阻滞者，加藿香、荷梗各10克。

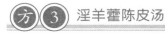

用此方治疗患者79例，其中治愈52例，好转25例，无效2例，总有效率为97.5％。

方③ 淫羊藿陈皮汤

【处方组成】 淫羊藿25克，陈皮、桔梗、半夏、当归、白术、茯苓、郁金各10克，熟地黄20克，细辛3克，甘草6克，枸杞子、酸枣仁、黄芪、党参各15

克，大枣5枚。

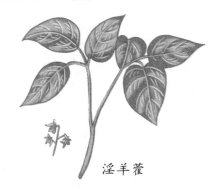

淫羊藿

【用法用量】 每日1剂，将上药水煎，分2次服。7剂为1个疗程，间隔5天再进行第二个疗程。

【功效主治】 补气、养血、安神。主治神经衰弱。

【加减】 若有热象者，加栀子10克，黄芩10克；若有寒象者，加肉桂6克，干姜8克。

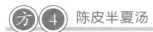

用此方治疗神经衰弱患者34例，其中治愈27例，好转5例，无效2例。

方④ 陈皮半夏汤

【处方组成】 陈皮10克，半夏10克，茯苓10克，枳实10克，竹茹10克，石菖蒲10克，远志10克，枣仁10克，五味子10克。

【用法用量】 每日1剂，水

煎服，早晚分服。

【功效主治】 理气化痰，养心安神。主治神经衰弱、神经异常、癫痫等病，证属痰火内结、郁热内扰者。

【加减】 伴四肢抽痛、屈伸不利者，加葛根、钩藤、丹参，舒筋止痛；失眠重症者，加黄连、定心珠(取鸡子黄1枚，蛋黄衣不破为好，再以煎好的药乘热冲调搅匀而成)，除烦宁心安神；伴头痛者，加白蒺藜、川芎、白芷，通络止痛；精神抑郁者，加柴胡、郁金，舒肝解郁。

用此方加减治疗神经衰弱患者32例，其中治愈23例，好转7例，无效2例，总有效率为93.8％。

方 ⑤ 扁豆莲子粥

【处方组成】 白扁豆15克，薏苡仁15克，莲子肉15克，核桃仁15克，桂圆肉15克，红枣15克，糖青梅5个，糯米150克，白糖适量。

【用法用量】 将此方前3味药用温水泡发，红枣洗净以水泡发，核桃仁捣碎，糯米淘洗干净，所有备料一同入锅，加1500毫升水，用大火烧开后转用小火熬煮成稀粥。随量食用。

【功效主治】 健脾养胃，补气益肾，养血安神。主治神经衰弱。

用此方治疗患者19例，治愈10例，好转8例，无效1例，总有效率为94.7％。

方 ⑥ 枣根丹参汤

【处方组成】 酸枣树根(不去皮)30克，丹参12克。

【用法用量】 将上药水煎1～2小时，分2次于午休和晚上睡前服。每日1剂。

【功效主治】 主治神经衰弱，顽固性失眠。

用此方治疗神经衰弱、顽固性失眠患者7例，一般服15剂后即获痊愈。

失眠

失眠指睡眠不足或睡不深熟。有几种表现：一是难于入睡（起始失眠）；二是睡眠浅而易于惊醒（间断失眠）；三是睡眠持续时间早于正常，早醒后不能再入睡(早醒失眠)。引起失眠的主要原因是精神过度紧张或兴奋，并伴以头昏脑胀、头痛、多梦、记忆力减退、神倦胸闷、注意力不集中、食欲不振、手足发冷等，常见于神经官能症、神经衰弱等；如失眠伴以情绪不稳、过敏、潮热、出汗、头痛头晕、血压波动、月经紊乱等，年龄在45～55岁之间的可能是更年期综合征；如因环境嘈杂或服用浓茶、饮料、药物、心中有事、忧郁不结、疼痛等各种原因引起的，均应根据病因，给予镇定安眠与心理调节。

 生地夜交藤汤

【处方组成】 大生地、制黄精、制玉竹、紫丹参、夜交藤各30克，决明子20克，朱茯神15克，合欢皮、川芎各9克，炙甘草6克，长灯芯3克。

【用法用量】 将上药水煎，分2次温服，以午后及晚上临睡前半小时服用为佳。

【功效主治】 主治失眠。

【加减】 若胃纳较差，大便溏薄者，加陈皮6克，山楂10克，枳壳10克，麦芽15克，生地黄15克，决明子减量或不用；若精神抑郁或心烦易怒者，加生铁落30克；若神倦乏力者，加炙黄芪15克，太子参15克。

病例验证

用此方治疗失眠患者58例，其中，治愈43例，显效12例，进步2例，无效1例。

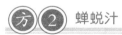 **蝉蜕汁**

【处方组成】 蝉蜕3克。

【用法用量】 加水250毫升，武火煮沸，改用文火缓煎15

分钟，取汁饮服。

【功效主治】 散热定痉，抗惊镇静。主治失眠。

病例验证

郝某，女，24岁。患神经衰弱数载，夜难入寐，寐则多梦易醒，甚至彻夜不眠。曾经中西药治疗，效果不佳。改用单味蝉蜕3克，按上方煎水饮用，患者当即安然入寐。依法巩固治疗半个月，旧症消失。随访3年，未见复发。

方 ③ 绿茶酸枣仁饮

【处方组成】 绿茶15克，酸枣仁粉10克。

【用法用量】 每日清晨8时前，将绿茶15克用开水冲泡2次饮服。8时后忌饮茶水。晚上就寝前冲服酸枣仁粉10克。

【功效主治】 主治失眠。

【注意事项】 用本方期间须停其他中西药物。凡高血压病、心动过速、习惯性便秘患者及哺乳期妇女，均应慎用。

病例验证

用此方治疗失眠患者39例，

其中治愈34例，好转4例，无效1例。

方 ④ 黄芪白术汤

【处方组成】 黄芪30克，白术、陈皮、党参、当归、甘草各9克，升麻15克，柴胡12克。

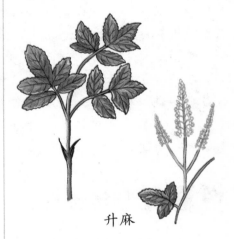

升麻

【用法用量】 每日1剂，水煎，分2次服。

【功效主治】 补中益气，疏肝解郁。主治失眠。

【加减】 如兼有阴虚，可加麦冬、石斛各9克。

病例验证

治疗42例，睡眠均明显好转，睡眠时间延长最短1小时，最长8小时，平均3小时以上。

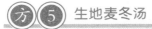

方 5 生地麦冬汤

【处方组成】 生地黄、麦冬、代赭石(先煎)、珍珠母各15克，沙参、玄参、金银花各12克。

【用法用量】 每日1剂，水煎，早晚分服。

【功效主治】 补肝肾，平肝安神。主治失眠。

【加减】 身体虚弱者，加党参、远志、酸枣仁；热盛者，加知母、石膏；有胃寒者，加茯苓12克，半夏12克；头痛者，加荆芥12克，蔓荆子12克。

病例验证

刘某，男，32岁。失眠2年，经多方医治无效，后按本方服药7剂痊愈。

方 6 丹皮栀子合剂

【处方组成】 丹皮、栀子、当归、炒白术、大枣、青皮各15克，柴胡、薄荷各10克，白芍30克，龙骨、牡蛎各（先煎）60克，酒大黄(另包后下)5克。

【用法用量】 每日1剂，水煎，早晚分服。

【功效主治】 清热凉血，滋阴清热。主治失眠。

病例验证

用此方加味治疗28例。治愈(能获得正常睡眠，入睡快，睡后如常人，2年内未复发)22例；显效(能基本正常入睡，时有睡而易醒现象，但精神饮食如常，1年内未见复发)4例；有效(临床症状改善，能按时入睡，但睡而不稳，每遇劳累或精神刺激后复发)2例，总有效率100%。

方 7 半夏橘皮汤

【处方组成】 半夏、橘皮各6克，竹茹、茯苓各12克，枳实8克，甘草3克，生姜3片，红枣4枚。本方可随症加减。

【用法用量】 每日1剂，水煎服。15日为1个疗程，疗程间隔3日。

【功效主治】 主治失眠。

病例验证

用此方治疗痰浊型失眠症32例，其中临床痊愈15例，显效8例，有效5例，无效4例，总有效率为87.5%。

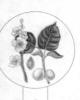

肥胖症

　　肥胖症是指由于人体新陈代谢失调而导致脂肪组织过多所造成的病症。一般认为体重超过正常标准的20%为肥胖。脂肪主要沉积于腹部、臀部、乳房、项颈等处。常见于体力劳动较少而进食过多的中年人。肥胖可分为单纯性肥胖和继发性肥胖。单纯性肥胖常常是家族性的，可能与遗传因素有关。继发性肥胖是继发于某些疾病的，例如皮质醇增多症、胰岛素瘤、甲状腺功能低下症、多囊卵巢综合征等。患肥胖症者一般出汗多、善饥多食、腹胀、便秘、心慌、气短、嗜睡、不爱活动、不能平卧，还伴有下肢轻度浮肿，女性患者则多伴有月经失调、闭经、不孕等。

方 1 枸杞子茶

【处方组成】　枸杞子15克。

【用法用量】　每日2次，每次15克，代茶冲服。

【功效主治】　滋肾润肺，补肝明目。主治肥胖症。

【注意事项】　外邪实热，脾虚有湿及泄泻者忌服。

病例验证

　　赵某，女，38岁。身高1.6米，体重70千克，自觉疲乏，呼吸短促，心悸，腰酸，下肢轻度浮肿，血压150/90毫米汞柱。诊断为肥胖症。按上方服用枸杞子茶。1个月后，体重降低3千克；连服4个月，体重降至60千克，血压120/75毫米汞柱，诸症均消。

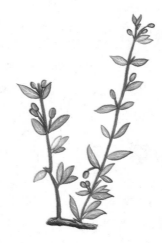

枸杞子

继服枸杞子茶半年，体重正常。

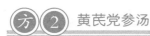

方 ② 黄芪党参汤

【处方组成】 黄芪30克，党参、苍术、丹参、山楂、大黄、荷叶、海藻各15克，白术、柴胡、陈皮、姜黄、泽泻、决明子各10克。

【用法用量】 上药水煎服，每日1剂，每剂分3次服，早中晚饭前半小时各服1次。1个月为1个疗程。

【功效主治】 健脾益气，活血理气，通腑导滞，降浊化饮。主治肥胖症。

病例验证

朱某，男，39岁。患者嗜睡，喜食肥肉，体重逐年增加。因自觉头昏、乏力、肝区不适、胃胀、大便不成形，1年前诊断为脂肪肝，服用西药效果不显。主诉自觉症状未减，舌质暗，苔腻，脉弦缓。身高1.65米，体重83.5千克，血清胆固醇7.1毫摩尔/升，三酰甘油2.55毫摩尔/升。脉证均属本方适应证，故以本方治疗，服用30剂后，自觉症状消失，体重降至72.8千克，血清胆固醇5.54

毫摩尔/升，甘油三酯1.03毫摩尔/升。回省医院复查：肝活检证明脂肪消失，一年半后询问无相关并发病发生。

方 ③ 柏仁半夏合剂

【处方组成】 柏子仁、炒苍术、茯苓、生黄芪各20克，法半夏、薏苡仁、车前草、大腹皮、泽泻各10克，炙香附、炒白术、麦芽、神曲各15克，夏枯草12克，冬瓜皮、陈皮、甘草各8克。

【用法用量】 每日1剂，水煎，分2～3次口服。半个月为1个疗程。

【功效主治】 主治肥胖症。

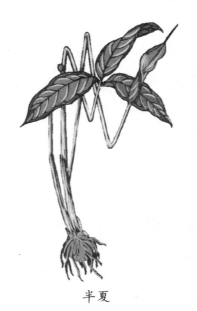

半夏

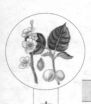

用此方治疗肥胖症患者23例，用药2～3个疗程后，体重下降3～4千克者9例，5～6千克者8例，7～8千克者5例。

 白芍泽泻液

【处方组成】 白芍20克，泽泻、汉防己、乌梅、荷叶、茯苓、黄柏各10克，柴胡8克。

【用法用量】 将上药水煎3次后合并药液，分早晚2次口服。待体重接近正常标准时，可按上述处方配成蜜丸，每丸重9克，每日2丸，分2次口服。

【功效主治】 主治单纯性肥胖症。

用此方治疗肥胖症患者43例，其中体重下降2千克以下者8例，3～5千克者15例，6～8千克者10例，9～12千克者10例。

 苍术山楂丸

【处方组成】 炒苍术、山楂、何首乌、怀山药、泽泻各100克，制半夏、陈皮、制香附、白

茯苓、车前子（包煎）、生地黄、桔梗、炒枳实、川牛膝、丹皮、白芥子、红花、生蒲黄（包煎）各60克，大黄30克，姜汁30毫升，竹沥60毫升。

【用法用量】 诸药共粉碎细面，兑入竹沥、姜汁，水泛为丸如小绿豆大，每次服5克，1日3次，饭后开水送服。3个月为1个疗程。

【功效主治】 理气散湿，消痰减肥。主治单纯性肥胖症。

徐某，女，38岁。身体渐进性肥胖15年，全身困顿，走路气短，时感头昏、恶心、善食，大便干结，小便短少，体重70千克，身高162厘米，若按公式(身高－100)×0.9的标准计算，体重应为55.8千克，超过标准25.5%，有家族肥胖病史，血脂测定，血脂、胆固醇基本正常，脉细涩，苔薄黄舌黯红，诊为单纯性肥胖症。用本方治疗，并嘱进食量宜为平日的90%，少啖肥脂厚味，少食过咸食品，增加活动多散步。3个月后复诊，走路气短及头昏恶心尽除，体重减轻14千克，再配丸1料，以巩固疗效。

中风

中风又称为急性脑血管疾病，是一种非外伤性而又发病较急的脑局部血液供应障碍引起的神经性损害。因其发病急骤，故也称为脑卒中或脑血管意外。一般分为出血性和缺血性两类，属脑出血、脑血栓形成、脑栓塞等范畴。临床表现为突然昏厥，不省人事，并伴有口眼歪斜、舌强语謇、半身瘫痪、牙关紧闭或目合口张、手撒肢冷、肢体软瘫等。重者可突然摔倒、意识丧失、陷入昏迷、大小便失禁等。中医学认为，脑出血大体属于中脏、中腑范畴，脑血栓、脑栓塞为中经、中络范畴。乃因患者平素气虚血亏，心、肝、肾三脏阴阳失调，或招受外邪，或内伤七情而致病。

 水蛭蜈蚣汤

【处方组成】 水蛭15克，蜈蚣3条，白僵蚕12克，全蝎6克，丹参24克，川芎10克，山药15克，甘草10克。

【用法用量】 每日1剂，水煎，分2次口服，10剂为1个疗程。

【功效主治】 活血化瘀，补益肝肾。主治脑血栓形成。

病例验证

用此方治疗患者26例，平均治疗45天，痊愈16例，显效5例，改善4例，无效1例，总有效率为96.2%。

 石菖蒲远志汤

【处方组成】 石菖蒲、炙远志各6～10克，郁金、天竺黄各10～12克，制半夏、茯苓各10～20克，胆南星、泽泻各10～30克，生石决明20～30克，怀牛膝10～15克。

【用法用量】 每日1剂，水煎，分2次服，病情危重者每隔6小时服1次。

【功效主治】 开窍导痰。主治中风急症(脑出血、脑梗死、蛛网膜下腔出血、脑血栓形成)。

【加减】 若脑出血严重者，加参三七、花蕊石、犀角(水牛角代)；抽搐者，加全蝎、钩藤；血压高者，加生牡蛎、夏枯草；寒痰者，用生南星、生半夏；热痰者，用胆南星、鲜竹沥；大便秘结者，加生大黄、玄明粉或番泻叶。

病例验证

用此方治疗患者25例，其中治愈11例，显效8例，好转3例，无效3例，总有效率为88%。

方 ③ 地龙葛根汤

【处方组成】 地龙25～40克，葛根30～50克，红花(后入)15～20克。

【用法用量】 每日1剂，水煎，分早晚2次空腹温服。

【功效主治】 祛风化痰，行瘀通络。主治脑血栓形成。

病例验证

用此方加减共治86例，治愈44例，占51.2%；显效26例，占

30.2%；好转10例，占11.7%；无效6例，占6.9%；总有效率为93.1%。治愈时间20～80天，平均54天。服药剂数10～40剂，平均28剂。

方 ④ 黄芪玄参汤

【处方组成】 黄芪、黄精、丹参、玄参各15克，鸡血藤20克，海藻12克。

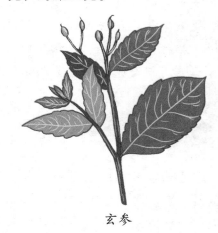

玄参

【用法用量】 每日1剂，水煎服。可随症加减。

【功效主治】 益气养阴，活血养荣，化痰软坚。主治中风后遗症偏瘫，症见中风后一侧肢体偏瘫，肌肉松弛，不能自主屈伸，舌体向健侧歪斜，语言蹇涩，舌暗红，苔薄白，脉弦细等。

何某，男，59岁。突发脑溢血，左侧肢体偏瘫，鼻唇沟变浅，舌体向右侧歪斜。服本方19剂，基本痊愈。

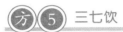 三七饮

【处方组成】 三七粉5~10克。

【用法用量】 上方为1次量，温开水冲服，不能口服者予以鼻饲。

【功效主治】 止血活血，行瘀化瘀。主治中风。

李某，男，60岁。因头痛、呕吐(呕吐物为咖啡色)、左侧偏瘫3小时。经头部CT检查为右侧内囊区出血。心电图提示：急性心肌缺血。对患者予以常规抢救治疗，但病情改善不明显。遂改投三七粉10克，置于冰镇水150毫升中予以鼻饲，2小时后再次使用。此后，病情逐渐稳定。次日意识渐清，排黑色大便1次。继给三七粉10克，2次鼻饲。第三天，能吞咽饮食。停止鼻饲，改用三七粉7.5克，每日2次冲服。经2个月治疗，病愈出院。

 大黄浸渍液

【处方组成】 生大黄50克。

【用法用量】 用生大黄50克加沸水200毫升浸泡20分钟，制成25％生大黄浸渍液。先用25％生大黄浸渍液100毫升，鼻饲或灌肠1~2次。大便排出后，用量为50毫升，每隔12小时治疗1次，直至神志清醒。同时配用汤药调治。

【功效主治】 泻热毒，破积滞，行瘀血。主治中风昏迷。

郑某，男，57岁。突然晕倒，不省人事。血压210/115毫米汞柱，腹胀，24小时未解大便，脉弦数。入院后给予甘露醇等控制血压未获效。遂按本方取25％生大黄浸渍液100毫升，鼻饲2次，即排出黑色稀糊状大便2次，血压下降。继以25％生大黄浸渍液50毫升，每隔12小时作1次鼻饲。第二天，神志渐清，有吞咽动作，配服中药汤剂。第三天神志完全清醒，遂停用生大黄浸渍液，继续以中药调治2个月，生活能自理而出院。

类风湿关节炎

　　类风湿关节炎又称风湿性关节炎，是一种病因未明、以关节滑膜炎为特征的慢性全身性免疫性疾病。寒冷、潮湿、感染、外伤、营养不良、精神刺激等可能为本病的诱发因素。临床表现：多起病缓慢，可有疲倦、低热等前驱症状，随之四肢小关节游走性疼痛、僵硬，以后累及腕、肘、膝、踝、肩等大关节，呈对称性多关节炎，关节常呈梭形肿大，有运动痛和僵硬感，晨起为甚。反复发作与缓解，后期出现关节强硬、畸形，邻近肌肉萎缩。少数患者在腕、踝等关节隆突部有橡皮样硬度的皮下小结。亦可有淋巴结、脾脏肿大，角膜炎、巩膜炎、周围神经病变、胸膜炎、心包炎等。特殊类型有强直性脊柱炎，病变主要累及脊椎使之强直、畸形，小关节极少受累。其他尚有干燥综合征等类型。本病属于中医学中的"痹证"范畴。

方 1　桂枝白芍汤

　　【处方组成】　桂枝、白芍、知母、熟附片、红花、皂角刺、狗脊、防风各10克，生地黄、地龙、骨碎补各20克，生黄芪、桑寄生各15克。

　　【用法用量】　每日1剂，水煎服。

　　【功效主治】　通经活络。主治类风湿关节炎。症见肌肉关节疼痛肿胀，局部触之发热，但

自觉畏寒，或触之不热，或自觉

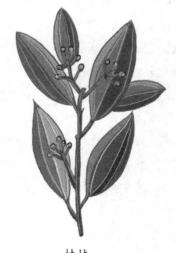

桂枝

发热，全身低热或热象不显，舌红、苔黄白或黄白相兼或少苔，脉弦细或细数。

张某，女，16岁已四肢关节肿痛4年，关节变形，活动受限加重2个月。4年前因感冒发热后觉双膝关节疼痛，后渐及双踝、髋、肩、肘、腕等关节肿胀、灼热、疼痛。在当地治疗，血沉75毫米/小时，抗"O"阳性，类风湿因子滴度为1∶160，诊断为类风湿关节炎。服用强的松、吡氧噻嗪等。病情时轻时重，两月前突然加重而来诊，中医辨为痹证而收住入院。症见四肢关节肿痛，屈伸不利，活动受限，局部皮色不变，触之灼热，肌肉萎缩，面色白，舌淡红、苔薄白，脉细数。证属气血虚弱，外感风寒湿邪，流注经络，搏结于关节，致使气血不通，郁而化热，久而不愈，出现虚实夹杂，寒热错杂之候。用本方治疗半年，复查血沉6毫米/小时，抗"O"阴性，类风湿因子阴性。肿消痛减，功能恢复正常，临床治愈出院，继续服药巩固疗效。一年后复查，一切正常。

方 ② 黄芪威灵仙汤

【处方组成】 生黄芪30～50克，威灵仙20～25克，制附子20克，桂枝、白芍、秦艽、鸡血藤各10克，麻黄、防风、知母、川黄柏、生甘草各8～10克。

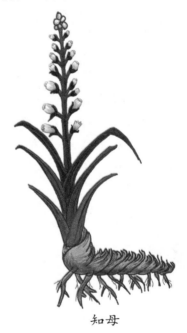

知母

【用法用量】 将上药水煎，每日1剂，分3～4次口服，15剂为1个疗程。

【功效主治】 主治类风湿关节炎。

【加减】 若气血两虚者，黄芪加量至60～80克，当归、何首乌各20克；若兼发热者，加生石膏（先煎）40~50克，薏苡仁25~30克；若关节红肿较甚者，加萆薢20~30克，防己、泽泻各12~15克；若上肢重者，加姜黄、桑枝各10~15克；若下肢重者，加牛膝、蚕沙、木瓜各10~12克。

病例验证

用此方治疗类风湿关节炎患者67例，经用药2~3个疗程后，其中治愈(症状缓解，关节肿大消失，血沉恢复正常)45例；好转(关节活动自如，肿大未消退，血沉基本恢复正常)19例；无效(治疗前后未见明显变化)3例。治程中未见不良反应。

方3 二黄双仁汤

【处方组成】 大黄9克，黄芩12克，桃仁、杏仁、赤芍、干地黄各15克，甘草、虻虫、蟅虫各6克，生川芎10克，桑寄生18克，牛膝20克，乌梢蛇30克。

【用法用量】 每日1剂，水煎3次，分3次服。1个月为1个疗程。

【功效主治】 活血化瘀，补肝肾。主治类风湿关节炎。

【加减】 气血虚弱者，加黄芪、当归；肝肾亏损者，加鹿角胶、杜仲、巴戟天。

病例验证

用此方治疗患者30例，治疗1~3个月后，痊愈16例，显效9例，有效3例，无效2例，总有效率93%。

方4 黄芪白术汤

【处方组成】 生黄芪15~30克，白术、桂枝、制川乌、防己各15克，桑枝30克，白芍、当归、莪术各12克，炙甘草10克。

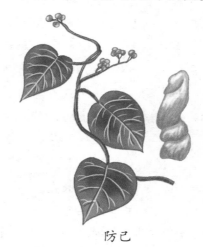

防己

【用法用量】 将上药水煎，分2次服，每日1剂，连服3个月后，隔日服1剂，再服3个月。此后，以本方制成丸药，继续服6个月，以巩固疗效。全疗程为1年。

【功效主治】 主治类风湿关节炎。

【加减】 若属热盛型，加生石膏、土茯苓各30克；若属寒盛型，桂枝可用至20克，加用细辛3~6克；若气血亏虚者，再加用党参15~30克，首乌15克。

病例验证

用此方治疗类风湿关节炎患者45例，缓解(关节肿痛消失，功能基本恢复，血沉、黏蛋白恢复正常)11例，显效15例，好转16例，无效3例，远期疗效(2年后)随访21例，其中缓解10例，显效9例，无效2例。

 桂枝川乌除湿汤

【处方组成】 桂枝、制川乌(先煎)、当归、乌梢蛇各10克，淫羊藿、熟地黄各15克，鹿衔草30克，甘草5克。

【用法用量】 每日1剂，水煎，分2次服。避风寒。

【功效主治】 祛风散寒除湿。主治类风湿关节炎。症见肢体关节、肌肉疼痛，关节屈伸不

利，痛处不红不热，常有冷感，得热则痛稍缓，或疼痛呈游走性，或疼如刀割针扎，或酸痛，关节肿胀，舌质淡，苔白或白腻，脉弦紧或濡缓或浮缓。

【加减】 若风盛者，加寻骨风、钻地风各20克；湿盛者，加苍术、白术各10克，生薏苡仁、炒薏苡仁各15克；寒盛者，加制草乌(先煎)、熟附片各10克；刺痛者，加䗪虫10克，参三七3克(研冲)，延胡索15克；痛剧者，加炙全蝎3克(研冲)。

病例验证

用此方治疗类风湿关节炎患者39例，经过3~6个月的治疗，基本痊愈17例，显效10例，有效9例，无效3例，总有效率为92.3%。

方 6 **乳香川乌汤**

【处方组成】 乳香、制没药各12克，制川乌15克，地龙、䗪虫各20克，桃仁、蜈蚣各10克，青风藤、薏苡仁、生地黄各30克。

【用法用量】 水煎服，日1剂。3个月为1个疗程。

【功效主治】 化瘀通络，利

湿除痹。主治类风湿关节炎。

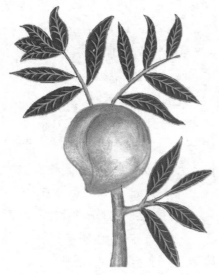

桃

【加减】 湿热阻络型，加防己、苍术各10克，萆薢、连翘各20克，忍冬藤30克；寒热错杂型，加桂枝10克，白芍15克，知母12克，生黄芪30克，附片20片；肝肾亏损型，加川续断、桑寄生、狗脊、附片各15克，骨碎补10克，白芍12克。

病例验证

用此方治疗患者67例，治愈24例，显效27例，好转13例，无效3例，总有效率为95.5%。

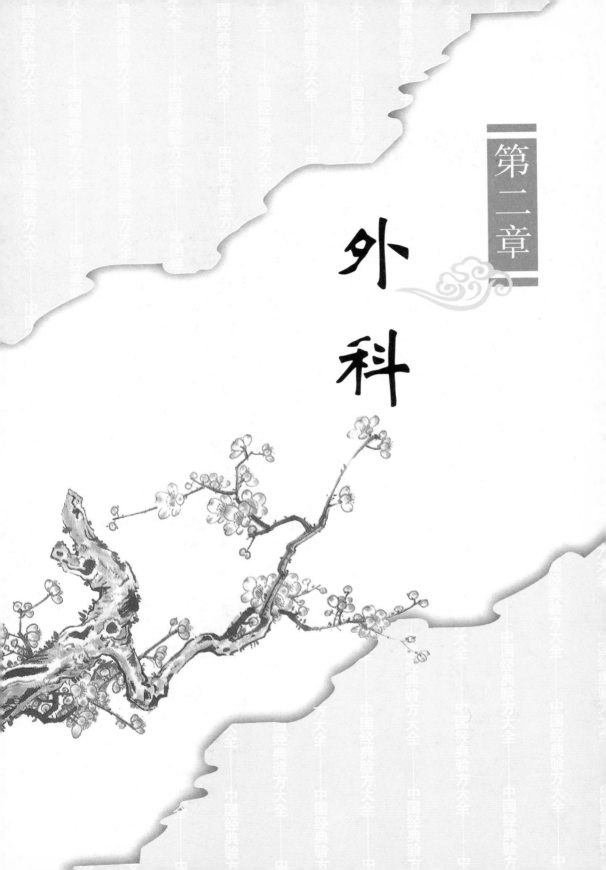

第二章

外科

烧烫伤

亦称灼伤，是指高温(包括火焰、蒸汽、热水或热固体)、强酸、强碱、电流、化学物质、射线等作用于人体，导致皮肤损伤。轻者以红、肿、热、痛或皮肤起水泡为主要临床表现；重者可深在肌肉、骨骼，严重的并发休克、感染等全身变化。按损伤深浅分为三度：Ⅰ度烧伤主要表现为皮肤红肿、疼痛；Ⅱ、Ⅲ度烧伤主要表现为皮肤焦黑、干痂似皮革，无疼痛感和水泡，常常产生感染、脱水、休克、血压下降的表现。本病属中医学"火烧伤""汤火伤""火疮"等范畴。

方 ① 乳香冰片膏

【处方组成】 乳香、没药各20克，冰片1克，生蜂蜜150毫升。

【用法用量】 将乳香、没药、冰片研成细末加入蜂蜜中，调成糊状即可。对烧烫伤有水疱者，将水疱刺破一小孔排完水(孔不宜大，以防感染)，之后将受伤部位涂此药膏即可。每日1次。

【功效主治】 主治Ⅰ～Ⅱ度烧烫伤。

【注意事项】 冰片的用量不宜过多，因其刺激性强，过量易引起患部疼痛。

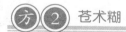

病例验证

用上药治疗Ⅰ～Ⅱ度烧烫伤患者40多例，一般5～10天可愈，稍重者两周内痊愈。本方对于Ⅲ度烧烫伤的治疗，效果尚不理想。

方 ② 苍术糊

【处方组成】 苍术、白芝麻油各适量。

【用法用量】 将苍术研成细末，加白芝麻油调成稀糊状。用经酒精消毒的鸡翅毛将药糊薄薄地涂抹于烧伤、烫伤部位。每天1～2次，直至伤口愈合。第二次涂药时，对脱痂或干燥处稍多涂一些。

【功效主治】 主治烧烫伤。

【注意事项】 涂药后不必包扎，让其暴露，但要避免搔抓。饮食以易消化食物为宜，忌油腻、煎炒食物。对已合并感染者，可服清热解毒中药辅助治疗。

采用此方治疗烧伤、烫伤50例，效果良好。轻者3～4天可结痂，7～10天脱痂愈合，重症者疗程稍长。

 虎杖黄柏药液

【处方组成】 虎杖、黄柏各15克，地榆、榆树皮内层各20克。

【用法用量】 粉碎混匀，按每克药粉加入95％酒精2毫升的比例浸泡1周，加压过滤后再加入等量95％酒精，1周后同样过滤，混匀后装入灭菌瓶中备用。清创后以医用喷雾器将药液喷洒于创面，每日喷3～9次。

【功效主治】 凉血止血，解毒敛疮。主治烧烫伤。

用此方治疗烧烫伤患者240例，其中有效230例，无效10例，总有效率为95.8％。

 侧柏大黄药液

【处方组成】 鲜侧柏叶240克，川大黄、当归、地榆各60克，血余90克，槐树露蜂房30克，黄蜡（冬用150克，夏用210克），香油1 000毫升，樟脑9克。

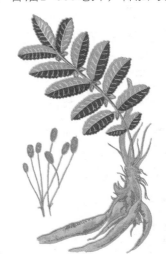

地榆

【用法用量】 将大黄切为细末；血余炭取男女各半，用碱水洗净，晒干；将香油置锅中加热使沸。先下侧柏叶，次下当归，再下地榆，待炸至黑枯，将渣捞

第二章 外科

115

出；再下血余、蜂房，炸枯捞出后过滤；趁热下大黄、黄蜡，最后下樟脑。搅匀待凉即得，贮大口瓷瓶内备用。用时，将患处洗净，涂敷。水泡宜先剪破后再上药，敷以纱布固定，每日换药1次，以愈为度。

【功效主治】 主治烧烫伤。

【加减】 烫伤重者，须配合内服汤剂：用琥珀3克，朱砂、冰片各1.5克，共研为细面，再用大萝卜榨汁1盅，加入童子便2盅，冲服药面。

【注意事项】 忌用手搔，忌食辛、辣，忌烟、酒等。

病例验证

此方用于治疗烫伤患者达500余人，均获治愈。烫伤轻者，一般仅用上药外敷即可；烫伤重者，则必须配合内服汤剂。

 小米冰片糊

【处方组成】 小米500克，冰片6克。

【用法用量】 取小米500克置于铁锅内，炒成炭状，加冰片6克，研为极细末，以麻油调成糊状。按一般方法清理创面后，涂

敷小米散厚约2毫米左右，盖上油光纸，然后用5~6层纱布覆盖，绷带包扎固定(亦可采用暴露疗法)。开始每日或隔日换药1次，以后2~3日换药1次。

【功效主治】 清热止痛。主治烧烫伤。

病例验证

用此方治疗30例，收到满意效果。治疗后，局部症状得以迅速改善。对Ⅰ度烧烫伤皮肤发红或有极少小水泡者，能促进及早痊愈；Ⅱ度烧烫伤者一般换药5~7次痊愈。

 乌梅黄芩药液

【处方组成】 乌梅、儿茶、黄芩各250克，五味子、五倍子各125克，冰片25克，尼泊金适量。

【用法用量】 将上药装入纱布袋内(除冰片、尼泊金外)，置锅内煮煎。每次加水25 000毫升，煎2小时得液10 000毫升；第2次加水10 000毫升，煎2小时得液5000毫升；第3次加水5 000毫升，煎2小时得液2 500毫升。第3次共得液17 500毫升，浓缩成12 500毫升。过滤后加入冰片，再加入尼

泊金适量装瓶备用。用时，涂擦烧伤部位。

【功效主治】 主治烧烫伤。

病例验证

用上药观察治疗烧伤患者40例，经涂药后，渗出液很快减少，一般在24小时左右干燥结痂。Ⅱ度创面1周左右痊愈，深Ⅱ度创面两周左右愈合，最长者3周治愈。无1例并发感染。

 大黄米醋糊

【处方组成】 大黄50克，燕子窝泥20克，冰片4.5克，米醋适量。

【用法用量】 将前3味研为细末，用米醋调匀，涂敷患处，1日2次。

【功效主治】 清热解毒，散瘀止痛。用于Ⅰ度烧烫伤。

病例验证

用此方治疗Ⅰ度烧烫伤50例，其中痊愈46例，一般用药5～7天，有效率为92%。

 四黄地榆膏

【处方组成】 黄蜡500克，生黄柏、生大黄各600克，姜黄、生地榆各250克，麻油1 000毫升。

【用法用量】 上药按常规熬制成膏备用。使用时常规清创处理后以烫伤膏均匀外涂患处，创面以暴露为好。每日换药1次，后期隔日1次。

【功效主治】 主治小面积深Ⅱ度以下烧伤、烫伤，铁水、火焰、电弧灼伤以及化学烧伤。

病例验证

常某，女，26岁。腰部、腹部及大腿等多处大片皮肤被开水烫伤，当即急诊入院。入院检查：上述创面大片水泡，部分表皮剥脱，基底苍白，并见紫红色斑点，总面积约18%。患者疼痛，呻吟不止。立即给予镇痛、镇静剂肌注，清创后外涂四黄地榆膏，采用暴露疗法。经上述处理后患者疼痛逐渐缓解，疗程中检查血象，体温升高，配合给予抗生素治疗。1周后创面干燥，肿胀消退，复查血象正常，体温亦降至正常。继续外涂四黄地榆膏，经治18天后创面结软痂而愈。时值仲夏，并未发生感染。随访创面无瘢痕产生。

冻 伤

冻伤是人体受低温侵袭后发生的损伤。临床上，分为冻疮、局部冻伤和全身冻伤(又称冻僵)三种。虽然三种冻伤在表现上不尽相同，但都是因为感受邪气，耗伤阴气以致气血运行不畅，气血瘀滞而成。一般情况下，局部冻伤可按病情的不同分为三度：

Ⅰ度：损伤在表皮层，皮肤红肿充血，自觉热、痒或灼痛。症状多在数日后消失，不遗留瘢痕。Ⅱ度：损伤达真皮层，除红肿充血以外，可有水疱、疼痛较剧烈，但感觉迟钝搜集整理，1～2日后水疱可吸收，形成痂皮，2～3周后愈合，不留瘢痕。Ⅲ度：损伤达全皮层，严重者也可达深层皮下组织、肌肉、骨骼，甚至整个肢体坏死。皮肤开始变白，以后逐渐变褐、变黑，组织坏死。坏死组织脱落后，可留有溃疡且长期不愈。

 胡椒药酒

【处方组成】 胡椒、黄柏粉各15克，朝天椒、葱白、茄根、茄茎、茄叶粉各10克，生姜片20克。

【用法用量】 将上药浸于75％酒精(或白酒)500毫升中，浸泡15天后方可对患部进行外搽。搽时超过冻疮边缘1厘米，每日涂搽4～5次(禁入眼、口、鼻、耳内)，每晚睡前涂搽尤为重要。

【功效主治】 温通消散，燥湿止痒，消炎抗菌，敛疮生肌。主治Ⅰ度、Ⅱ度冻疮未破溃者。

病例验证

陈某，女，45岁。自述每年冬季手背、手指、足趾、面颊、耳郭均发生冻疮，痒痛较甚。查患者面颊局部皮肤呈圆形紫红色水肿红斑，手背、手指、足趾皲裂、肿胀。用此方外搽，15天痊愈。第二年冬初，嘱患者在曾经发生冻疮部位外搽该药，整个冬季未发生冻疮。

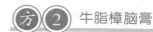 **牛脂樟脑膏**

【处方组成】 牛脂30克，樟脑、甘油各10克，香料适量。

【用法用量】 将牛脂容器内加温至溶化时，即放入樟脑、甘油、香料，搅拌待冷凝为膏备用。用时轻症冻伤可直接用药膏涂抹，冻疮欲溃者用时可微温使药膏待溶后蘸之搽患处。

【功效主治】 散寒化瘀。主治Ⅰ度、Ⅱ度冻伤及皲裂。

【注意事项】 Ⅲ度冻伤破溃者忌用。

病例验证

用此方治疗患者108例，治愈103例，有效率为95.4%。用此方预防冻伤，效果则更好。

 桂枝当归药酒

【处方组成】 桂枝、肉桂、当归各12克，防风、白芷、八角茴香、小茴香各10克，荆芥、羌活、独活、川芎、丁香各8克，樟脑、红花各5克。

【用法用量】 将上药研细末，浸泡于400毫升的高度白酒中，密封瓶口，3天后即可使用，用时将药液摇匀，用棉签蘸药液涂于冻疮处。

【功效主治】 温经散寒，活血通络，除湿止痛痒。主治Ⅰ度（红斑性冻伤）、Ⅱ度（水泡性冻伤）

冻疮。

【注意事项】 此方对孕妇及Ⅲ度冻疮破溃者慎用。

病例验证

用此方治疗冻疮179例，均涂搽1次即止痛痒。其中涂搽1次冻疮消失者118例；涂搽2次冻疮消失者22例；涂搽3次冻疮消失者25例；涂搽3次以上冻疮未消但不再发展者14例。

 桂枝芍药汤

【处方组成】 川桂枝、赤芍、白芍各10克，炙甘草6克，生姜6片，大枣12枚，黄芪（后入）50克。

【用法用量】 5剂为1个疗程。每剂煎3汁，1、2次煎汁内服，第三汁浸洗患处（已溃破者洗擦疮口周围）。

【功效主治】 温经通络，补益气血。主治冻伤。

【加减】 寒重局部痒痛甚者，加麻黄、细辛；气虚神疲乏力者，加生黄芪20克；阳虚畏寒者，加附子、细辛各15克，并重用川桂枝至20克；血瘀严重，局部紫黯者，加丹参、红花各15克；溃烂者，兼用麻油调马勃粉外敷。

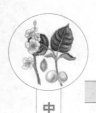

治疗冻疮43例，1个疗程痊愈者13例，2个疗程痊愈24例，3个疗程痊愈者5例，另1例因疮面较大，溃烂严重于5个疗程获愈。

 方 5 甘草桂枝药液

【处方组成】 生甘草30克，桂枝15克。

【用法用量】 两味药投入暖水瓶中，加入沸开水，灌满为度，2小时后即可使用。于晚临睡前半小时倒入脸盆内，先熏洗后泡洗患处，至水温下降后取出，用干净毛巾拭干。轻者每晚熏洗1次，重者中午加洗1次。1剂药可重复加水使用2次，3剂为1个疗程。

【功效主治】 温通经脉，振奋气血。主治Ⅰ度、Ⅱ度冻伤。

王某，男，19岁，军人。于3天前夜间持枪站岗，天气寒冷，下岗后躺在被内即感手足痛痒，彻夜难眠。翌日双手背红肿，有水疱，双脚亦刺痛不适。

经冻疮膏治疗无效。来诊时见双手背弥漫性肿胀，色红，并散见数个浆液性水疱。双脚足大趾和小趾在趾跖骨交界处及附近脚背处红肿，有压痛。诊断：双手、足Ⅰ～Ⅱ度冻伤。用上法熏洗1次后，夜间即可安静入睡，3剂而愈。

 方 6 当归芍药药液

【处方组成】 当归、赤芍各12克，红花、细辛各9克，防风、荆芥、桂枝、艾叶、甘草各10克，乳香15克，白矾、生姜各30克。

【用法用量】 加水煮沸，取液趁机温外洗。头面部，以毛巾蘸药液洗；手足部，用药液浸泡患处。每天1剂分2次洗，每次20分钟，下次用前将药液加热后再用。

【功效主治】 活血化瘀，助阳通脉。主治冻伤。

用此方治疗冻伤87例，均获治愈，轻者一般治疗2～3天，重者5～7天即可治愈。

破伤风

破伤风是一种由破伤风杆菌经伤口侵入肌体而引起的急性特异性感染疾病。本病是风毒自创口而入，袭于肌腠筋脉，内传脏腑，筋脉拘挛，产生大量外毒素而作用于中枢神经系统。其症发前一般表现为乏力、多汗、头痛、嚼肌酸胀、烦躁，或伤口有紧张牵拉感觉，多由头面开始，扩展到肌体和四肢。临床表现为牙关紧闭，语言不清，张口困难，颈项强直，面呈苦笑，角弓反张，屈肘、半握拳、屈膝等。如稍有异物刺激，皆能引起全身性、阵发性肌肉痉挛和抽搐，以致营卫失和肌腠经脉、筋脉肌肉痉挛，有的还会出现发热、头痛、畏寒等症状。严重者可因身体衰竭、窒息或并发肺炎而危及生命。

 蝉蜕全蝎汤

【处方组成】 蝉蜕15克，全蝎、防风、胆南星、白僵蚕各10克，蜈蚣6条。

【用法用量】 将上药水煎至400毫升，每日2次，每次200毫升，保留灌肠，连用5～7天。配合西医综合疗法。

【功效主治】 祛风通络，镇痉定惊。主治破伤风。

【加减】 热盛者加黄连、黄芩；风盛者加羚羊角粉、钩藤；痰盛者加竹茹、竹沥；便秘者加大黄、枳实。

病例验证

此方保留灌肠为主，配合西医综合治疗破伤风29例，效果明显好于单纯西医治疗。

 蝉蜕蜈蚣散

【处方组成】 蝉蜕20克，蜈蚣、全蝎、白僵蚕各12克，辰砂、胆南星、天竺黄各6克，巴比妥片10克。

【用法用量】 将上药合研

为细末，每次服6克，小儿0.7～3克，每日2～3次。

【功效主治】 宣通经络，驱风镇痉解毒。主治破伤风。

病例验证

蒋某，男，12岁。患者于1995年11月间被拖拉机撞伤左手虎口，当时未加处理，每天生活如往。至12月1日突然感觉面部肌肉酸痛，继而出现苦笑面容，肌肉痉挛抽搐，日十余次。言语不清，饮食咀嚼乏力，但仍能吞咽，经中西医会诊，诊断为破伤风。给予"蝉蜕蜈蚣散"6克，牛黄0.3克，当日分3次服用。次日再诊，见肌肉痉挛抽搐减轻，连服2天，抽搐更少。因牛黄价昂，遂去此味，单用"蝉蜕蜈蚣散"。仍每日6克，3次分服，连服7日而愈。

 青龙白虎汤

【处方组成】 青龙草2棵，白虎草2棵，生姜3片，葱根3个，大枣3枚，蝉蜕7个，黄酒6.5克。

【用法用量】 每日1剂，水煎服。

【功效主治】 温阳通络，透

疹止痉。主治破伤风。

病例验证

用此方治疗破伤风12例，其中治愈11例，有效率为91.7%。

方 4 蝉蜕散

【处方组成】 蝉蜕500克。

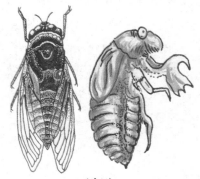

蝉蜕

【用法用量】 蝉蜕去头、足，焙干，研末。成人每日2次，每次45～60克，加黄酒90～120毫升，调成稀糊状，口服或经胃管注入。新生儿用蝉蜕末5～6克，黄酒10～15毫升，加稀粥调成稀糊，日分1～2次喂服。儿童用量按成人剂量酌减。在治疗过程中，蝉蜕用量可随痉挛症状缓解而递减。

【功效主治】 控制破伤风痉挛发作。主治破伤风。

采用本方治疗破伤风8例，无1例使用破伤风抗毒血清，仅配合支持疗法及抗生素等中西医综合治疗措施。上述8例，在服蝉蜕粉3～4次后症状明显减轻。服药7天治愈者2例，8天治愈者2例，其余4例，分别在服药10、12、16、17天痊愈，治愈率100％。随访8例，无1例复发。

 黄芪当归汤

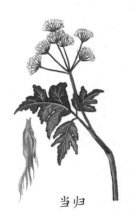

当归

【处方组成】 黄芪、当归、生地黄、白僵蚕、钩藤(后下)、大贝母各15克，白芍25克，制白附子7.5克，全蝎粉(分2次吞服)、制南星各5克，甘草10克。

【用法用量】 每日1剂，水煎服，并配合针刺、耳针。取穴：颈椎、胸椎、腰椎区，体针水沟、地仓、颊车、合谷、足三里、丰隆、三阴交，均用补法，留针20分钟。

【功效主治】 活血通脉，清热化痰。主治破伤风。

用本方治疗破伤风患者10例，用药3～7剂，其中治愈9例，有效率为90％。

 槐沥饮(或桑沥饮)

【处方组成】 鲜洋槐枝(或鲜桑枝)一段，直径2～3寸，长2～3市尺。

【用法用量】 将鲜洋槐枝(或鲜桑枝)倾斜架空，用烈火烧烤高的一端，较低的一端用器皿盛接，滴出黄褐色汁液即为槐沥(或桑沥)。成人每次20～30毫升，儿童每次10毫升，每日3次，趁热口服或鼻饲。重症可多服，无任何毒性反应，最多1日可服300毫升。

【功效主治】 主治破伤风。

用本方治疗23例，结果治愈19例，好转1例，死亡3例，总有效率为87％。

疔疮

疔疮是一种由金黄色葡萄球菌所引发的疾病。该病发病迅速，身体各部都可发生，尤以颜面和手足多见。临床表现为疖肿发展迅速，疮形如粟，坚硬如钉，常伴有发热、恶寒等全身症状。本病多因外感疫毒，内蕴内毒，毒疫积于皮肤，使气血凝滞而发病。

方 1 二黄栀子膏

【处方组成】 川黄连15克，大黄20克，生栀子10克，凡士林适量。

【用法用量】 先将前三味药研为极细末，高温消毒，用凡士林调成软膏状，装瓶备用。用时将药膏涂于纱布上，外贴患处，每日换药1次。

【功效主治】 主治疔疮。

病例验证

用此方治疗疮患者48例，均在用药3~5天内治愈。

方 2 黄连消毒饮

【处方组成】 黄连10克，黄芩15克，黄柏12克，连翘12

克，生地黄10克，苏木10克，当归12克，羌活10克，独活10克，汉防己10克，知母12克，桔梗10克，甘草3克，防风10克。

【用法用量】 每日1剂，水煎分3次服。

【功效主治】 清火解毒，和营散结。主治疔疮初起，红肿明显，寒热麻痒等症。

病例验证

用此方治疗疔疮患者29例，均获治愈。用药时间最短3天，最长7天。

方 3 三花败毒汤

【处方组成】 金银花30克，菊花12克，槐花6克，黄芩9克，赤芍9克，连翘12克，紫花地丁9

克，板蓝根30克，丹皮9克，甘草6克。

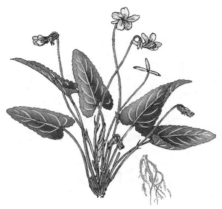

紫光地丁

【用法用量】 每日1剂，水煎服。

【功效主治】 清热凉血解毒。用治疗疮(局部化脓性感染)。

病例验证

用此方治疗患者52例，经3～7剂治疗，结果：痊愈48例，好转3例，无效1例，有效率为98％。

 ④ 疗疮二虫散

【处方组成】 苍耳虫100条，青蒿虫100条，百草霜6克，梅片1克。

【用法用量】 将前2种虫捣烂，和入百草霜，放在石灰鬶

中，吸去水分，使之干燥后研细，再加入梅片研匀。置膏药中贴患处，或敷患处用纱布覆盖，橡皮膏固定。

【功效主治】 止痛消散，拔毒提脓。用治疗疮初起，肿痛较剧，或疗毒走黄，肿势散漫者。

病例验证

用此方治疗7例，均获治愈，一般只需3～5天。

 ⑤ 三黄蜂房散

【处方组成】 黄柏、黄连、黄芩各2克，野蜂房1个。

【用法用量】 将前3味研末，将野蜂房烧存性(烧至外皮黑褐色，里面黄褐色为度，不可烧成灰烬)。研末，与三黄末混匀调茶油敷患处。若敷上药不干脱，则不必换药。

【功效主治】 主治疗疮。

病例验证

用此方治疗疗疮患者(其发病部位均在面部)60例，一般在敷药后2天内出脓，至第3天即可结痂痊愈。在使用本方期间，未配合任何药物治疗，均治愈。

痔疮

　　痔疮又称痔，是肛门直肠下端和肛管皮下的静脉丛发生扩张所形成的一个或多个柔软的静脉团的一种慢性疾病。这种静脉团俗称痔核。按其生成部位不同分为内痔、外痔、混合痔三种，中医一般通称为痔疮。多因湿热内积、久坐久立、饮食辛辣、临产用力、大便秘结等导致浊气瘀血流注肛门而患病。内痔的临床特征以便血为主；外痔则以坠胀疼痛、有异物感为主症。在患痔的过程中，皆因大便燥结，擦破痔核，或用力排便，或负重逆气，使血液壅住肛门，引起便血或血栓。痔核经常出血，血液日渐亏损，可以导致血虚。如因痔核黏膜破损，感染湿热毒邪，则局部可发生肿痛。痔核日渐增大，堵塞肛门，在排便时可脱于肛外。患痔日久者，因年老体弱，肛门松弛，气虚不能升提，痔核尤易脱出，且不易自行回复，需用手将它推回。有时也会因不能缩回而发炎、肿胀和发紫，引起肛门部剧痛。

 冰片樟脑熏洗

【处方组成】　冰片、樟脑各2克。

【用法用量】　将上药放入尿罐或痰盂内，冲入适量沸水（约大半容器），患者乘热坐于容器上，每次约30分钟，每天2～3次。

【功效主治】　清热散火，消肿止痛，防腐止痒。主治痔疮。

【加减】　凡痔疮伴出血者，口服龙眼肉包鸦胆子，每次5粒，每天3次。

病例验证

　　冯某，男，50岁。5天前肛门肿痛难忍，大便带血，不能平卧，曾用西药消炎镇痛未效。检查发现肛门齿状线内3点处和线外7点处各有蚕豆大紫黑色肿物一枚，表面有出血点，触痛明显，有反复发作史，诊断为痔疮。用上法熏治，每天3次，同时内服龙眼肉包鸦胆子5粒。第三天肿势渐消，疼痛缓解，出血停止，痔核渐回缩，7天后基本恢复正常。随访4年无复发。

 芒硝红花熏洗

【处方组成】 芒硝（分冲）、大黄各60克，红花、黄芩、金银花各30克。

【用法用量】 将上药浸泡15分钟，煮沸25分钟后全部倒入盆中熏洗肛门，稍冷却后坐浴。每日1剂，熏洗2次。

【功效主治】 解毒消肿，软坚散结。主治外痔肿痛，内痔外脱及肛门水肿。

病例验证

用此方治疗患者30例，其中痊愈19例，好转9例，无效2例，总有效率为93.3%。

 枯矾艾叶熏洗

【处方组成】 枯矾、威灵仙、干地龙各15克，陈艾叶15～30克。

【用法用量】 将上药加水浓煎，连渣倒入盆内，趁热熏洗肛门，冷却后再洗患处，每次约30分钟，每日上、下午各熏洗1次，连用6天为1个疗程。

【功效主治】 主治痔疮。

病例验证

用此方治疗外痔患者18例，内痔患者5例，混合痔9例，患者大部分有并发炎症溃疡。一般治疗1～2个疗程即可获得痊愈，效果满意。

 消痔四黄膏

【处方组成】 生大黄、黄柏、黄连、黄芩、栀子、槐花、苦参、地榆各60克，冰片40克。

【用法用量】 将凡士林、熟猪油置大号铝锅中加热烊化，然后放入上药（除冰片外），用火煎熬；油沸后以竹棒经常翻动药物，防止沉底烧焦。煎至药渣呈黑色（但不能成炭），药汁已出，煎毕离火。用纱布过滤到有盖容器内，待药液稍凉后加入冰片，用竹棒搅拌油膏，使冰片均匀地溶化其中。待油膏完全冷却后加盖备用。患者用时可先用温水清洗肛门，将消痔四黄膏贴于患处，也可将此膏注入肛门内（约2毫升)，每日1～2次。

【功效主治】 化痔润燥，解毒止痛。主治内痔、外痔、肛裂、肛瘘、血栓痔等肛肠疾病。

病例验证

张某，女，48岁。患混合痔20多年，近日突然加重求诊。见患者行走困难，侧卧位1、5、10点齿线上下皆有曲张静脉团，括约肌间沟消失，痔核嵌顿水肿，临床诊断为混合痔并嵌顿水肿。需手术治疗，但患者不愿接受手术治疗，要求用外用药治疗，即用消痔四黄膏外敷。3天后患者水肿消失，肛门痔核明显缩小，疼痛减轻，治疗半个月后痊愈出院。

 鸡蛋黄油

【处方组成】 新鲜鸡蛋数枚。

【用法用量】 将鸡蛋煮熟去蛋白，将蛋黄放入铁锅内文火煎至焦黄、出油，弃渣，将蛋黄油装瓶备用。晚上临睡前先用0.9％生理盐水将患处洗净，将浸透鸡蛋黄油的药棉或纱布敷贴，翌晨取出。

【功效主治】 消痛退肿，止血止痒。主治痔疮。

病例验证

用此方治疗痔疮24例，治疗前均有局部出血、溃疡和瘙痒。其中治愈23例(经用药3～5次后便血停止，疼痛消失，红肿消退，溃疡面愈合，瘙痒消失)，治愈率95.8％，好转1例。

方 6 槐花生地汤

【处方组成】 槐花、海蛤壳各30克，墨旱莲、生地黄各15克，浙贝母12克，黄柏、丹皮、枳壳各10克，当归尾6克。

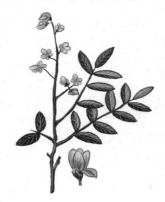

槐花

【用法用量】 每日1剂，文火水煎，分2次温服。

【功效主治】 清热凉血，化痔解毒。主治痔疮，症见湿毒下注，阴伤血热妄行所引起的肠风下血或便后出血，或便前出血，或粪中夹血，血色鲜红者。

【加减】 肠中燥热，大便秘结者，除海蛤壳、浙贝母，加大黄15克，决明子30克，火麻仁30克；内痔出血甚者，加仙鹤草20克，侧柏叶10克；肛周脓肿，肿痛明显者，穿刺有脓者，除生地黄、墨旱莲，加蒲公英30克，桃仁10克，穿山甲6克；年老体弱者，除黄柏，加生黄芪30克，红山楂肉30克。

病例验证

汪某，女，57岁。患者就诊前两天便后发现肛门缘长出一肿块，疼痛难忍，行走受限，自用痔疮膏外敷不见好转，舌红，苔黄，脉弦，肛检见：3点处可见有2厘米×2厘米，大小椭圆形肿块，表面紫色，质硬，触痛明显，诊断为血栓性外痔。辨证为湿热下注，灼伤脉络，血溢脉外皮下，治以此方煎汤口服，外敷自制消痔四黄膏。嘱其每日便后用双黄鱼马倍汤（本方由大黄、黄柏、马齿苋、五倍子各20克，鱼腥草30克组成。将上药加水3 000毫升，煎至2 000毫升，去渣。如此煎2次。每日熏洗2次，于大便后及临睡前各熏洗一次。

病情较重者可多熏洗一次。）熏洗，经治五日，肛门肿痛已基本缓解，行走自如。肛检，痔表皮已皱缩，血栓吸收。再嘱其服药3日，同时每日便后继续熏洗、外敷。病愈。

方 7 无花果汤

【处方组成】 无花果20颗。

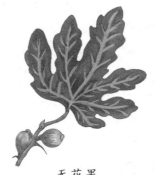
无花果

【用法用量】 加水2 000毫升放在砂锅内煎汤。每晚睡前半小时熏洗肛门1次，连续7次为1个疗程。

【功效主治】 主治痔疮。

【注意事项】 治疗期间须禁用酒类、辛、辣、酸等刺激物。

病例验证

用此方治疗患者69例，均获痊愈。一般无不良反应。追访1年，无1例复发。

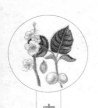

肛　裂

肛裂是肛管齿线以下皮肤全层皲裂的疾患。此病多发于肛管后方正中线上。由于肛管解剖上的特点，此处皮肤在排便时因肛管扩张极易受创伤而造成全层撕裂。若齿线邻近发生慢性炎症，因纤维化而失去弹性更易受损。撕裂创面常因继发感染而形成溃疡，创面较平硬，灰白色，溃疡下端呈一袋状皮赘，酷似外痔，俗称"哨兵痔"，且伴有后肛门疼痛的特征。患者因惧怕疼痛不敢排便，使粪便在肠腔积存过久，变干变硬，下次排便时疼痛更加剧烈，如此形成恶性循环，极为痛苦，严重影响工作和学习。

 乳香没药膏

【处方组成】　乳香、没药各20克，丹参10克，冰片5克，蜂蜜30毫升。

【用法用量】　将前4味药研为极细粉末，用75%乙醇适量，浸泡5天左右后，加入蜂蜜调匀，即行煎熬加工成膏状，然后贮于消毒玻璃瓶备用。用时，先嘱患者排尽大便，以1∶5 000高锰酸钾溶液坐浴10分钟左右，再用过氧化氢溶液清洗裂口创面，并以干棉签吸干泡沫，将药膏适量敷于创面，然后覆盖无菌纱布，用胶布固定。每天换药1次，直至裂口愈

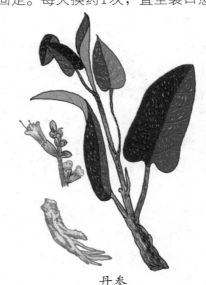

丹参

合。

【功效主治】 主治肛裂。

病例验证

用上药治疗肛裂患者32例，患者敷药后全部停止便血，大多数3～4天便血停止，最长的止血时间为6天，最短的为2天。止痛效果：敷药后有23例患者在3～5天疼痛消失，最长止痛时间为6天，平均止痛时间为4.5天。裂口愈合效果：经治疗后，除1例因伴有较大哨兵痔创面未愈合外，其余病例裂口全部愈合。一般愈合时间为7天左右，最长的为10天，最短的为4天。

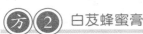

方 2 白芨蜂蜜膏

【处方组成】 白芨150克，蜂蜜40毫升。

【用法用量】 将白芨入锅，加水适量，煮沸至汁稠，除去白芨，用文火将药汁浓缩至糊状，离火，与煮沸的蜂蜜混合均匀，冷后入瓶制成白芨膏。便后涂患处，敷料固定，每日1次。

【功效主治】 主治肛裂。

病例验证

采用此方治肛裂16例，治愈

10例，好转4例，无效2例，有效率87.5%。

方 3 没药艾叶药液

【处方组成】 乳香、没药、红花、桃仁、丝瓜络、艾叶、椿根皮各15克。

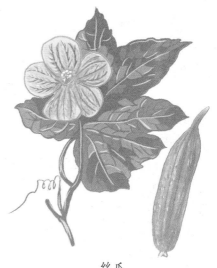

丝瓜

【用法用量】 将上药稍加粉碎后，用纱布包住，放脸盆内，加水半脸盆浸泡后，煎煮半小时，趁热熏洗，不烫手时将臀部浸泡于药水内坐浴，每次半小时（冬天在坐浴过程中加沸水保温），每日早晚各1次（包括排大便后的1次）。每剂药可用1～5天。

【功效主治】 活血化瘀，通络止痛。主治肛裂。

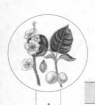

用此方共治疗85例，治愈83例，占97.6%，好转2例，占2.4%。平均治疗天数为5天，最长10天，最短3天。

方 4 黄芪玄胡汤

【处方组成】 黄芩、黄柏、苍术、当归、川芎、丹参、白芷、延胡索各20克，地榆、槐花各15克，制乳香、没药各10克，冰片3克(后下)。

【用法用量】 1～2日1剂，水煎20分钟，取液，坐浴，每日2次。1周为1个疗程。

【功效主治】 主治肛裂。

用此方坐浴治疗肛裂160例，用2个疗程后，其中痊愈141例，占88.13%；显效14例，占8.75%，无效5例，占3.13%，总有效率为96.87%。

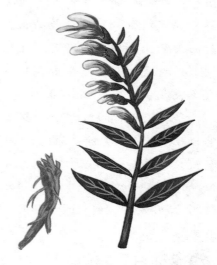

黄芩

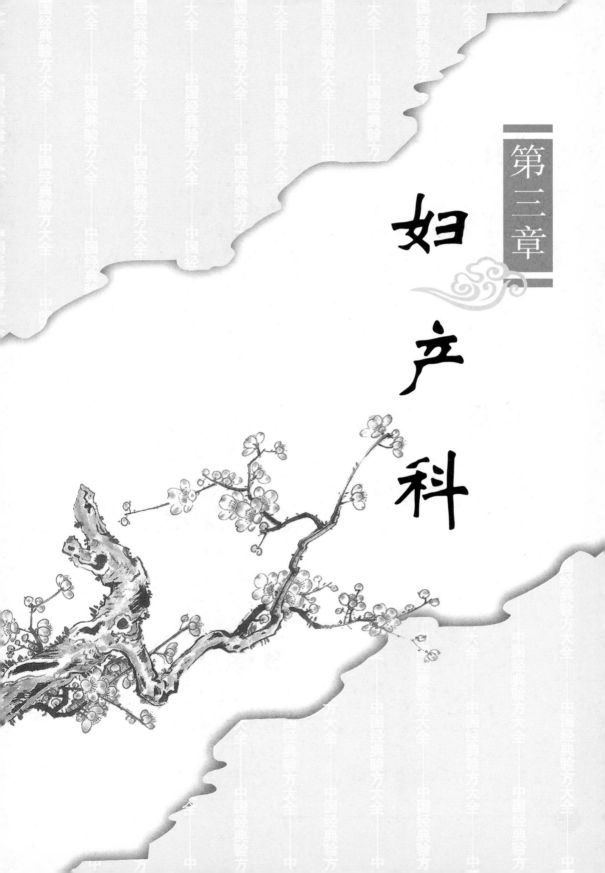

第三章

妇产科

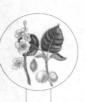

痛 经

　　凡在经期前后或在行经期间发生腹痛或其他不适，以致影响生活和工作者称为痛经。痛经又分为原发性痛经和继发性痛经。原发性痛经指生殖器官无明显器质性病变的月经疼痛，又称功能性痛经，常发生在月经初潮或初潮后不久，多见于未婚或未孕妇女，往往经生育后痛经缓解或消失；继发性痛经指生殖器官有器质性病变如子宫内膜异位症、盆腔炎和子宫黏膜下肌瘤等引起的月经疼痛。

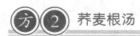 **当归泽兰液**

　　【处方组成】　全当归、川续断、杜仲、泽兰各15克，酒炒延胡索、柏子仁、香附、赤芍各12克，红花、桃仁、牛膝各6克，生甘草5克。

　　【用法用量】　将上药水煎3次后合并药液，分早中晚3次温服(黄酒少量为引)。每日1剂。正值月经期，连服3～5剂为1个疗程。

　　【功效主治】　主治痛经。

　　【加减】　若月经先期疼痛者，加栀子、丹皮、枳壳各10克；若月经后期疼痛者，加乌药、小茴香、鸡血藤各10克；若疼痛先后不定者，加白芍30克，柴胡10克，田七5克；若月经量多者，加阿胶(烊化)15克，地榆炭、茜草各10克。

病例验证

　　用此方治疗痛经患者180例，经服药1～3个疗程后，其中治愈169例，好转8例，无效3例，总有效率为98.33%。

方 2　荞麦根汤

　　【处方组成】　用全荞麦根50克(鲜品用70克)。

　　【用法用量】　于月经来潮前日1剂水煎服，连服2日。两个月经周期为1疗程。

【功效主治】 主治痛经。

用此方治疗痛经30例，近期治愈19例，好转9例，无效2例，总有效率为93%。对有效者随访6～12个月，复发者3例。

 当归赤芍汤

【处方组成】 当归10克，川芎12克，赤芍12克，大生地12克，红藤30克，败酱草20克，金铃子10克，炒五灵脂12克，炙乳没各5克。

【用法用量】 先将上药用清水浸泡30分钟，再煎煮30分钟，每剂煎2次。经行腹痛开始每日1剂，早晚各服1次。

【功效主治】 清热消肿，行瘀止痛。主治痛经属热性者经行腹痛，往往于经行第一天腹痛甚剧，或见血块落下则痛减，舌质红，苔薄黄，脉弦或弦数。

【加减】 症见膜样痛经，腹痛剧烈兼见呕吐者，加服辅助方：川黄连5克，川贝母粉10克，公丁香5克，肉桂3克，4味共研细末，分成5包，每日1包，分2次冲服，吐止即停服。平日可加服逍遥丸，每次服6克，每日服2次。

杨某，女，29岁。痛经久而不愈，脐下小腹部疼痛，来潮第一天腹痛甚剧，及至发现膜样脱落前又见一阵剧痛，继而血块落下则痛减，舌质红，脉弦，确诊为热性痛经。于经行前以上方服7剂，服用2个月后，痛经减轻。服用3个月后，痛经病愈。

 丹参芍药汤

【处方组成】 丹参、赤芍、乌药、香附、五灵脂、山楂、延胡索、木香、三棱、莪术各10克，吴茱萸3克，肉桂5克。

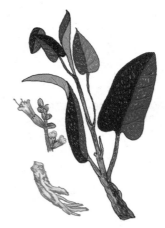

丹参

第三章 妇产科

【用法用量】 每日1剂，水煎，分2次服。

【功效主治】 主治蜕膜样痛经，证属寒凝胞宫、瘀阻不通，不通则痛。

病例验证

洪某，女，20岁，未婚。自15岁月经初潮起，每次行经小腹部呈持续性剧痛，甚至肢冷汗出，泛恶呕吐，小腹腰背凉感，喜按喜暖，经期准，经量多，色紫有血块或如烂肉样片状物排出(曾作病理切片诊断为大片内膜组织)，血块排出后痛减，血量亦渐减少，舌红有紫气，脉细弦。现月经将临，治当温经通络，活血化瘀。脱膜散加味主之，服上药7剂后月经来潮，量较前减少，腹痛明显好转未呕吐。以后每于经前服上方，连续3个月经周期，痛经告愈。

方 ⑤ 柴胡通经汤

【处方组成】 柴胡10克，香附10克，陈皮10克，郁金10克，当归12克，赤芍12克，延胡索15克，小茴香6克，乌药12克，益母草15克，丹参15克，甘草6克。

【用法用量】 每日1剂，水煎，早晚服下。于经前5天开始服药，6剂为1个疗程。连续服用3个月经周期。

【功效主治】 主治痛经。

病例验证

王某，女，27岁。未婚，有痛经史8年，14岁月经初潮，每次月经来潮前小腹胀痛，时轻时重，剧痛时不能站立，卧床翻滚，冷汗淋漓，四肢厥冷，恶心呕吐，不欲进食，月经量或多或少，色紫黯，有血块，胸肋及两乳房作胀，烦躁，舌质紫黯，边有瘀点，苔薄白，脉沉弦。屡服西药治疗无效，现月经来潮，上症复现。辨证为气滞血瘀痛经，治宜活血化瘀、行气止痛，方用通经汤加蒲黄、五灵脂各9克，附子、艾叶各6克，橘核12克。服药3剂，诸症减轻。下次月经前守方服5剂，痊愈，诸症消失。经随访，至今未再复发。

方 ⑥ 温经散寒汤

【处方组成】 当归10克，川芎10克，赤芍12克，白术12

克，紫石英20克，葫芦巴6克，五灵脂12克，金铃子10克，延胡索10克，制香附12克，小茴香6克，艾叶6克。

【用法用量】 经行腹痛开始每日1剂，早晚各服1次。

【功效主治】 温经化瘀，散寒止痛。经前或经时小腹拧痛或抽痛，凉而沉重感，按之痛甚，得热痛减，经行量少，色黯有血块，畏寒便溏，苔白腻，脉沉紧。

【加减】 本方适宜于寒湿搏于冲任所致痛经。如受寒重者，可加吴茱萸3克，桂枝6克；血瘀重者，加桃仁10克，红花5克。

病例验证

芦某，女，19岁。暑月经行，不避生冷瓜果，寒湿伤中，凝滞胞脉，故经行腹痛，连及脘腹，泛哕干呕；经期延后，夹有紫黑血块，淋漓七八日始净；舌质淡、苔白滑、舌尖边有紫黯瘀黑，脉沉弦。综合脉证，乃中州寒湿，影响胞脉所致的经迟痛经。应师法温经散寒汤之义，治宜温中、活血、通经：高良姜、制香附、当归、川芎、生蒲黄（包煎）、五灵脂、陈皮、法半夏、白术各9克，吴茱萸3克，小茴香6克，服三剂后，疼痛大减，经色转红，血块消失，药已中的，守方再服3剂。服后月经净，精神好转，食欲渐馨。嘱服艾附暖宫丸善后。按：暑月贪凉，寒湿伤中，中阳不振，浊阴用事，当血液下注血海，暗随其下，停滞胞脉，经行之时，乘机内发，而成经迟痛经之症，今取高良姜、制香附、吴茱萸、小茴香等温中行气，当归、川芎、失笑散等活血通络，故收立竿见影之效。

 当归白芍汤

【处方组成】 当归20克，白芍30克，赤芍、五灵脂、延胡索、香附、荔枝核、怀牛膝、川芎各12克，吴茱萸、肉桂、泽兰、红花、甘草各8克。

【用法用量】 将上药水煎，每日1剂。每次于月经前5天开始用药，服至月经来潮时停服。连续服2～3个月经周期。

【功效主治】 主治痛经。

病例验证

用本方治疗痛经患者140例，其中治愈135例，显效4例，无效1例。

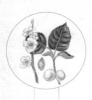

闭 经

凡年龄超过18岁而未行经者，称为原发性闭经；月经初潮之后，正常绝经之前的任何时期，月经3个月不来潮者，称为继发性闭经。而妊娠期、哺乳期不在此例，此乃生理现象。病理性闭经又可分为假性闭经和真性闭经，假性闭经像处女膜、阴道、宫颈等有先天性粘连或闭锁，致使月经不能流出，形成假性闭经。真性闭经的原因很复杂，除第二性征发育不良之外，尚有子宫性闭经、卵巢性闭经、垂体性闭经、下丘脑性闭经等。所以在诊治闭经时必须周密考虑，仔细检查，对症下药，方不致误病。

 闭经疏养汤

【处方组成】 潞党参30克，炒白术10克，白茯苓10克，甘草30克，当归30克，杭白芍30克，川芎6克，熟地黄30克，漏芦10克，鬼箭羽10克，路路通10克，炮山甲6克，全蝎2克(研分3次冲服)，蜈蚣1克，䗪虫6克，水蛭6克，茺蔚子10克，醋香附10克，茜草根15克。

【用法用量】 隔日1剂，水煎3次，日分3次服。90剂为1个疗程。亦可制丸服。

【功效主治】 益气养血，通络行瘀。治疗功能性闭经。

病例验证

王某，女，26岁。经停1年，经治未潮。患者从17岁初潮，始至不规则，逐渐如期而至，但未孕。1年前，因感冒咳嗽、咽痛、鼻衄、鼻衄，月经当期而未潮。2个月后，经3次尿妊娠试验均阴性。又两月，乃经某妇产科诊断性刮宫及子宫内膜活检，提示卵巢可排卵，宫腔大小形态正常。又以黄体酮、乙烯雌酚注射口服试验为阳性，疑似丘脑下部或卵巢性闭经，并用中西药治疗，仍无月经来潮。现唯时感腰腿酸重、头昏、少寐、乏力。脉涩，苔薄白，舌淡红。诊为继发性闭经(功能性)。辨证：气血两虚，胞宫瘀滞。方用闭经疏养汤：上方每隔日1剂，连服80余剂，又以本方制丸1料以善后。经近1年的治疗，1年后，月经已来潮，并趋正常。

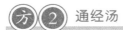**通经汤**

【处方组成】 当归15克，益母草25克，黄芪12克，香附9克。

【用法用量】 每日1剂，水煎服。

【功效主治】 主治继发性闭经。

【加减】 气血两虚者，加党参、阿胶；气滞血瘀者，加枳壳、川芎；寒湿凝滞者，加附子、茯苓、白术。

病例验证

治疗继发性闭经52例，结果：临床治愈(月经来潮，行经正常)41例，显效8例，无效3例，总有效率94.1%。

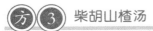**柴胡山楂汤**

【处方组成】 柴胡、木香各10克，北山楂30克，红糖2茶匙为引。

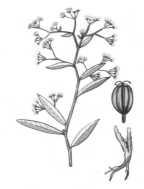

柴胡

【用法用量】 每日1剂，水煎服。连服3~5天。

【功效主治】 主治妇女闭经。

病例验证

用此方治疗30例闭经患者，治愈26例，好转2例，无效2例。

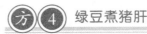**绿豆煮猪肝**

【处方组成】 绿豆150克，猪肝200克。

【用法用量】 先将绿豆煮熟后，加入新鲜猪肝(洗净剁碎)，煮沸约5分钟后食用。分3次口服，每日1剂，至治愈为止。

【功效主治】 主治闭经。

病例验证

用此方治疗闭经患者32例，

均连服3～5剂而月经来潮。

 方 5 黄芪白术汤

【处方组成】 黄芪15克，白术、熟附片、桂枝、枸杞子、女贞子、菟丝子、覆盆子、留行子、茺蔚子各9克。

【用法用量】 每日1剂，水煎服。

【功效主治】 主治闭经属肾虚者。

病例验证

用此方治疗闭经20例，显效12例，有效7例，无效1例。

 方 6 麻黄石楠叶汤

【处方组成】 麻黄、桑白皮、桑叶、香附、牛膝各9克，白芥子、桔梗各6克，淫羊藿、石楠叶各30克，熟地黄、鹿角霜各12克，益母草15克。

【用法用量】 水煎服，于月经干净后，每周服5日，每日1剂，3个月为1疗程。

【功效主治】 活血，祛淤，调经。主治青春期闭经。

【加减】 便秘者，加大黄、

瓜蒌壳；阴虚者，加天冬、生地黄。

病例验证

治疗闭经30例，有效25例，显效5例。

方 7 当归柴胡汤

【处方组成】 当归、熟地黄、益母草各12克，白芍、香附、红花、茯苓、白术、川芎、柴胡、泽兰、郁金各10克，甘草6克。

【用法用量】 将上药水煎3次后合并药液，分早中晚内服，每日1剂。

【功效主治】 主治气滞血瘀型闭经。

【加减】 肾虚腰痛者，加川断、寄生、杜仲；小腹冷痛者，加吴茱萸、肉桂、艾叶；便秘者，加火麻仁、郁李仁、生大黄；胸胁胀痛者，加川楝子、炒枳壳、延胡索。

病例验证

用此方治疗气滞血瘀型闭经59例，全部获得治愈。

倒 经

妇女在行经前后1~2天内，出现周期性的吐血或鼻衄，名为经行吐衄。多数兼有月经量少或无月经，故又名"逆经"，属代偿性月经之一。

方 1 墨旱莲白茅根汤

【处方组成】 墨旱莲12克，怀牛膝、焦山栀、淡子芩、焦楂炭、丹参各9克，柴胡3克，鲜生地黄24克，炒当归、炒赤芍各6克，白茅根15克。

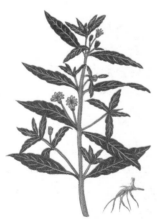

墨旱莲

【用法用量】 每日1剂，水煎，分2次服。

【功效主治】 主治倒经，症见素有头晕，腰酸带下，闭经，性情急躁，易生气，舌苔薄黄，脉弦数。清肝泻热，引血下行之功。适用于肾虚肝热气逆，迫血妄行。

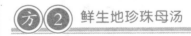
病例验证

用此方治疗倒经患者30例，经用药1~2剂后，均获得治愈。

方 2 鲜生地珍珠母汤

【处方组成】 鲜生地、珍珠母(先煎)各30克，丹皮炭12克，焦山栀、荆芥炭、黄芩各6克，牛膝炭15克，生甘草3克。

【用法用量】 将上药水煎，早晚各服1次。于周期性吐衄前服完5剂。每日服1剂。如无效果，可于下个月周期性吐衄前再服5剂。

【功效主治】 主治倒经。

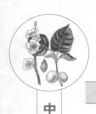

病例验证

　　用此方治疗倒经患者13例，未婚9例，已婚4例，年龄均在35岁以内。13例中，服药5剂治愈者4例，10剂治愈者3例，15～20剂治愈者4例，无效2例。

方 ③ 当归珍珠母汤

　　【处方组成】　全当归、代赭石（先煎）、珍珠母（先煎）各20克，生地黄、玄参、黄芪、川牛膝、茜草、赤芍、香附、白茅根、益母草各15克，黄芩、川黄连、红花、生甘草各6克。

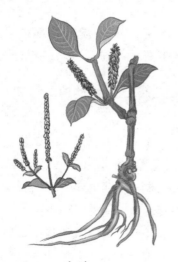

牛膝

　　【用法用量】　在月经来潮前7天开始服药，每日1剂，水煎服。一般服药2个周期即可见效。

　　【功效主治】　主治倒经。

病例验证

　　用此方治疗倒经患者60例，其中治愈者58例，无效者2例。服药1个周期痊愈者25例，服药2个周期痊愈者30例，服药3个周期痊愈者3例。

方 ④ 当归党参汤

　　【处方组成】　炒荆炭、生石膏（先煎）、炒子芩、当归、党参各10克，紫丹参、山栀、白茅花各6克，橘络、丹皮、白芍、牛膝各5克。

　　【用法用量】　每日1剂，水煎，分2次服。

　　【功效主治】　主治代偿性月经(倒经)。

病例验证

　　用此方治疗198例，结果：痊愈127例，显效36例，有效21例，无效14例，总有效率92.9%。

功能性子宫出血

功能性子宫出血简称功血，系指无周身性疾病(如出血性疾病、心血管病、肝肾疾病等)及生殖器官器质性病变(如子宫内膜息肉、子宫肌瘤、绒毛膜上皮癌、不全流产等)，而是由于神经内分泌系统功能障碍所引起的子宫异常出血。功血多见于更年期，约占50%，而育龄期约占30%，青春期约占20%。功血又可分为无排卵型和排卵型两类。无排卵型功血可见于子宫内膜增生或萎缩。排卵型功血可见于黄体不健及黄体萎缩不全。

方 1 紫草青蒿汤

【处方组成】 紫草、乌贼骨、棕榈炭、阿胶(烊化)各20克，生地黄、青蒿、地骨皮各15克。

【用法用量】 每日1剂，水煎服。

【功效主治】 主治功能性子宫出血，症见血热崩漏，血色鲜红，量多无块者。

病例验证

用此方治疗功血100例，其中血热型32例，治愈31例；阴虚血热型48例，治愈45例；气虚血瘀型20例，治愈11例，无效7例。本方立意以收涩止血为主，配以清热凉血止血，若体虚有瘀者，不宜用，以免由于收涩反而造成瘀血内停。

方 2 椿皮白术散

【处方组成】 椿皮40克，白术、炒山栀、棕榈炭、地榆炭各25克，侧柏叶20克。

【用法用量】 每日1剂，水煎，分3次服。

【功效主治】 凉血活血，补气健脾。主治功能失调性子宫出血。

【加减】 气虚不摄者，加人参10克，黄芪15克；血热妄行者，加黄芩10克，地骨皮10克；肝气郁结者，加柴胡8克；肾虚不固者，加杜仲10克，枸杞子10克。

用此方治疗患者122例中，结果67例显效，36例好转，无效19例。

方 3 阿胶当归汤

【处方组成】 阿胶（烊化）、当归各30克，红花、冬瓜子、仙鹤草各12克。

【用法用量】 每日1剂，水煎，分2次服，服至痊愈为止。

【功效主治】 主治功能性子宫出血。

用此方治疗功能性子宫出血、月经过多症患者28例，一般服用3剂则血止。

方 4 菟丝子枸杞汤

【处方组成】 菟丝子30克，枸杞子15克，生地黄、白芍、当归各10克，川芎、红花各3克。

【用法用量】 每日1剂，水煎，餐后服。出血期并用妇贴灵（含女贞子、炒五灵脂各15克，研末）3克，加食醋、姜汁各1毫升，

调糊，贴敷于关元穴，每日换药1次。于出血期前8日开始，用口服药至出血期后8日，均1个月为1个疗程。

【功效主治】 主治功能性子宫出血。

【加减】 出血期加仙鹤草30克。

用此方治疗功能性子宫出血各30例，痊愈24例，显效5例，无效1例。

方 5 墨旱莲汤

【处方组成】 墨旱莲、血见愁各35克，女贞子、生黄芪各20克，全当归、仙鹤草、白芍、熟地黄、白术、菟丝子、益母草各15克，甘草10克。

【用法用量】 每日1剂，水煎，分2～3次口服。5剂为1个疗程。

【功效主治】 主治子宫出血。

用此方治疗子宫出血患者62例，其中治愈55例，显效4例，有效2例，无效1例。一般服药1～2个疗程获愈或显效。

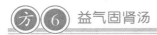

方⑥ 益气固肾汤

【处方组成】 黄芪60克，墨旱莲30克，炒荆芥10克，升麻6克。

【用法用量】 每日1剂，水煎服。

【功效主治】 主治功能性子宫出血。

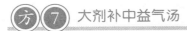

治疗功血214例，治愈(半年未复发)194例占90.7%，好转20例占9.3%，总有效率为100%。

方⑦ 大剂补中益气汤

【处方组成】 党参、黄芪各60克，炒升麻、益母草各30克，柴胡9克，独活6克，桔梗、血余炭各10克。

【用法用量】 每日1剂，水煎服。

【功效主治】 主治功能性子宫出血。

病例验证

治疗功血50例，服药3剂，痊愈23例，显效(服药2～4个周期，诸症渐消)13例，有效9例，无效5

例，总有效率90%。

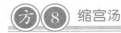

方⑧ 缩宫汤

【处方组成】 蚤休15～20克，益母草10～30克，炒枳壳20～60克，炒蒲黄、炒五灵脂各15克，红花3克。

【用法用量】 每日1剂，水煎，分2次服。

【功效主治】 收敛止血，活血行瘀。主治功能失调性子宫出血。

【加减】 血瘀型选加三七5～10克，血余炭6克，花蕊石10克，丹参10克；血热型选加栀子8克，丹皮炭10克，桑叶6克，马齿苋10克，鸡冠花10克；阴虚型去红花加墨旱莲15克，女贞子10克，阿胶珠10克，生地黄炭10克，白芍6克；气虚型去红花，酌加炒白术10克，炒山药15克，鹿衔草15克，山萸肉6克，补骨脂10克，乌贼骨6克。

【注意事项】 忌酒辣生冷，宜卧床休息。

病例验证

治疗子宫出血138例，显效101例，有效25例，无效12例，总有效率达91.3%。

习惯性流产

习惯性流产是指连续3次以上的自然流产者，中医称滑胎，又叫堕胎、小产。多因气虚、肾虚、血热、外伤等以致屡孕屡堕。

方 ① 杜仲黄芪汤

【处方组成】 杜仲、桑寄生、菟丝子、覆盆子、川续断、党参、炙黄芪各15克，杭白芍、阿胶(烊化)、陈皮各12克，生甘草6克。

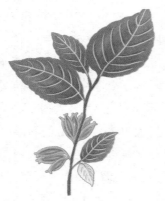

杜仲

【用法用量】 每日1剂，水煎，分2～3次口服。于上次流产期前1周开始服用，服至度过流产危险期止。

【功效主治】 主治习惯性流产。

【加减】 若失眠者，加龙骨（先煎）、炒酸枣仁、远志各10克；若食欲减退者，加砂仁(后下)6克，鸡内金3克；若呕吐较重者，加姜半夏、竹茹、紫苏叶各6克；若大便秘结者，加白术、制首乌、肉苁蓉各10克。

病例验证

用此方治疗习惯性流产患者80例，其中正常分娩者78例，自然流产者2例。

方 ② 地黄杜仲散

【处方组成】 人参15克，熟地黄20克，鹿茸20克，枸杞子15克，续断10克，杜仲10克，菟丝子20克，巴戟天20克。

【用法用量】 每日1剂，水煎服。

【功效主治】 滋补肝肾，安胎止崩。主治习惯性流产。

【加减】 如兼有脾气虚弱者，加升麻、柴胡各12克，黄芪15克，砂仁（后下）6克，紫苏梗9克，陈皮6克；兼有胃阴不足者，加生地黄20克，石斛15克，黄芩12克，黄连9克，乌梅12克，竹茹12克，半夏6克，沙参12克；兼有胞脉受损者，加阿胶12克(烊化)，血余炭15克，棕榈炭10克，艾叶炭10克。

病例验证

治疗滑胎103例，妊娠到足月分娩者102例，占99.03%；妊娠4个月自然流产者1例，占0.97%。

 补肾安胎汤

【处方组成】 炙黄芪、益智仁各15克，炒杜仲、补骨脂、菟丝子各12克，续断、狗脊各20克，阿胶（烊化）10克，黑艾叶9克。

【用法用量】 每日1剂，水煎服，连服7～10剂。自觉症状改善后，改为每周服药2剂，至妊娠6个月后停药。

【功效主治】 主治流产。

病例验证

治疗流产30例，均足月顺产。

 自拟安胎饮

【处方组成】 苎麻根、芡实米、杜仲、续断、当归、熟地黄、白芍各10克。

【用法用量】 每日1剂，水煎，分2～3次内服。3个月为1个疗程。

【功效主治】 主治习惯性流产。

【加减】 气血两虚者，加人参、黄芪；阴虚火旺者，加生地黄、百合、石斛、地骨皮；痰湿内蕴者，加白术、砂仁、蔻仁、陈皮、大腹皮；肾阳虚者，加菟丝子、桑寄生、阿胶。

【注意事项】 严禁房事。

病例验证

应用自拟安胎饮治疗习惯性流产21例，保胎成功19例。

 助阳安胎汤

【处方组成】 鹿角片、巴戟天、淫羊藿、山茱肉、杜仲各10克，党参、熟地黄各12克，炙黄芪、山药各15克。

【用法用量】 水煎服。于流产后未见成孕或孕后未见阴道出血者，均每月服药15剂左右，服至上次流产的孕月后递减；如有阴道出血，先用止血药，血止后再服此方。

【功效主治】 助阳，安胎。主治习惯性流产。

 病例验证

治疗习惯性流产54例(均流产3～5次)，治愈48例，无效6例，治愈率为88.9%。

方 6 补肾调冲汤

【处方组成】 党参、枸杞子各15克，熟地黄、鹿角霜、菟丝子、巴戟天各20克，续断、杜仲各10克。

【用法用量】 每日1剂，煎服。

【功效主治】 补肾，安胎。主治习惯性流产。

病例验证

治疗习惯性流产103例，治愈

(足月分娩，婴儿健壮，智力发育良好)102例，占99.03%，无效(妊娠4个月自然流产)1例，占0.97%。

 地黄杜仲汤

【处方组成】 熟地黄、鹿茸、菟丝子、巴戟天各20克，人参、枸杞各15克，杜仲、续断各10克。

【用法用量】 每日1剂，水煎服，早晚分服。

【功效主治】 补肾助阳，安胎止崩。主治滑胎。

【加减】 兼脾气虚弱者，加黄芪15克，升麻、柴胡各12克，苏梗9克，砂仁（后下）、陈皮各6克；兼胃阴不足者，加生地20克，石斛15克，黄芩、乌梅、竹茹、沙参各12克，黄连9克，半夏6克；兼胞脉受损者，加血余炭15克，阿胶12克，棕榈炭、艾叶炭各10克。

病例验证

治疗103例，妊娠到正常预期分娩者102例，占约99%，妊娠4个月自然流产者1例。

不孕症

在未避孕的情况下，夫妇同居1～3年而未怀孕者称为不孕症。上述期间从未怀孕者称为原发性不孕症，曾有妊娠史而又连续3年未孕者称为继发性不孕症。女性不孕症的原因有排卵功能障碍、宫腔粘连、子宫内膜异位、子宫肌腺病、输卵管炎和免疫性不孕等。

 补中益气汤

【处方组成】 黄芪、党参、白术、茯苓、当归、枸杞、菟丝子各15克，乌药、陈皮各10克，甘草、升麻各6各。

【用法用量】 每日1剂，水煎服。

【功效主治】 滋补肝肾，益气生阳。主治不孕症。

【加减】 经期腹泻者，去当归，加莲肉10克，炒砂仁3~6克，白扁豆10克；单相体温者，加巴戟天6~15克，紫石英10克；经期长者，去当归，加海螵蛸10克，仙鹤草10克，墨旱莲炭15克。

病例验证

用本方加减治疗继发性不孕症32例。治疗2个月内受孕者20例，3个月内受孕者6例，半年内受孕者2例，治疗半年未受孕者4例。

 温肾种子汤

【处方组成】 艾叶12克，香附9克，当归9克，川芎9克，熟地黄15克，吴茱萸9克，赤芍15克，川断12克，肉桂6克，黄芪15克，狗脊12克，桑寄生15克，乌药9克，小茴香4克。

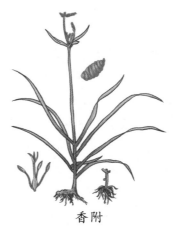

香附

【用法用量】 每日1剂，水煎，早晚各温服1次。

【功效主治】 益肾暖宫，温经散寒。主治婚后不孕，月经后期，量少色淡，面色晦暗，精神委靡，性欲淡漠，腹痛腿软，小腹冷痛，手足欠温，小便清长，大便不实，舌淡而苔白水滑，脉沉细或沉迟。

病例验证

李某，30岁。结婚8年未孕，月经初潮17岁，周期50～60天，量少，色淡红或暗红，持续2～3天。小腹隐痛，腰膝酸痛，形寒肢冷，食纳欠佳，精神疲乏，小便清长，情欲淡薄，脉象细弱，舌质淡红，舌苔白薄。综上脉证，乃脾肾阳虚、气血不足、胞寒不孕。治以补益脾肾、温润添精。诊刮病理报告：月经期子宫内膜腺体分泌不良。输卵管通气术：通畅。丈夫精液检查：属正常范围。妇检：外阴阴道正常，宫颈光滑，子宫前位，核桃大小，活动质地均正常，双侧附件无异常。处方：熟地黄15克，白芍12克，川芎6克，当归9克，黄芪15克，党参9克，枸杞9克，川断9克，巴戟天9克，香附9克，艾

叶9克，川椒4克，小茴香4克，服5剂。服药后精神好转，食欲增加，遂以上方为基础，酌情增填鹿角霜、肉桂、吴茱萸、紫河车等提高黄体水平，改善腺体分泌不良等药。连服5月余，月经对月，周期30天左右，量亦增多，诸症悉愈。10月顺产一男婴。

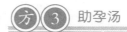 方 ③ 助孕汤

【处方组成】 当归30克，川芎10克，生、熟地黄各15克，赤、白芍各10克，济阿胶(烊冲)10克，泽兰叶10克，醋香附10克，茺蔚子15克，紫石英(先煎)20克，炮山甲6克，陈艾叶10克。原发性不孕可加肉苁蓉、巴戟天各10克，继发性不孕可加红藤、败酱草各20克。

【用法用量】 每日1剂，水煎3次，分3次服。连服5～10剂后，改为每月经临期前1～2天或行经期，连服4～5剂，共30剂为1个疗程。

【功效主治】 行气活血，调经助孕。主治女性不孕症。

【加减】 原发性不孕者，加肉苁蓉、巴戟温肾益精，意在促使天癸之至；继发性不孕者，

加红藤、败酱草，增强清热解毒之功。

吴某，女，28岁。婚后3年未孕，男女双方曾经检查，生殖系统均无异常，月经或前或后，量中等，色紫黯有小凝血块，临行经前小腹胀痛、腰酸，经净则腹痛减，夫妇性生活和谐。素有脘痛、嗳气、纳少等病史，胸胁无胀痛，唯届月经来临，乳房微胀；脉涩，苔薄白，舌淡红。诊为原发性不孕症。证属肾虚肝郁，气滞血瘀。方用助孕汤：当归30克，川芎、赤白芍、济阿胶(烊冲)、泽兰、醋香附、陈艾叶、肉苁蓉各10克，生熟地、茺蔚子各15克，炮山甲6克，紫石英(先煎)20克。上方连服10剂，暂停，侯每月经临前连服药5剂。先后3个月共服本方30剂，痛经已止，经水色质正常，渐趋如期而至。再续服15剂。时隔停药后4个月，闻已妊娠。

方 4 乾坤定生丹

【处方组成】 炒熟地黄15～20克，杞果、菟丝子、白术、补骨脂各12克，淫羊藿、当

归、紫石英（先煎）、茯神各15克，仙茅10克。

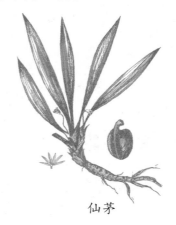
仙茅

【用法用量】 间日1剂，水煎服，一般月经净后14日开始服，用药30日。

【功效主治】 主治女性不孕症。

治疗女性不孕症130例，结果：痊愈116例，有效13例，无效1例，总有效率99.2%。

方 5 立生汤

【处方组成】 茯苓、白术、薏苡仁、山药、当归各10克，川芎、蒲黄（包煎）、五灵脂各15克，乌药、青皮各12克。

【用法用量】 每日1剂，水煎服。

【功效主治】 温经通络，散寒祛湿，活血化瘀，益气摄精。适用于寒湿瘀阻型不孕症。

病例验证

治疗女性不孕症30例，病史2～4年，27例受孕生育，3例未孕。

方 6 疏肝助孕汤

【处方组成】 柴胡、郁金、青皮、赤芍、白芍、牛膝各9克，香附、延胡索、王不留行、路路通、当归、炮山甲、鹿角霜各12克。

【用法用量】 每日1剂，水煎服。于月经净后第三天开始服，连服7剂。

【功效主治】 主治不孕症。

病例验证

治疗不孕症65例，结果：痊愈45例，有效17例，无效3例。

方 7 狗头散

【处方组成】 全狗头骨1个。

【用法用量】 将狗头骨砸成碎块，焙干或用砂炒干焦，研成细末。服药前测基础体温，有排卵的体温曲线呈双相型，即月经后3～7天开始服药。每晚临睡时服狗头散10克，黄酒红糖为引，连服4天为1个疗程。未成孕者，下次月经过后再服。连用3个疗程而无效者，改用它法治疗。

【功效主治】 主治不孕症。
【注意事项】 忌食生冷。

病例验证

用本方治疗不能受孕者400例，其中服药1个疗程受孕者360例，服药2个疗程受孕者34例，3个疗程受孕者6例。

方 8 大熟地蛇床子汤

【处方组成】 大熟地、杭白芍、女贞子、阳起石、紫石英(先煎)、桑寄生各15克，全当归、鹿角霜、淫羊藿各10克，蛇床子3克。

【用法用量】 每日1剂，水煎服。

【功效主治】 主治不孕症。

【加减】 若气虚者，加党参10克，黄芪15克；痰湿者，加半夏8克，陈皮5克；气滞者，加香附8克，逍遥丸9克；血瘀者，加穿山甲6克，皂角刺6克。

病例验证

临床疗效34例中，结果疗效较好。

输卵管阻塞

女性生殖系统的输卵管因炎症等原因造成管道不通、不能排卵等，中医属不孕症范畴，表现有不孕、痛经、乳胀等。治宜畅通气机，化瘀通胞。

 小茴香当归汤

【处方组成】 小茴香、五灵脂、川芎、香附、艾叶各10克，当归、赤芍各12克，肉桂3克，没药5克。

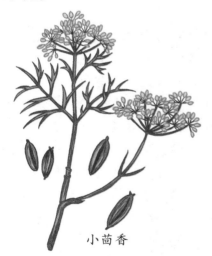

小茴香

【用法用量】 每日1剂，水煎服。经期停服。

【功效主治】 活血化瘀，通经活络。主治输卵管阻塞。

【加减】 若输卵管积水者，加茯苓皮3~5克，大腹皮、木通各5~10克；粘连闭锁者，加三棱8克，莪术8克，王不留行8克；附件炎症，有压痛者，加地丁10克，蒲公英15克，川楝子3~10克。

病例验证

用此方治疗50例，治愈43例，服药30~90剂。随访已妊娠生育者22例。

 输管汤

【处方组成】 制首乌、菟丝子、全当归、益母草、台党参、炒枳壳、怀牛膝各15克，赤芍、白芍、淫羊藿、王不留行各10克，炙黄芪、紫石英（先煎）各30克，广郁金12克。

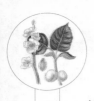

【用法用量】 每日1剂，水煎2次，早晚分服。

【功效主治】 主治双侧输卵管闭塞、双侧附件炎，症见月经先后不定期，经血量少，其色淡红，血中有块，其数不多，经期稍有腹痛，平素腰酸乏力，胸闷叹息，纳差神疲，舌淡苔少，脉细略滑。

【注意事项】 宜用于脾肾双亏，气虚血热，兼有郁滞之输卵管闭塞者。

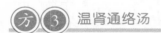

治疗输卵管阻塞63例，治疗9个月后，妊娠者45例，占71.4%。

方 ③ 温肾通络汤

【处方组成】 淫羊藿15克，仙茅10克，全当归10克，杭芍10克，川芎10克，益母草30克，细辛3克，小茴香10克，台乌药10克，炙甘草6克，炙黄芪10克，熟地黄10克，路路通10克，穿山甲6克，橘核10克，荔枝核10克。

【用法用量】 每日1剂，水煎服。

【功效主治】 舒肝理气，活血化瘀，润管通管。主治输卵管

积水。

【加减】 在原方加减化裁的基础上，再加入红牡丹根(盐炒)15克，肉桂10克，治疗子宫发育不良也能收到相当满意的疗效。

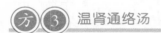

治疗输卵管不通12例，服药20～60剂，现有8人获效。

李某，女，27岁。患者结婚已3年，月经不调，周期不定，伴小腹痛，经行即腰膝疼痛，遇劳加重。3年来未孕，经某医院妇产科检查及通水试验，诊断为慢性附件炎、双侧输卵管不通。曾经注射胎盘组织液等治疗无效。望其精神不快，面色无华，且其四肢欠温，舌淡苔白，脉沉弱。证系下焦虚寒，湿凝胞络。嘱其服用温肾通络汤，其药渣热敷小腹。服药9剂后，又回某医院作通水试验，报告：双侧输卵管通水良好。患者精神愉快，诸症消失。随后亦受孕，顺产一男孩，发育良好。

方 ④ 通管汤

【处方组成】 赤芍、川芎、三棱、莪术、制乳香、制没药、

桃仁、昆布、海藻、夏枯草、炮山甲、皂角刺各9克，丹参30克，益母草、路路通各15克。

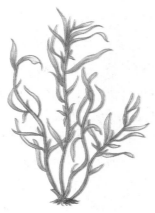

海藻

【用法用量】 每日1剂，水煎服，连服2月为1个疗程。

【功效主治】 凉血活血，软坚化结。主治输卵管阻塞性不孕症。

【加减】 气虚者，加党参10克，黄芪15克；肝郁气滞者，加柴胡8克，青皮8克，陈皮3克；寒凝者，加附子10克，肉桂2～5克，乌药5克，小茴香3克；输卵管积水者，加猪苓10克，茯苓皮3克，泽兰6克，薏苡仁15克；有附件炎者，加败酱草10克，红藤10克，蒲公英15克，紫花地丁15克；结核性者，加百部6克，十大功劳叶10克；小腹痛重，加延胡索8克，生蒲黄12克，炒灵脂

3～10克。

病例验证

服此方1～3个疗程后，痊愈(已妊娠或子宫输卵管造影或通液证实通畅者)92例(其中妊娠22例)，有效(输卵管通而欠畅)5例，无效11例，总有效率89.82％。

方 5 大黄桃仁丸

【处方组成】 大黄10克，桃仁、陈皮、细辛、斑蝥、红花各3克。

【用法用量】 将上药共研为细面，醋为丸如梧桐子大，每次月经第一天开始服用，两天分四次将药服完。每1个月经周期为1个疗程(服药后有时患者有呕吐和腹泻，一般无须处理)。

【功效主治】 主治输卵管不通。

病例验证

张某，女，32岁，结婚五年而不孕，平素体健，无任何疾病发现。男方检查一切正常。其本人检查为输卵管不通。患者服用大黄桃仁丸3个疗程，而自然怀孕。

子宫脱垂

　　子宫脱垂是指子宫位置低于正常，轻者子宫颈仍在阴道内，重者子宫全部脱出阴道外的病症，主要原因是支托子宫的韧带、肌肉、筋膜松驰所致。产时宫口未开全而过早用力、产伤未及时修补、产后过早参加重劳动、老年性组织萎缩和长期腹腔压力增加(如慢性咳嗽等)都能引起子宫脱垂。中医认为本病发生主要是由于中气不足或肾气亏损，冲任不固，带脉失约所致。此外，慢性咳嗽、便秘、年老体衰等，也易发生子宫脱垂。临床根据子宫脱垂程度，分为三度：Ⅰ度：子宫颈下垂到坐骨棘水平以下，但不超越阴道口；Ⅱ度：子宫及部分子宫体脱出于阴道口外；Ⅲ度：整个子宫体脱出于阴道口外。

方 ① 益母草枳壳汤

【处方组成】　益母草30克，枳壳20克，巴戟天12克，当归、升麻各9克，党参、炒白术、生黄芪、炙黄精、炙龟板、大枣各15克。

【用法用量】　每日1剂，水煎，分2次服。

【功效主治】　补气固脱。主治子宫脱垂。

病例验证

　　苏某，女，52岁。生育7胎，产后负重过力，致子宫脱垂有18年之久，整个子宫体脱出阴道外，大如拳头，妇科诊为Ⅲ度子宫脱垂。经用本方加怀山药、芡实治疗，3个疗程后，子宫逐渐复位，随访半年未见复发。

方 ② 白前山药汤

【处方组成】　白前、土牛膝、山药、毛木香、桔梗、沙参、天花粉各30克，铁菱角60克，山茄、土大黄各15克。

【用法用量】　每日1剂，水煎服，连服至治愈。

【功效主治】 消肿止痛，益气固脱。主治子宫脱垂。

病例验证

用此方治疗子宫脱垂41例，近期治愈38例。

 方 ③ 升麻鸡蛋

【处方组成】 升麻4克研细末，鸡蛋1个，钻小孔将药粉放入蛋内搅匀。

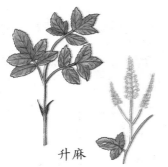

升麻

【用法用量】 封口蒸熟，早晚各服1个，10天1个疗程，疗程间隔2天。

【功效主治】 升阳举陷。主治子宫脱垂。

【注意事项】 服药期间忌重体力劳动及房事。

病例验证

治疗子宫脱垂120例(其中Ⅰ度脱垂63例，Ⅱ度51例，Ⅲ度6

例)，经3个疗程，治愈104例，显效12例，无效4例。

 方 ④ 党参黄芪汤

【处方组成】 党参、黄芪、白术、升麻各5克，陈皮、柴胡各4.5克，生姜3片，红枣7颗，仙鹤草、熟地黄各8克，桑寄生、海螵蛸、金银花各6克。

【用法用量】 每日1剂，水煎服。

【功效主治】 补中益气，滋补肝肾。主治子宫脱垂。

病例验证

用此方治疗34例，治疗效果较好。

 方 ⑤ 升麻牡蛎散

【处方组成】 升麻6克，牡蛎12克共研细粉。

【用法用量】 每日分2～3次空腹服下。按子宫脱垂程度Ⅰ度、Ⅱ度、Ⅲ度，分别服药1个月、2个月、3个月为1个疗程，可连服3个疗程。少数患者于服药1周后出现下腹微痛，可不停药或减量。

【功效主治】 升阳举陷。主治子宫脱垂。

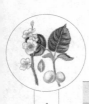

用此方治疗子宫脱垂723例，痊愈529例，占73.16%；好转156例，占21.57%；无效38例，占5.25%；总有效率为94.74%。据观察服药3个疗程的治愈率明显增高。

 方 6 白胡椒制附散

【处方组成】 白胡椒、制附片、肉桂、党参各20克。

【用法用量】 以上5味共研细末，加红糖60克，和匀分成30包，每日早晚空腹服1包，开水送下，服前先饮少量黄酒或1小杯白酒。15天为1个疗程。

【功效主治】 升提固脱，温补脾肾。主治子宫脱垂。

【加减】 对于病情重者，可兼用五倍子、椿根白皮各100克，煎汤趁热熏洗，以加强收敛固脱之效。

【注意事项】 服药期间忌食生冷，避免重劳。

用此方治子宫脱垂73例，1个疗程后痊愈35例，经2～3个疗程大部分获痊愈，总有效率为95.8%。

 方 7 五倍子枯矾丸

【处方组成】 五倍子、枯矾各60克，升麻、蛇床子、野菊花各30克。

【用法用量】 将上药共研为极细末，炼蜜为丸。每丸9克，每次1丸，1日3次，开水送服。

【功效主治】 主治子宫脱垂。

用此方治疗子宫脱垂患者50例，经用药1～2料，均获治愈。

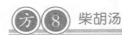 **方 8 柴胡汤**

【处方组成】 柴胡、升麻、知母各15克，黄芪、党参各60克，桔梗20克，重症者再加红参15克(另炖后对入)。

【用法用量】 将上药水煎，两天服1剂。

【功效主治】 主治子宫脱垂。

用上药治疗子宫脱垂患者40例，其中，Ⅰ度者10例，均痊愈；Ⅱ度者25例，痊愈20例，好转5例；Ⅲ度者5例，痊愈2例，好转3例。疗程均在12～90天。

子宫肌瘤

子宫肌瘤是妇女常见肿瘤，大多为良性，极少恶变。主要临床表现为月经过多过频，经期延长，白带多等。本病属中医学"崩漏""癥瘕"范畴。

方 ① 丹参桃仁汤

【处方组成】 丹参15～25克，桃仁10～15克，赤芍、橘核、山豆根各10～20克，三棱8～10克，山慈菇、桂枝、香附各6～12克，荔枝核15～20克。

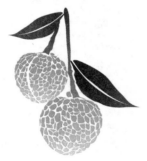

荔枝

【用法用量】 每日1剂，水煎服。

【功效主治】 理气活血，消瘀散结。主治子宫肌瘤，卵巢囊肿，症见月经前期，量多，行经期延长，经前、经期腰酸腹胀痛等。

病例验证

临床效果较好。

方 ② 党参白术汤

【处方组成】 党参30克，白术24克，茯苓15克，甘草9克，莪术60克，三棱30克，牛膝15克。

【用法用量】 每日1剂，水煎服。

【功效主治】 益气健脾，祛瘀通络。主治子宫肌瘤。

病例验证

用此方共治疗观察13例子宫肌瘤患者(均经妇产科检查确诊者)，年龄在32～55岁之间，服药最多者为125剂，服药最少者为20剂，平均服药58.4剂。其中各种症状消失，达到临床治愈者10

例，好转者1例，复发者1例，无效者1例。

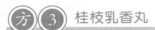
方 3 桂枝乳香丸

【处方组成】 桂枝12克，桃仁12克，赤芍12克，海藻12克，牡蛎12克，鳖甲12克，茯苓18克，丹皮18克，当归尾18克，红花75克，乳香60克，没药60克，三棱60克，莪术60克。

【用法用量】 共为细末，以蜜为丸。每丸重9克，每日服2～3次，每次服1～2丸。

【功效主治】 主治子宫肌瘤。

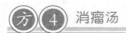

徐某，女，41岁。阴道出血淋漓不止，小腹坠痛。经某医院检查后诊断为子宫肌瘤，其子宫大如2个月妊娠。投用上药，嘱其每次1丸，日服3次。持续用药1年，月经恢复正常，其子宫肌瘤已摸不到。

方 4 消瘤汤

【处方组成】 炮山甲15克，三棱、莪术各12克，丹皮、桃仁、茯苓、赤芍各10克。

【用法用量】 每日1剂，水煎服。

【功效主治】 主治子宫肌瘤。

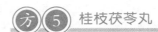

治疗子宫肌瘤40例，治愈6例，显效12例，有效7例，无效15例。

方 5 桂枝茯苓丸

【处方组成】 桂枝、茯苓、桃仁、丹皮、赤芍、鳖甲、卷柏、祈艾、青皮、续断、黄芪各10克，生牡蛎30克，黄柏6克。

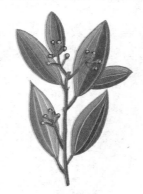

桂枝

【用法用量】 共研细末，炼蜜为丸，每丸重10克。每日3次，每服1丸，连服至病愈。

【功效主治】 主治子宫肌瘤。

治疗子宫肌瘤60例，痊愈43例，显效11例，有效4例，控制2例。

子宫颈炎

子宫颈炎是指妇女子宫颈发生的炎症性病变，可分为急、慢性两种。急性子宫颈炎较为少见，但不及时治疗，就可能转变成慢性子宫颈炎。主要症状是患者子宫颈部红肿、疼痛、宫颈糜烂、宫颈肥大、子宫颈息肉、宫颈腺体囊肿、子宫颈管炎等。

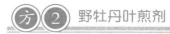 **方 ①　土茯苓汤**

【处方组成】　土茯苓30克，鸡血藤20克，忍冬藤20克，薏苡仁20克，丹参15克，车前草10克，益母草10克，甘草6克。

【用法用量】　每日1剂，水煎服。

【功效主治】　清热利湿，解毒化瘀。主治子宫颈炎。

【加减】　带下量多，色黄而稠秽如脓者，加马鞭草15克，鱼腥草10克，黄柏10克；发口渴者，加野菊花15克，连翘10克；阴道肿胀辣痛者，加紫花地丁15克，败酱草20克；带下夹血丝者，加海螵蛸10克，茜草10克，大蓟10克；阴道瘙痒者，加白鲜皮12克，苍耳子10克，苦参10克；带下量多而无臭秽阴痒者，

加蛇床子、槟榔10克；带下色白，质稀如水者，减去忍冬藤、车前草，加补骨脂10克，桑螵蛸10克，白术10克，扁豆花6克；每于性交则阴道胀疼出血者，加赤芍12克，地骨皮10克，丹皮10克，田三七6克。凡湿瘀为患于下焦，以致胞宫和冲、任损伤，以致带下绵绵不绝，色白黄而臭秽者，用之随症灵活加减，其效显著。

病例验证

用此方治疗患者10例，其中治愈8例，有效1例，总有效率为90%。

方 ②　野牡丹叶煎剂

【处方组成】野牡丹干叶2000克。

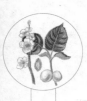

【用法用量】 多花野牡丹干叶加水过叶，煮沸30分钟，二煎仍加水过叶煮沸1小时，两煎混合浓缩成1000毫升，即成200%煎剂，分装备用。先用窥器扩张阴道，用消毒干棉球拭净宫颈黏液，再将浸透药液的棉球贴于宫颈糜烂面，每日1次。

【功效主治】 主治慢性宫颈炎(宫颈糜烂)。

病例验证

治疗慢性宫颈炎(宫颈糜烂)300例，经3～12次治疗，痊愈298例，好转2例，总有效率100%。

方 3 枯矾冰片粉

【处方组成】 枯矾、儿茶、五倍子、白芨、硇砂、冰片。

【用法用量】 上药碾粉，每5日上药1次，5次为1个疗程，经期停用。

【功效主治】 解毒消肿，祛腐生肌。主治子宫颈糜烂，白带多，有接触性出血。

病例验证

用此方治疗宫颈糜烂69例，总有效率84.50%。

方 4 潞党参合剂

【处方组成】 潞党参10克，炒白术30克，怀山药30克，杭白芍15克，当归10克，车前子(包煎)10克，炒苍术10克，陈皮6克，荆芥炭6克，柴胡6克，蒲公英15克，紫花地丁15克，红藤15克，败酱草15克，黄柏6克，水蛭6克，蟅虫6克，甘草6克。另：冰硼散或截带散：黄柏15克，冰片2克，蜈蚣1克，雄黄3克，青黛10克，枯矾6克，白鲜皮10克，硼砂15克，硇砂3克，共研细末，外用纳阴。

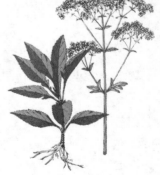

败酱草

【用法用量】 每日1剂，水煎3次，分3次服。1个月为1个疗程。冰硼散或截带散装入胶囊，每晚临睡前用2～3粒，塞入阴道内深部，后以带线棉球堵塞阴道，翌日取出。每周2～3次，10

次为1个疗程。

【功效主治】 健脾燥湿，清热化瘀。主治慢性子宫颈炎。

病例验证

吴某，女，30岁。白带增多时轻时重6年，孕育2胎，顺产和人流各1胎，节育带环4年。经某医院检查，X线检查环位正常，妇检诊为中度慢性子宫颈炎，用药冲洗、纳阴、反复治疗，效果欠佳。近数月来，症状加重，白带多，质稠色黄如脓样，腰酸重、头昏、乏力、少寐多梦。面色少华，腹部无压痛，月经正常，大便干结，小便微黄，脉涩，苔少舌红，边有瘀点。诊为慢性子宫颈炎，证属脾虚血瘀，湿热下注。方用潞党参合剂。另冰硼散装胶囊含生药0.2克，每晚睡前以3粒纳阴。服药30剂，每日1剂，外用药用10次，隔日1次。白带已除，余症亦瘥。

 红藤生地煎剂

【处方组成】 红藤、生地、乌梅、石榴皮各30克，蒲公英、忍冬藤、生地榆各20克。

【用法用量】 水煎至200～

300毫升，徐徐灌注阴道20～30分钟，每日1～2次，5次1个疗程。

【功效主治】 主治慢性子宫颈炎(宫颈糜烂)。

【注意事项】 经期停用，治疗期间禁止性交。

病例验证

治疗慢性宫颈炎(宫颈糜烂)42例，治愈35例，好转5例，无效2例，总有效率95.3％。

 香油炸紫草

【处方组成】 紫草200克，香油750毫升。

【用法用量】 用香油将紫草炸枯过滤即成。外涂宫颈及阴道上端，隔日1次，10次1个疗程。

【功效主治】 凉血，活血。主治宫颈糜烂。

【注意事项】 治疗期间禁止性生活，经期停用。

病例验证

治疗宫颈糜烂100例，经1～2个疗程后，治愈84例，显效8例，好转4例，总有效率96％。

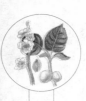

附件炎

附件炎是妇科常见病、多发病，临床分为急性和慢性两种。其病程一般较长，可有精神衰弱症状，抵抗力差，亦有月经不调、闭经、腹部包块或白带增多，出现全身肢体疲倦乏力、头重纳差或低热难退等症状。一般有下腹部坠胀、疼痛、腰骶部酸痛，劳累后加重；白带增多、月经不调或触摸到囊性肿物、活动受限等临床症状。本病属中医学"癥瘕"等范畴。

方 ① 土茯苓败酱草汤

【处方组成】 土茯苓、败酱草各30克，蒲公英20～30克，制乳香、没药各6～10克，丹参20克，当归12克，橘核9克。

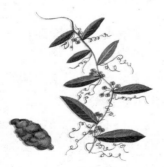

土茯苓

【用法用量】 每日1剂，水煎服。

【功效主治】 清热解毒，活血化瘀。主治附件炎。

【加减】 腹痛较甚者，去丹参，加三棱、莪术各6克；肾虚者，加续断15克，桑寄生20克，菟丝子12克；脾虚者，加白术12克，山药15克；白带量多者，加芡实12克，白果6克；阳虚者，加附子6～9克，肉桂3克；月经期间去乳香、没药、丹参，加枸杞子15克，杜仲12克。

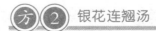

病例验证

用此方治疗24例，治愈10例，好转13例，无效1例。

方 ② 银花连翘汤

【处方组成】 金银花、连翘、蒲公英、薏苡仁各20克，滑石（包煎）、丹皮、苍术、茯苓、车前子(包煎)、盐黄柏、甘草各15克，龙胆草10克。

【用法用量】 每日1剂，水煎服。

【功效主治】 主治附件炎，症见小腹疼痛，经期不调，或淋漓不断，或黄白带下，味腥臭等。

病例验证

用此方治疗患者43例，疗效较好。

 鹿角霜汤

【处方组成】 鹿角霜、补骨脂、桑螵蛸、锁阳、龙骨（先煎）、茯神、山萸肉、菟丝子各9克，砂仁末（后下）3克，熟地20克，煅牡蛎(先煎)30克，炒白芍6克。

【用法用量】 每日1剂，水煎服。服半个月后可隔日1剂。

【功效主治】 主治附件炎，症见带下绵延时多，清爽时少；月经来潮时周身筋骨疼痛，经净后则继以白带，有时憎寒，时有烘热；神疲力弱，食欲欠佳；舌淡，脉濡细。

病例验证

用此方治疗患者70例，治愈40例，好转25例，无效5例。

 当归丹参汤

【处方组成】 当归、丹参、橘核、炮甲珠各12克，海藻15克，茯苓、金银花、青皮、延胡索各9克，连翘10克，薏苡仁30克，川芎6克。

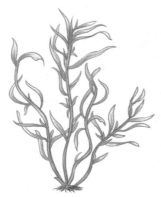

海藻

【用法用量】 每日1剂，水煎服。

【功效主治】 利湿，活血。主治慢性附件炎。

病例验证

治疗患者15例，治疗效果较好。

盆腔炎

盆腔炎是指女性盆腔器官组织发生的炎症性病变，一般以子宫内膜炎和输卵管炎为多见，又分为急性和慢性两种。临床研究表明，下腹部持续性疼痛和白带增多为其主要症状。在盆腔炎急性发作期常伴有发热、头痛、怕冷等症状，而慢性在发病期间常伴有腰酸、经期腹痛、经量过多等症状，若不及时治疗，可因输卵管闭锁而造成继发性不孕。

方 1 蚤休地丁草汤

【处方组成】 蚤休、紫花地丁草、虎杖各15克，当归、川楝子、延胡索各10克，川芎5克。

【用法用量】 每日1剂，水煎服，早晚分服。

【功效主治】 清热解毒，活血化瘀。主治盆腔炎。

【加减】 热毒重者，加金银花15克，连翘10克，蒲公英15克；血热者，加丹皮6克；湿热者，加黄柏5克；湿重者，加车前子10克，萆薢10克；瘀滞者，加山楂8克，桃仁8克，败酱草10克；有包块者，加生鸡内金8克，昆布8克，枳实8克，三棱8克，莪术8克；胀痛者，加枳壳10克，香附8克；刺痛者，加乳香5克，没

药5克，失笑散6克；小腹痛者，加橘核10克；腰痛者，加川断10克，桑寄生12克。

病例验证

用此方治疗盆腔炎患者45例，结果治愈21例，显效11例，好转13例。

方 2 白花蛇舌草汤

【处方组成】 白花蛇舌草45克，入地金牛9克，穿破石15克。

【用法用量】 每日1剂，水煎服。

【功效主治】 主治盆腔炎。

病例验证

治疗盆腔炎77例，治愈73

例，无效4例，治愈率为84.8%。

 方 3 黄芩虎杖汁

【处方组成】 黄芩、黄连、黄柏各15克，虎杖30克。

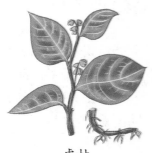

虎杖

【用法用量】 每日1剂，水煎浓缩至100毫升。行保留灌肠，10次1个疗程，经期停用。

【功效主治】 主治盆腔炎。

【加减】 盆腔有肿块加丹参10克。

病例验证

治疗慢性盆腔炎128例，治愈95例，显效19例，进步9例，无效5例，总有效率为96.09%。

 方 4 桂枝赤芍汤

【处方组成】 桂枝6克，茯苓、赤芍各12克，桃仁、丹皮、香附各9克，炒小茴香6克，丹参24克。

【用法用量】 每日1剂，水煎，分2次服。

【功效主治】 温经散寒，理气化瘀。主治盆腔炎，症见小腹胀痛，有冷感，腰骶酸痛；经行后期，量少有块，得温则舒，白带多而清稀；舌淡有瘀斑，苔白腻，脉沉迟。

病例验证

治疗盆腔炎患者10例，治愈8例，好转2例。

 方 5 黄芪党参汤

【处方组成】 黄芪、党参、白术、山药、天花粉、知母、三棱、莪术、鸡内金。

【用法用量】 每日1剂，水煎服。10日1个疗程，观察3个疗程。

【功效主治】 益气，消炎，止痛。主治慢性盆腔炎。

病例验证

治疗慢性盆腔炎89例，结果：治愈75例，好转11例，无效3例，总有效率96.7%。

 方 6 黄连黄柏汤

【处方组成】 黄连10克，

黄柏30克，白花蛇舌草30克，红藤30克，败酱草30克，金银花30克，丹皮15克，赤芍15克，川断15克，寄生15克。

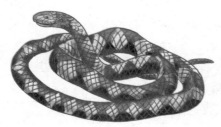

白花蛇

【用法用量】 每天1剂，水煎服，分2次服。10天为1个疗程。亦可浓缩成100毫升，水温37～42℃，保留灌肠，每日1次。10天为1个疗程。

【功效主治】 活血，消炎，止痛。主治急性盆腔炎。

病例验证

石某，26岁。下腹部疼痛8天，水样便2天。入院前经肌注青霉素、链霉素，口服黄连素、磺胺类药物未愈。入院体温39℃，急性病容，呻吟不止，表情痛苦，端坐体位，下腹部压痛、反跳痛。妇科检查：宫口有脓性分泌物，宫颈充血，子宫后位常大，后穹窿饱满。后穹窿穿刺抽出灰白色脓液，诊断为急性盆腔

炎(包块型)。经上方治疗后，局部疼痛缓解，炎性包块缩小。3个疗程后体温降至正常，包块消失。住院31天，治愈出院。

方 7 当归玄胡丸

【处方组成】 当归、丹参、芡实、土茯苓各25克，赤芍、延胡索、川楝子、三棱、莪术各15克，山药30克，香附10克。

【用法用量】 制成蜜丸，每丸10克。每日3次，每次1丸。

【功效主治】 活血止痛，清热解毒。主治慢性盆腔炎。

【加减】 湿热瘀结型患者，加黄柏、苦参各15克；寒凝气型患者，加炮姜、茴香各10克。

病例验证

用此方共治慢性盆腔炎346例，总有效率94.9%。

方 8 丹参赤芍汤

【处方组成】 丹参、赤芍各10～20克，桃仁9克，三棱、莪术各3～6克，败酱草、蒲公英、墨旱莲各10克，党参、黄芪各15克。

【用法用量】 每日1剂，水

煎服。急性期发热加用抗生素，体温正常即停用。

【功效主治】 活血凉血，解毒消肿。主治盆腔炎性包块。

【加减】 结核性患者加百部、地榆。

用此方治疗患者96例，其中痊愈63例，显效22例，进步10例，无效1例(手术证实为卵巢囊肿)，总有效率为98.95%。

 方 9 败酱夏枯草汤

【处方组成】 败酱草、薏苡仁、夏枯草各30克，丹参20克，赤芍、延胡索各12克，木香10克。

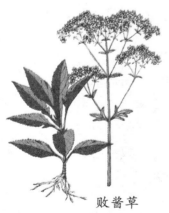

败酱草

【用法用量】 以上药水煎为500毫升，每次服50毫升，每日服2次。

【功效主治】 活血化瘀，清热利湿解毒。主治慢性盆腔炎，症见腰酸，腹痛下坠感，带下量多，色赤或黄，苔黄腻；或见痛经，舌质暗等。

用此方治疗慢性盆腔炎患者30例，治疗效果较好。

 方 10 皂刺粳米粥

【处方组成】 皂刺30克，大枣10枚，同煎半小时以上，弃渣取汤300～400毫升，再加粳米30克煮成粥状。

【用法用量】 每日1剂，分2次服。

【功效主治】 主治亚急性盆腔炎。

治疗亚急性盆腔炎2例，分别用药7剂和9剂，均治愈，上2例均曾用青、链霉素治疗未愈，改用中药治疗后而愈。

 方 11 连翘银花汤

【处方组成】 连翘、金银花、红藤、败酱草各30克，薏苡

第三章 妇产科

169

仁、栀子、桃仁各12克，丹皮、延胡索、川楝子各9克，赤芍、乳香、没药、甘草各6克。

【用法用量】 每日1剂，水煎服。

【功效主治】 消炎，止痛。主治急性盆腔炎。

病例验证

治疗急性盆腔炎22例，一般用药15～30剂，治愈17例，显效4例，无效1例，总有效率为95.45%。随访2年，治愈者无1例复发。

方⑫ 当归桃仁汤

【处方组成】 当归15克，桃仁10克，红花10克，枳实10克，赤芍药10克，牡丹皮10克，乌药10克，延胡索10克，川芎10克，五灵脂10克，香附10克，甘草3克。

【用法用量】 水煎服，每日1剂。

【功效主治】 消炎，止痛，消肿。主治盆腔脓肿。

病例验证

董某，45岁。行肠破裂修补术，术后一般情况尚可。但于

第六日体温上升至38℃，下腹疼痛，里急后重，排棕黑色稀便，日10余次，量不多。尿频尿急，上腹及两肋部饱胀，食欲差，面色黯黑，舌质有瘀斑，脉细数。痛苦面容，消瘦，心率90次／分，下腹部压痛。指肛检查，膀胱直肠窝部可触及6厘米×6厘米肿物。诊为盆腔脓肿。中医认为，证属气机不畅，瘀血停滞之积证。治宜行气活血化瘀。服以上方加木香10克，牡丹皮用量至28克，赤芍药改为白芍药。服1剂症状减轻，再服3剂症状消失。

方⑬ 橘核鳖甲汤

【处方组成】 橘核、鳖甲(先煎)、海蛤粉各12克，昆布、海藻、夏枯草、当归、赤芍、川楝子、延胡索、茯苓各10克，白英15克，香附6克。

【用法用量】 每日1剂，水煎服。月经期停服。

【功效主治】 主治盆腔炎性包块(瘀滞型)。

病例验证

此方医治盆腔炎包块200余例，效果良好。

阴道炎

阴道炎是妇科最常见的疾病之一，由于致病的原因不同，临床上可分为滴虫性阴道炎、真菌性阴道炎、老年性阴道炎、病毒性阴道炎、阿米巴性阴道炎等，其中最常见的是滴虫性阴道炎和真菌性阴道炎。

 鬼针草药液

【处方组成】 新鲜鬼针草全草、茅莓全草各60克。

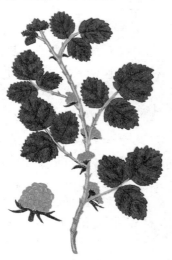

茅莓

【用法用量】 水煎出味，将药液倒在盆内，趁热熏后坐盆浸洗，边浸边洗净阴道分泌物。

【功效主治】 主治阴道炎。

【注意事项】 治疗期间勿使用它药，禁房事；内裤需煮沸消毒，勤换勤晒；月经期禁止用药；已婚夫妇同时治疗为好。

病例验证

治疗患者20例，其中真菌性阴道炎7例，滴虫性阴道炎3例，外阴瘙痒、外阴炎10例，短则3天，多则10天，全部治愈。一般经1次用药，瘙痒症减，用药3次后，瘙痒全消。10天为1疗程。对外阴炎疗效好，3天即见效，而真菌性和滴虫性阴道炎疗程较长，需1~2个疗程方可治愈。

 五倍子石榴皮煎液

【处方组成】 五倍子、石榴皮、蛇床子、白藓皮、黄柏各24

克，枯矾6克。

【用法用量】 每日1剂，水煎。熏蒸、坐浴和冲洗外阴、阴道15分钟。每日2次，连用6天为1个疗程。

【功效主治】 主治滴虫性阴道炎。

病例验证

用此方治疗滴虫性阴道炎患者48例，痊愈45例，好转3例。均治疗1～2个疗程。

方 3 蛇床子黄柏药液

【处方组成】 蛇床子、百部、苦参、白鲜皮、鹤虱、蒲公英、地丁、黄柏各30克，川椒15克，枯矾10克。

【用法用量】 将上药浓煎成500毫升药液作为阴道冲洗液，每日1次，每6次为1个疗程。

【功效主治】 清热利湿，抗菌消炎。主治各类型阴道炎。

病例验证

于某，女，29岁。患者带下量多为凝乳状，外阴及阴道内奇痒难忍，曾治疗3月未取效。妇检：阴道黏膜重度红肿、充血，

有白色片状薄膜黏附，状如鹅口疮，剥之易离，可露出糜烂基底，经涂片镜检，有念珠菌孢子，为真菌感染。证属任带损伤、湿热下注所致。用此方每日1次冲洗阴道，共治疗9次。复检痊愈。

方 4 苦参百部煎液

【处方组成】 龙胆草、苦参各15克，百部、枯矾、黄柏、川椒各10克。

【用法用量】 将上药水煎后，加入猪胆2个，趁热先熏后洗阴痒处。

【功效主治】 清热燥湿，杀虫，利尿。主治滴虫性阴道炎。

病例验证

用此方治疗滴虫性阴道炎及真菌性阴道炎所致阴部奇痒、带下量多等症患者，均获良好功效。

方 5 金银花煎液

【处方组成】 制苍术、金银花、白鲜皮、蛇床子、白芷各15克，黄柏、荆芥各10克。

【用法用量】 每日1剂，水煎服。并用苦参30克，百部、

蛇床子各15克，椒目、生甘草各10克，水煎取液，坐浴(或冲洗阴道)，每次10～15分钟，每日1～2次。每日1剂，7日为1个疗程，疗程间隔2日。

【功效主治】 主治滴虫性阴道炎。

用此方治疗滴虫性阴道炎患者105例，3个疗程痊愈63例，好转39例，无效3例。

方 6 野菊花药液

【处方组成】 生百部、野菊花各15克，川黄柏、土槿皮各12克，韭菜20根。

【用法用量】 水煎滤汤，熏洗坐浴，每日1次。

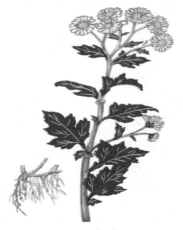

野菊花

【功效主治】 主治滴虫性阴道炎。

用此方治疗滴虫性阴道炎20例，治愈14例。一般患者用药2～3次即见效。

方 7 黄柏苦参煎液

【处方组成】 蛇床子30克，黄柏12克，苦参12克，雄黄10克，鹤虱10克。

【用法用量】 每日1剂，加水2 500毫升煎取溶液2 000毫升，分2次外洗。

【功效主治】 清热燥湿，杀虫止痒。主治老年性阴道炎、滴虫性阴道炎、真菌性阴道炎、淋菌性阴道炎、外阴尖锐湿疣。

用此方治疗阴痒患者120例，总有效率为95%。

方 8 蛤蚧菜油糊

【处方组成】 蛤蚧粉20克，冰片、雄黄各5克。

【用法用量】 共研细末，用菜油调匀涂阴道壁，每日1次。

【功效主治】 清热止痛，解毒杀虫。主治霉菌性阴道炎。

病例验证

用此方治疗霉菌性阴道炎患者38例，痊愈36例，无效2例。

方 9 马鞭草煎液

【处方组成】 马鞭草30克。

【用法用量】 水煎去渣，坐浴清洗，每天1次，每次10分钟，5次1疗程。

【功效主治】 主治真菌性阴道炎。

病例验证

用此方治疗真菌性阴道炎25例，全部治愈，其中1个疗程治愈24例，3个疗程治愈1例。

方 10 苦参地肤子解毒液

【处方组成】 苦参、生百部、蛇床子、地肤子、白鲜皮、

紫槿皮各30克，龙胆草、川黄柏、川花椒、苍术、枯矾各10克。

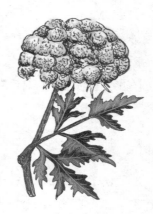

蛇床子

【用法用量】 加水2 000～2 500毫升，煎煮10～15分钟，先熏后洗，每日1剂，早晚各1次。10天为1个疗程。也可用核桃大小消毒棉球缚以长线、饱吸药液，睡前坐浴后塞入阴道并于次晨取出。

【功效主治】 燥湿止痒，清热解毒。主治老年性阴道炎。

病例验证

用此方治疗老年性阴道炎患者120例，1个疗程痊愈105例，好转10例，无效5例。

月经不调

月经不调是妇科常见的一种疾病，表现为月经周期紊乱，出血期延长或缩短，出血量增多或减少，甚至月经闭止。卵巢功能失调、全身性疾病或其他内分泌腺体疾病影响卵巢功能者，都可能诱发此病。此外，生殖器官的局部病变如子宫肌瘤、子宫颈癌、子宫内膜结核等也可表现为不规则阴道流血，应注意二者的区分。

 方 1 茜草丹参散

【处方组成】 茜草１２克，丹参12克，桃仁3克，土鳖虫6克，大黄6克，当归3克，赤芍12克，红花3克，干姜3克。

【用法用量】 共研为细末，每晚临睡前服4.5克。

【功效主治】 消瘀止痛，生新排浊。主治月经不调。

病例验证

用此方治疗患者650例，不少久病之妇，服药后病获痊愈。

方 2 地骨皮女贞子汤

【处方组成】 生地炭24克，地骨皮12克，炒白芍12克，墨旱莲12克，女贞子12克，槐米炭30克，仙鹤草30克，鹿衔草30克，荠菜30克。

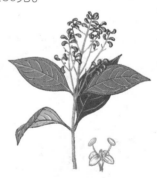

女贞子

【用法用量】 每日1剂，水煎。于中期出血前2～3天开始服用，连用5～7剂。

【功效主治】 养阴凉血止血。主治月经不调(中期出血)。

病例验证

于某，38岁。主诉月经中期

有阴道出血，数天干净。平时口苦咽干，烦躁，烘热，腰酸。脉弦数，舌质红，苔薄。用此方正值月经中期前2～3天，又辅用苯丙酸诺龙25毫克，肌注。服药5剂，此次月经中期亦未出现阴道流血，诸症减轻。脉舌如前，继服上方而去荠菜、鹿衔草、仙鹤草，加丹皮9克，菟丝子12克，又服5剂。诉未再出现中期出血。

方 ③ 柴胡白芍汤

【处方组成】 柴胡6克，白芍12克，女贞子12克，墨旱莲10克，麦冬10克，地骨皮10克，白茅根12克，香附10克，地榆10克。

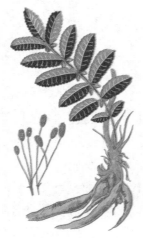

地榆

【用法用量】 每日1剂，水煎服，每剂分2次服用，早饭前及晚饭后1小时各温服1次。

【功效主治】 清热养阴，调气理血。主治月经先期、经量血多或非时出血(少量)。

【加减】 本方适宜因血热所致之月经先期、经量血多及轻微的非时出血诸症。实热者，可酌加丹皮、青蒿、黄柏；虚热者，宜以生地、地骨皮为主，配滋阴壮水及阿胶等养血柔阴之品自可收功；郁热者，可以本方与丹栀逍遥散合参化裁治之。

病例验证

刘某，29岁。月经先期，经量过多，每次月经用纸近四包，且经前两胁胀痛心烦，口苦干，素嗜辛辣，舌红，脉弦数。刮宫病理报告为子宫内膜增殖，证属肝燥血热，月经先期，治当清热凉血，舒肝调经。治以上方为基础，加茜草10克，槐花20克，大、小蓟各12克。服上方5剂后诸症悉平，遂嘱其早服加味逍遥丸，晚服六味地黄丸以调理两月余，痊愈未复发。

方 4 益母草月季花汤

【处方组成】 川芎5克，当归、生地黄、延胡索、鸡血藤、益母草各9克，赤芍、月季花各6克。

【用法用量】 每日1剂，水煎，早晚分服。

【功效主治】 活血化瘀，清热解毒。主治月经失调，痛经，闭经，崩漏，月经前后诸症，绝经期前后诸症，慢性盆腔炎，不孕症等。

病例验证

用此方治疗患者119例，有效90例，好转21例，无效8例。

方 5 当归川芎汤

【处方组成】 当归9克，川芎5克，炒白芍6克，熟地黄9克（经闭不用），续断9克，制香附9克，炒乌药6克，炙甘草3克，丹参9克，炒白术9克，茯苓9克。

【用法用量】 每日1剂，水煎，早晚分服。

【功效主治】 活血通经，滋补肝肾。主治月经不调。

【加减】 兼有白带者，加黄柏6克(盐水炒)，苍术6克，炒山药9克，芡实米9克，炒扁豆9克，去熟地黄；先期色紫患者，加丹皮6克，生地6克，炒栀子6克；后期原方倍当归。

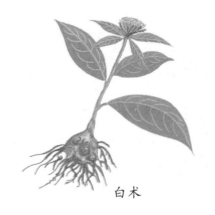

白术

病例验证

用此方治疗患者75例，治疗效果较好。

女阴瘙痒症

女阴瘙痒症是指女性外生殖器局限性瘙痒持久不愈的一种皮肤神经功能碍障性疾病。病因不明，可能与神经内分泌功能失调、精神因素，或进辛辣刺激食物，以及冷、热、摩擦等局部刺激有关。临床表现主要为局限性女阴内外阴阵发性作痒，热水洗烫或搔抓时尤甚。始发瘙痒，无任何皮肤病损，搔抓后可生痂皮、条状抓痕、搓破、渗液或色素沉着。但非因老年性、季节性或某些疾病(糖尿病、黄疸病、血液病)引起，亦非真菌、蛲虫、痔疮、白带等所致。

 龙胆草薄荷药液

【处方组成】 龙胆草50克，雄黄、生薏苡仁、苦参各25克，蛇床子、白鲜皮、薄荷各30克，川黄柏、全当归、益母草、蝉衣、茯苓各20克。

【用法用量】 将上药用纱布

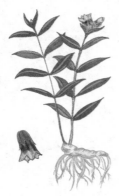

龙胆

包煎，加水至3000毫升，煮沸后先作热熏，待温度适当时坐浴，每日1剂，早晚各洗1次。1周为1个疗程。

【功效主治】 清热燥湿，消炎止痛。主治女阴瘙痒症。

病例验证

用此方治疗女阴瘙痒症患者75例，经用药1～2个疗程后，其中治愈70例，显效3例，有效2例，总有效率为100%。

方 2 樗树皮药液

【处方组成】 先将樗树皮100克水煎20～30分钟，滤去药渣，加白矾60克，食醋250毫升，再煮沸2～3分钟。

【用法用量】 趁热熏洗、坐浴，1日2次。

【功效主治】 主治外阴瘙痒症。

病例验证

用此方治疗外阴瘙痒症25例，一般熏洗2～3次即愈。

 蛇床子苦参药液

【处方组成】 蛇床子30克，苦参、蒲公英各18克，狼毒、甘草节各15克，薄荷、朴硝、雄黄各9克，白菜叶120克(切碎)。

【用法用量】 水煎，去渣熏洗，日1剂，分2次洗。

【功效主治】 清热燥湿，托疮止痒。主治阴痒。

病例验证

用此方治疗患者51例，治疗效果较好。

 地肤子止痒液

【处方组成】 地肤子、黄柏各20克，紫花地丁、白鲜皮各30克，白矾10克。

【用法用量】 水煎，温洗患处，早晚各1次。

【功效主治】 消炎，止痒。主治外阴瘙痒。

病例验证

用此方治疗外阴瘙痒患者34例，一般3~6次即可获得痊愈。

 蛇床子熏洗液

【处方组成】 蛇床子、败酱草、白鲜皮、苦参各30克，百部、防风、透骨草、花椒各20克，冰片4克。

【用法用量】 将前8味中药水煎，约得药液2000毫升，加入冰片搅拌，趁热熏外阴15分钟，待药液稍凉后洗涤患处。每日1剂，早晚各1次。

【功效主治】 消炎，止痒。主治女阴瘙痒症。

【加减】 若外阴溃烂者，加白矾40克；若外阴部疼痛者，加白芷15克。

病例验证

用此方治疗女阴瘙痒症患者136例。经用药5～10剂后，其中治愈128例，显效4例，有效2例，无效2例。

妊娠呕吐

妊娠呕吐，又称为早期妊娠中毒症，是指妇女在受孕1个半月后出现的恶心呕吐等症状。常伴有择食、食欲不振、头晕、倦怠等症状，甚者发生营养不良或严重酸中毒。本病的发生主要由于受孕之后，经气较盛，或脾虚生痰，情怀不畅，胃失和降等所致。此症状发生恶心、呕吐多是清晨空腹时较重，但对生活和工作影响不大，不需特殊治疗，一般到3个月左右自然消失。如果反应较重，持续恶心，呕吐频繁，甚至不能进食，则称为妊娠剧吐，其发生原因尚不十分清楚，多见于精神过度紧张、神经系统不稳定的年轻初孕妇。有人认为这是大脑皮质与皮质下中枢功能失调，致使丘脑下自主神经功能紊乱，或脾阳素虚，痰湿偏盛，妊娠后冲气挟痰浊上逆而引起。因而冲气上逆，胃失和降是本病的基本病机，应随证治疗。

方 1 干姜党参汤

【处方组成】 干姜6克，党参10克，半夏6克。

【用法用量】 每日1剂，水

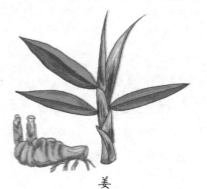

姜

煎。服药时取生姜汁10滴于药中，频服。

【功效主治】 温中散寒，开胃，止吐。主治妊娠呕吐。

病例验证

黄某，女，27岁。停经2月，食欲渐减，头昏，精神疲惫，晨起恶心呕吐，或吐痰涎，或吐宿食。自以为呕吐是妊娠反应，未服药。延时月余，渐至水饮不入，食入即吐，呕吐痰涎清水，故来就诊。诊脉虽细但滑象明显，面色苍白，形瘦肢冷，脘痞不舒，舌淡苔薄白而润。此脾胃虚寒、痰饮内阻、浊气上逆之象。用此方3剂，药后呕吐大减，能进少量稀粥。再按原方服3剂，呕吐止，食欲增。

方 2 太子参远志汤

【处方组成】 太子参9克，远志3克，酸枣仁6克，菟丝子9克，麦冬10克，炒杜仲12克，乌梅肉3克，山萸肉6克，砂仁1.5克，姜竹茹10克。

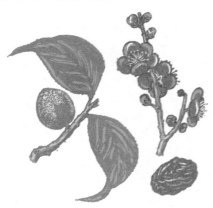

乌梅

【用法用量】 每日1剂，水煎服。

【功效主治】 益气养血，和胃降逆。主治妊娠呕吐。

王某，女，24岁。妊娠2月

余，呕吐较甚，饮食难进，吐出酸水或苦水，体弱，面色无华，口干，苔薄微黄，脉沉细滑。患者曾用过西药1周，毫无效果。用此方服药2剂后，呕吐即减轻，精神好转，惟有口干，舌质红，脉细滑数。于原方中去菟丝子、砂仁，加入炒黄芩10克，杭芍10克，又进3剂，诸症皆除。

方 3 白术桔红汤

【处方组成】 炒白术15克，桔红、当归、炒香附、厚朴、竹茹、白参、沙参、石斛、生姜各10克，甘草、砂仁（后下）各5克。

【用法用量】 每日1剂，水煎服。

【功效主治】 理气化痰，降逆止呕。主治妊娠呕吐。

用此方治疗妊娠呕吐67例，服3～5剂痊愈61例，服6剂痊愈6例。

方 4 半夏茯苓汤

【处方组成】 半夏9克，茯

苓6克，杭菊9克，川黄连3克。

【用法用量】 每日1剂，水煎服，早晚分2次温服。

【功效主治】 渗湿利水，健脾和胃。主治妊娠呕吐。

病例验证

用此方治疗妊娠呕吐，一般1剂见效，3～6剂痊愈。

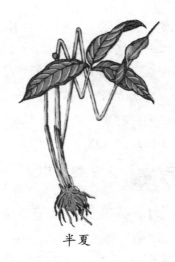

半夏

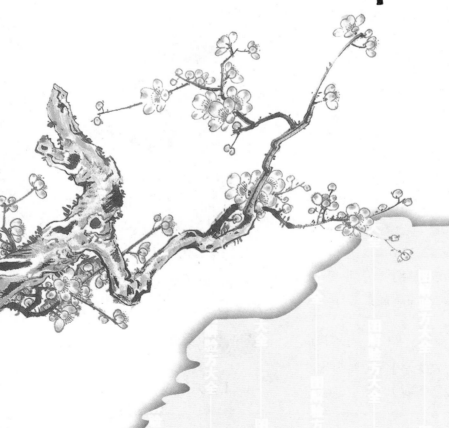

第四章

男科

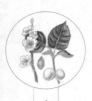

阳痿

阳痿是指在性交时阴茎不能勃起或举而不坚，不能进行性交的一种性功能障碍病发现象。正常情况下，性兴奋刺激从高级中枢神经传导到勃起中枢，勃起神经(盆神经)传导到阴茎海绵体神经丛引起海绵体充血、勃起。发生阳痿的原因是多方面的，多数是因为神经系统功能失常而引起，往往有头昏眼花、头痛脑胀、腰酸背痛、四肢无力，失眠、出冷汗等。另外一些肿瘤、损伤、炎症等也可引起神经功能紊乱而导致性功能衰退。有的则可能由于内分泌系统的疾病、生殖器本身发育不全或有损伤、疾病而引起。

方 ① 萸肉熟地丸

【处方组成】 山萸肉40克，熟地黄40克，枸杞子40克，石燕40克，白术40克，巴戟天30克，列当25克，五味子25克，茯神25克，山药25克，鹿茸10克，炙海马10克，炙蛤蚧1对，炙蜂房25克，炙蜗牛50个，阳起石50克，淫羊藿30克，全蝎25克，蛇床子25克，地龙25克。

【用法用量】 将上药共研细末，过120目筛后分成60包，或炼蜜为丸。每服1包或1丸，日服2次，饭前服用。1个月为1个疗程。

【功效主治】 主治阳痿。

【注意事项】 忌生，忌冷，忌烟酒。

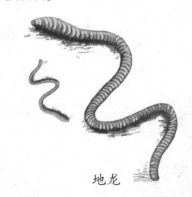

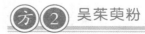

地龙

病例验证

用此方治疗阳痿患者297例，治愈274例，无效23例，总有效率占92.25%。

方 ② 吴茱萸粉

【处方组成】 吴茱萸、白胡

椒各等份。

【用法用量】 研末。取混合物适量，用唾液调成糊状。每晚临睡前敷于肚脐，次晨取去。

【功效主治】 主治阳痿。

病例验证

邓某，25岁。结婚2年余，阳物举而不坚，不耐久举便有精液泄出。曾服右归丸加淫羊藿、巴戟天等未见效。按上方实施，10日后阳物能举，房事顺利。

方 3 海螵蛸生龙骨汤

【处方组成】 海螵蛸、生龙骨、生牡蛎（先煎）各30克，公丁香5克，鹿角霜、阳起石各15克，蛇床子、怀牛膝、韭子各10克，硫磺(研末吞服)1克。

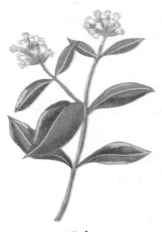

丁香

【用法用量】 每天1剂，7天为1个疗程。连服2个疗程无效者，改用他法。

【功效主治】 主治阳痿，并伴有早泄、遗精、腰酸腰困者。

【加减】 服后胃部不适者，可加小量健胃药如砂仁、淮山、硫磺亦可装入胶囊内，以汤药送服。

病例验证

尤某，男，28岁。患阳痿半年，不能过正常性生活，有时亦能勃起，但不能性交，并有早泄、遗精、腰酸乏力等症状。用此方加杜仲18克，连服15剂而愈。后其爱人怀孕。

方 4 灵芝草汁

【处方组成】 灵芝草。

【用法用量】 每日6克切片，文火久煎成浓汁，每次饮服100～150毫升。晨起空腹服或午饭前1小时饮服尤佳；可加少许冰糖或1枚鸡蛋同服。15天为1个疗程，可连服1～2个疗程。

【功效主治】 益气补虚，养心安神。主治阳痿。

【注意事项】 用此方期间忌用其他中西药。

用此方治疗阳痿66例，临床治愈15例，显效28例，有效19例，无效4例，总有效率93.9％。

 蜈蚣当归散

【处方组成】 蜈蚣18克，当归、白芍、甘草各60克。

【用法用量】 先将当归、白芍、甘草晒干研细，过90～120目筛。然后将蜈蚣研细，再将两种药粉混合均匀，分为40包(也可制成水丸)。本方蜈蚣不得去头足或烘烤，以免减效。每次0.5包至1包，早晚各1次。空腹用白酒或黄酒送服。15天为1疗程。

【功效主治】 主治阳痿。

【注意事项】 忌食生冷，忌恼怒。

贾某，39岁，阳痿5年多。阴茎不能勃起，伴尿道烧灼感。既往患前列腺炎。经用大量补肾壮阳汤药及中成药无效，用此方7天，阴茎勃起坚而有力，持续20分钟，同房2次均成功。

 麻雀地龙散

【处方组成】 麻雀12只，

地龙40克，蜈蚣(中等大)20条，淫羊藿叶(或茎)50克。

【用法用量】 各药分别研为细末(麻雀去毛及内脏焙干)。然后将末混匀，分为40包。每次1包，每日2次，米酒适量冲服。20天为1疗程。

【功效主治】 补益肝肾，健脑安神。主治阳痿。

【注意事项】 忌腥冷等食物。

用此方治疗阳痿患者16例，痊愈率为98％以上。

 蜻蜓蚕蛾丸

【处方组成】 大蜻蜓40只，原蚕蛾30只，露蜂房(酒润)20克，丁香10克，木香10克，桂心10克，胡椒5克，生枣仁20克，酒当归20克，炙首乌20克。

【用法用量】 共为细末，炼蜜为丸如梧桐子大，或为散。每服7～10克，每日2～3次，空腹以黄酒送服。

【功效主治】 峻补肾督，壮阳展势。主治腰膝酸软，胃寒腹冷，舌淡苔白，脉沉迟，证属肾督亏虚之阳痿。

黄某，31岁。患阳痿3年余，曾服用甲基睾丸素、绒毛膜促性腺激素等性激素，以及诸多益肾壮阳中药，皆未收效。既往有手淫史，婚后同房常不满意，伴精神紧张，腰酸尿频，瞀闷焦躁，脉略涩。用此方服药4日后，即觉阴茎有勃起，半月竟获愈，同房数次均成功。

 干地龙汤

【处方组成】 干地龙、山药、山萸肉、菟丝子、天冬、枸杞子、龟板胶(烊化)各10克，熟地黄、生牡蛎(先煎)各12克，丹皮6克。

【用法用量】 每日1剂，水煎，分2次服。

【功效主治】 滋阴补肾。主治阳痿，证属腰膝酸软，耳鸣头晕，口干舌红等肾阴虚者。

病例验证

用此方治疗38例，痊愈33例，好转5例，有效率为100%。

 牛鞭韭菜子末

【处方组成】 牛鞭1根，韭菜子25克，淫羊藿、菟丝子各15克。

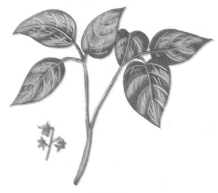

淫羊藿

【用法用量】 将牛鞭置瓦片上文火焙干，磨末；淫羊藿加少许羊油，置于铁锅内用文火炒黄(不要炒焦)，再将韭菜子、菟丝子共磨成细末，然后将上药混匀后装瓶备用。用时，每天晚饭后用黄酒冲1匙，或将1匙药粉加入蜂蜜为丸，用黄酒冲服。

【功效主治】 主治阳痿。

病例验证

用此方治疗阳痿患者5例，均获治愈。

早泄

早泄是指同房时，过早射精，随后阴茎即软，不能正常进行性交。中医认为多由于房劳过度或频犯手淫，导致肾精亏耗，肾阴不足，相火偏亢，或体虚羸弱，虚损遗精日久，肾气不固，导致肾阴阳俱虚所致。早泄与阳痿关系甚为密切，早泄严重可导致阳痿，阳痿又常可伴见早泄。治疗时当互相参照。

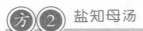

方 ① 五倍子白芷末

【处方组成】 五倍子15克，白芷10克。

【用法用量】 将上药共研为细末，用醋及水各等份，调成面团状。临睡前敷肚脐(神阙穴)，外用纱布盖上，胶布固定。每日1次，连敷3～5日。

【功效主治】 主治早泄。

病例验证

用此方治疗早泄患者39例，经用药2～6日后，均获痊愈。

方 ② 盐知母汤

【处方组成】 盐知母、盐黄柏、山萸肉、牡丹皮、泽泻、天冬、金樱子、芡实米各10克，熟地黄25克，生山药30克，云茯苓15克，人参(另煎)5克，甘草6克。

【用法用量】 每日1剂，水煎服。

【功效主治】 主治早泄。触之即泄，梦之则遗，思之易举，不能房事，女方不满，忧恐重重，舌红，苔薄，脉细而数者。

病例验证

此方治疗早泄8例，均获痊愈。

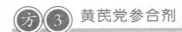

方 ③ 黄芪党参合剂

【处方组成】 黄芪、党参、龙眼肉、酸枣仁各20克，白术、当归各10克，茯神、龙骨（先煎）、牡蛎（先煎）各15克，木香、远志、甘草各6克，桑螵蛸12克，黄连1.5克，肉桂3克。

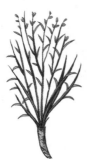

远志

【用法用量】 每日1剂，水煎，早晚分服。暂节欲，远房帏。

【功效主治】 补益心脾，宁心摄肾。主治早泄，伴神疲体倦，心烦失眠，心悸盗汗，纳少，面不荣，苔少质微红，脉浮虚尺弱。

用此方治疗早泄患者10余例，有效率为90%以上。

方 4 五倍子熏液

【处方组成】 五倍子20～30克。

【用法用量】 将上药用文火水煎30分钟，再加入适量温开水。趁热熏蒸龟头，待水温降至40℃左右，可将龟头浸入其中5～10分钟，每晚1次，半个月为1个疗程。

【功效主治】 主治早泄。

【注意事项】 治疗期间禁房事。

用本方治疗早泄患者21例，经用药1～2个疗程后，痊愈18例，有效3例。

方 5 细辛丁香药液

【处方组成】 细辛、丁香各20克，90%乙醇100毫升。

【用法用量】 将两药浸泡入乙醇内半个月即可。使用时以此浸出液涂擦阴茎之龟头部位，经1.5～3分钟即可行房事。

【功效主治】 主治早泄。

病例验证

吕某，28岁。患者经常离家出差，每次归家同房时，精神紧张，而致临房早泄。如此3年，不能满足生育之望，乃致夫妇失和，曾多次求治罔效。经用此方临房时局部外用后，第一次行房时间即维持在20分钟以上，经用此方5次后，弃药而愈。

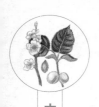

遗 精

遗精是指不因性交而精液自行外泄的一种男性性功能障碍性疾病，如果有梦而遗精者称为梦遗；无梦而遗精者，甚至清醒的时候精液自行流出称为滑精。但是如果发育成熟的男子，每月偶有1～2次遗精，且次日无任何不适者，属生理现象，不是病态，不需任何治疗，假若遗精比较频繁，每周达2次以上，且影响学习和工作者，则需治疗，才不致影响身体健康。中医认为，肾藏精，宜封固不宜外泄。凡劳心太过，郁怒伤肝，恣情纵欲，嗜食醇酒厚味，均可影响肾的封藏而遗精。

方 1 熟地锁阳汤

【处方组成】 熟地黄、芡实、仙茅、覆盆子、菟丝子各15克，山茱萸、生龙骨（先煎）、生牡蛎（先煎）、锁阳各30克，肉苁蓉、枸杞子、桑螵蛸、沙苑子各20克，韭子10克，金樱子12克。

【用法用量】 每日1剂，水煎服。

【功效主治】 主治遗精。

【加减】 心慌、多梦者，加柏子仁10克，炒酸枣仁10克；腰痛甚者，加牛膝10克，杜仲10克；口干、五心烦热者，加知母9克，丹皮6克；小便频数、黄赤者，加黄柏6克，黄连1.5克；头晕、耳鸣甚者，加天麻6克，磁石10克；形寒肢冷、夜尿频者，加肉桂3克，附子3克。

【注意事项】 服药期间，禁食辛辣肥甘寒凉之品，禁房事。

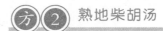

用此方治疗遗精患者26例，全部获得治愈。

方 2 熟地柴胡汤

【处方组成】 柴胡9克，熟地黄30克，紫石英（先煎）30

克，红花9克，桃红9克，赤芍9克，川芎9克，当归9克，枳壳5克，桔梗5克，牛膝5克。

【用法用量】 每日1剂，水煎服。

【功效主治】 疏肝益肾，活血化瘀。主治遗精、早泄、阳痿、不射精、睾丸胀痛肿块、阴囊萎缩等男科疾病。

【加减】 早泄或梦遗者，去紫石英，牛膝者，加黄柏9克，知母9克；阳痿者，加蛇床子9克，韭菜子9克；不射精者，加炮山甲9克，王不留行9克；睾丸胀痛者，加橘核6克，川楝子9克，小茴香6克；睾丸肿块者，加三棱、莪术、海藻、昆布各9克。

病例验证

于某，男，38岁。结婚8年不育，阳事举而不坚，梦遗频发。多处求治，迭投温肾补阳之品，终无效果。头晕疲乏，口苦胸闷，心烦易怒，入夜多梦。舌红而紫，苔薄黄腻，脉沉弦。辨证：肝郁化火，与瘀交结经脉，肾经开合失司。用此方加减：柴胡4.5克，盐水炒知柏各9克，桃仁9克，红花9克，赤芍9克，当归

9克，桔梗4.5克，枳壳4.5克，生地黄12克，川芎4.5克，生甘草4.5克。服药10剂，梦遗已止，心烦亦减，阳事已能正常勃起。原方去黄柏、知母，加蛇床子9克、韭菜子9克，服药3周，诸症悉平，妻子即怀孕。

方 ③ 菟丝子枸杞汤

【处方组成】 菟丝子、生龙骨（先煎）、炙黄芪、金樱子、生牡蛎（先煎）、甘枸杞、刺猬皮各60克，覆盆子、沙苑子、鹿角胶、巴戟天、于白术、酒杭芍、炒远志、野台参、白莲须、紫河车、山萸肉各30克，盆沉香、春砂仁（后下）、酒川芎、益智仁、广陈皮、肉桂各15克，山药500克。

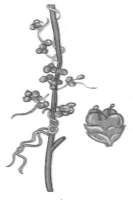

菟丝子

【用法用量】 山药500克打糊，余药共研细末，搅匀，为小丸，每日早晚服10克。

【功效主治】 补肾填精。主治遗精，症见遗精日久，头晕目眩，腰膝酸软，记忆衰退，体力虚弱，舌偏红，苔白，脉细弱。

 病例验证

用此方治疗患者10余例，均获痊愈。

 方 4 泽泻汤

【处方组成】 泽泻10～12克。

【用法用量】 水煎服，早晚各服1剂。

【功效主治】 主治因相火妄动而引起的遗精。

病例验证

用此方治疗14例因相火妄动而引起的遗精，均获治愈。

方 5 党参黄芪汤

【处方组成】 党参、黄芪各40克，金樱子、覆盆子、锁阳、莲须、芡实、白蒺藜、枸杞子

各20克，煅牡蛎、煅龙骨各（先煎）15克，川黄柏、知母、炙甘草各10克。

【用法用量】 每日1剂，水煎服。10天为1个疗程。

【功效主治】 主治遗精。

病例验证

用此方治疗遗精患者111例，其中1～3个疗程，痊愈98例，显效7例，无效5例。

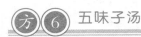 **方 6 五味子汤**

【处方组成】 五味子3克，枣皮、莲须、龙骨、白芍各9克，菟丝子12克，金樱子、远志各6克，龟板（先煎）、制首乌各12克，山药15克，甘草3克。

【用法用量】 每日1剂，水煎服。

【功效主治】 主治遗精，症见壮年早衰，遗精日久，性欲减退，肌肤瘦削，面色青黄，头痛眼花，耳聋烦躁，脑力减退，甚至不能用脑，睡眠甚差，食欲不振，舌淡无苔，脉细弱无力。

病例验证

治疗4例，均获满意疗效。

血精症

　　血精，是指肉眼观察所排泄精液呈鲜红色，或在显微镜下检查有大量红细胞成分，称为血精或精血。这是一种急性前列腺炎或精囊炎所致炎症。与局部血管受损，血液外溢有关。中医认为，精血乃肾虚所致，临床上发现凡肾阴不足，相火偏旺，湿热下注，血络受损，血热妄行等均可引起血精。治疗血精，中医用药物除辨证施治外，还需要节欲，以达到养精的目的，否则会影响疗效，甚至会加重病情。

方 1　生蒲黄散

　　【处方组成】 生蒲黄（包煎）70克，滑石粉30克，炒栀子30克，当归30克，生地黄30克，木通30克，赤茯苓30克，生甘草30克。

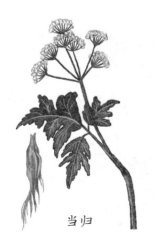

当归

　　【用法用量】 上药共为细末，每次15克，水煎煮沸后连服之，每日3次。

　　【功效主治】 湿热下注，热瘀互结所致的血精症。

　　【加减】 若尿急、尿频、尿不尽等尿道刺激症缓解后，即去当归、生地黄、赤茯苓、木通、甘草，仅用蒲黄、滑石粉、炒栀子3味，按原比例配制。服法同上。

　　【注意事项】 服药期间禁忌房事，治愈之后亦当节制。

　　病例验证

　　用此方治疗血精患者13例，均全部治愈(用药7～20天，尿急尿频、尿意不尽等尿道刺激症消失，尿液转清，精液清稀如常）。治愈率100%。

 黄芪党参汤

【处方组成】 黄芪30克，党参30克，黄柏15克，生地黄15克，女贞子15克，墨旱莲15克，蒲黄15克，龙骨（先煎）15克，海螵蛸15克，蒲公英15克，枣皮10克，知母10克。

【用法用量】 水煎内服。

【功效主治】 益气滋阴，清热利湿，凉血止血。主治血精症。

病例验证

用此方治疗血精症患者7例，均获较好疗效。

 女贞子凉血汤

【处方组成】 女贞子15克，墨旱莲15克，金银花12克，连翘12克，生地黄12克，白芍12克，丹皮10克。

【用法用量】 水煎，内服。10天为1个疗程。

【功效主治】 清热凉血止

血，滋阴补肾收涩。主治血精症。

病例验证

用此方治疗血精症12例，均获得满意疗效，有效率为100%。

 山药龙骨清热汤

【处方组成】 山药30克，生龙骨(先煎)、藕节、墨旱莲、生牡蛎（先煎）各15克，海螵蛸、茜草、阿胶(烊化)各10克，白头翁、生白芍各10克。

【用法用量】 每日1剂，水煎，分2次服。

【功效主治】 清热凉血，滋阴养血。主治血精症，症见精血鲜红，五心烦热，口干咽痛，胸脘闷，纳呆，小便黄赤，尿时阴茎疼痛，苔黄腻，脉濡数。

病例验证

用此方治疗血精14例，服10～15剂痊愈8例，有效3例，好转3例。

 王不留行汤

【处方组成】 王不留行30

克，蒲公英30克，黄柏15克，丹皮15克，小蓟子15克，枣皮15克，琥珀6克，田七粉6克。

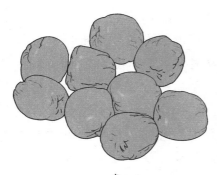

枣

【用法用量】 琥珀、田七粉冲服，余药水煎内服，1日1剂。20天为1个疗程。

【功效主治】 主治血精症。

病例验证

用此方治疗血精症26例，均全部治愈(血精消失)。

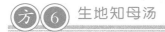 生地知母汤

【处方组成】 生地黄、水牛角末、藕节、地锦草、丹参、白茅根各15克，丹皮9克，知母、生芪、党参、金樱子、地榆各12克，黄柏6克。

【用法用量】 每日1剂，水煎，早晚各服1次。

【功效主治】 益气养阴，凉血止血。主治血精，伴见精神委靡，气短乏力，五心烦热，口干，小便黄赤，舌质红，脉细弱数。

病例验证

用此方治疗血精患者10余例，均获满意疗效。

 地锦草汁

【处方组成】 地锦草、鹿衔草各30克，石韦、马鞭草各40克，土茯苓20克。

【用法用量】 上药水煎2次，煎开后各15分钟取汁。两煎混合，分2次口服。每日1剂。

【功效主治】 利湿，止血，益肾。主治血精症。

【注意事项】 在治愈过程中，禁止房事。

病例验证

用此方治疗患者16例，1~2周治愈15例，显著好转1例，治愈率93.7％。

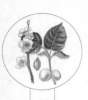

不射精症

　　男子有正常的性欲，但在性交过程中没有精液排出，称为不射精症。常表现为久交不泄，阴茎勃起时间较长，但当达到一定时间或移出体外后，阴茎即软缩。有些人手淫时可以射精，但性交时不能射精。有些人原来性交时可以射精，以后性交时则不能射精，这些均属病态。泌尿生殖系统先天异常，脊髓损伤以及精神因素均可导致不射精。中医理论认为，房事不节，淫欲过度所致之肾阴亏损，七情失调，肾阳不足，化源不足，精少不泄等均可导致不能射精。

方 ① 枸杞子汤

【处方组成】 枸杞子、菟丝子、桃仁、牛膝、山萸肉、白芍、车前子（包煎）各15克，肉苁蓉、当归、沉香、柴胡各12克，石菖蒲10克，干蜈蚣(研末分吞)2条。

【用法用量】 每日1剂，水煎服。15天为1个疗程。

【功效主治】 补肝肾，强筋骨。主治不射精症。

【加减】 心肾不交者，加知母、黄柏各10克，龟板（先煎）15克；肾阳亏虚者，加制附子8克，淫羊藿12克；肝气郁结者，加郁金、香附各12克；瘀血内阻者，加路路通15克；湿热下注者，加龙胆草、栀子各10克。

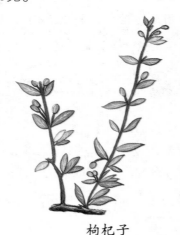

枸杞子

【注意事项】 禁烟酒、辛辣、煎炒油腻之品。

病例验证

用此方治疗不射精症患者45例，1～6个疗程痊愈38例，有效5例，无效2例。

 方 2 柴胡当归汤

【处方组成】 柴胡9克，当归9克，郁金12克，赤芍12克，地龙20克，王不留行20克，石菖蒲15克，女贞子15克，路路通30克，炙麻黄10克，车前子10克，蜈蚣(研末冲服)3条。

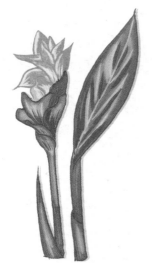

郁金

【用法用量】 每日1剂，水煎，内服。18天为1个疗程。

【功效主治】 补肝肾，强腰膝。主治不射精症。

病例验证

于某，男，40岁。结婚10余年未育，性生活时不射精，舌苔黄，脉弦。证属肝郁精瘀、精关不通。治以调达肝气、益精通关。此方治疗2周后性交时射精成功。1年后生1男孩。

 方 3 巴戟天汤

【处方组成】 巴戟天、淫羊藿各20克，山萸肉、枸杞子、菟丝子、桑葚子、生地黄各12克，远志、炙甘草各10克。

【用法用量】 每日1剂，水煎，分2～3次口服。20天为1个疗程。

【功效主治】 补肾阳，强筋骨。主治不射精症。

病例验证

用此方治疗不射精患者46例，用药1～3个疗程痊愈38例，显效4例，好转3例，无效1例。

 方 4 粉丹皮汤

【处方组成】 粉丹皮、全当归、赤白芍各12克，生山栀、北柴胡、薄荷叶、土白术、云茯苓、夏枯草、车前子(包煎)、炒枳壳、广郁金各10克，飞滑石(包煎)15克，大生地20克，生甘草6克。

【用法用量】 每日1剂，水煎服。

【功效主治】 主治不射精症，症见性交不射精，手淫亦不射精，性欲逐渐低下，阳举不坚，腰酸乏力，小腹胀痛，胸胁闷痛，口干而苦，溲赤便干，目赤多眵，舌红少苔，脉弦细略数。

经治不射精者10余例，均获满意疗效。

方 5 酒制蜈蚣汤

【处方组成】 酒制蜈蚣3条，路路通10克，石菖蒲10克，

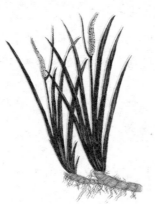

石菖蒲

香油炸急性子0.5克，穿破石30克，羊油灸淫羊藿40克，蛇床子15克。

【用法用量】 水煎内服。

【功效主治】 活血通窍，兴阳助欲。主治不射精症。

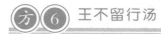

用此方治疗不射精症52例，均取得满意疗效。

方 6 王不留行汤

【处方组成】 王不留行30克，阳起石30克，淫羊藿15克，首乌15克，鹿角胶12克，巴戟天12克，菟丝子12克，韭菜子9克，柴胡9克，海狗肾6克，蜈蚣3条。

【用法用量】 每日1剂，水煎服。10天为1个疗程。

【功效主治】 温补肾阳，疏调肝气。主治不射精症。

病例验证

宋某，男，29岁。结婚3年，性交时不射精，用此方加牛膝15克，桃仁9克。连用2个疗程，性交开始射精(病已痊愈)。

不育症

夫妇同居两年左右，未采取任何避孕措施，确定女方无不孕因素，由男方的原因而不能使女方受孕，称为不育症。男子不育的发病原因很多，如性功能障碍、先天发育不良、精子异常、精液异常、精液输出障碍等。导致不育的精液异常又有无精子、少精子、死精子过多、精子活动力低下、精不液化等。中医认为不育的病因病机为肾虚、血瘀、湿热、肝郁、血虚等所致。

 熟地白术汁

【处方组成】 熟地30克，白术15克，当归12克，枸杞子15克，炒杜仲10克，仙茅10克，淫羊藿30克，巴戟天10克，山萸肉15克，肉苁蓉10克，韭菜子30克，蛇床子15克，熟附子6克，肉桂6克。

【用法用量】 上药煎20～30分钟取汁约250毫升，每日1剂，分3次服。20日为1疗程。

【功效主治】 温补肝肾，壮阳固精。主治男性不育症。

【加减】 体质虚弱者，加人参8克，黄芪15克，有条件者，加鹿茸2克；偏阴虚者，去肉桂、附子，加女贞子9克，何首乌10克；湿热瘀阻者，去附子、肉桂，加金银花10克，蒲公英15克，败酱草9克。

病例验证

用此方治疗男性不育症患者28例，痊愈23例，进步3例，无效2例。

 紫河车散

【处方组成】 熟地、紫河车各20克，枸杞子、山药、山萸肉、菟丝子、杜仲、肉苁蓉各10克，巴戟天、蛇床子、五味子各6克，鹿茸3克。

【用法用量】 各药单味研末，混匀，收储备用。每次服5克，每天3次，用兼证药汤送下。

【功效主治】 主治男子性功

能不全，多属肾气不足所造成的肾阴阳虚衰，或阳痿不举，或诸虚百损，或精少清薄，或遗精滑脱，或精液清冷等症。

【注意事项】 火盛或湿热蕴结者禁用；生殖系统生理缺陷服之无效；服药期间禁房事为宜。

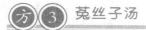

用此方治疗患者25例。其中痊愈者(性功能正常，其妻已孕育者)11例，好转(性功能正常，其妻未孕者)5例，有效(性功能较前有改善者)3例，无效6例。

方 3 菟丝子汤

【处方组成】 熟地黄、菟丝子各20克，淫羊藿、党参、天精子、山药各15克，仙茅12克，鹿角胶、紫河车各6克。

【用法用量】 每日1剂，水煎服，早晚各1次。20天为1个疗程。

【功效主治】 滋肾填精，补气健脾。主治不育症。

【加减】 肾阴虚者，加女贞子、桑葚子；肾阳虚者，加制附子、肉苁蓉；气虚者，加黄芪；脾肾两虚，便溏泄泻者，加

补骨脂、炒白术；睾丸坠痛者，加川楝子、荔枝核；精液有脓球者，加金银花、蒲公英；精液不液化者，加黄柏、知母、土茯苓，减鹿角胶、紫河车。

【注意事项】 服药期间节房事，可安排在女方排卵期同床。

病例验证

用此方治疗患者83例，在治疗期间女方怀孕或精液化验正常而痊愈者共45例；精液常规检查好转或1～2项指标达到正常为有效者共33例；经治疗精液化验无好转即无效者共5例。治疗时间最短20天，最长70天。

方 4 乌梅党参汤

【处方组成】 乌梅9克，党参15克，细辛3克，干姜9克，当归15克，附片9克，桂枝9克，黄

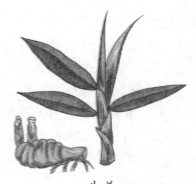

生姜

柏10克，黄连6克。

【用法用量】 水煎，内服。

【功效主治】 温补肾阳，清热通络。主治不育症。

病例验证

用此方治疗不育症16例，取得满意疗效。

李某，男，29岁。结婚5年未育，伴头昏耳鸣，腰膝酸软，心烦易怒，身困乏力，口苦咽干，手足不温，小腹冷痛。舌胖嫩红苔薄黄，脉沉细尺弱。精液化验：精子活动率45%。证属寒热错杂。治以温补肾阳、清热通络。用此方加减，7剂后诸症减退。40余剂后精液正常，其妻同年受孕。

 五味子汤

【处方组成】 五味子、菟丝子、茯苓、黄柏各10克，车前子（包煎）、山药、熟地黄、金樱子各20克，枸杞子、蛇床子、党参、黄芪各15克，鲜石斛30克、山萸肉、肉苁蓉各12克，巴戟天6克，熟附子3克。

【用法用量】 每天1剂，水煎服。1个月为1个疗程。另取五味子300克，焙干碾末，在第一疗程中与上方同时吞服，每次6克，每天2次，服完为止。第二疗程不须再服。

【功效主治】 主治不育症。

【加减】 伴阳痿、滑精、早泄者，加芡实15克，牡蛎15克；梦遗者，加远志5克，茯神10克；精液中有红、白、脓细胞者，加知母8克，丹皮6克。

病例验证

治疗18例不育症，痊愈(其妻怀孕)12例。

方 ⑥ 杜仲山药汤

【处方组成】 附子6克，山茱萸、枸杞子各15克，杜仲10克，肉桂4克，山药、熟地黄各20克，甘草1克。

【用法用量】 每日1剂，水煎服。30日为1个疗程。

【功效主治】 主治不育症。

【注意事项】 禁烟酒、绿豆及辛辣刺激之品，节房事。

病例验证

用此方治疗不育症60例，痊愈46例，有效12例，无效2例，有效率为96.67%。

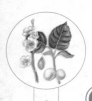

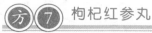

方 7 枸杞红参丸

【处方组成】 北枸杞、熟地黄、黄芪、五味子各80克，枣皮、鹿角胶各60克，红参40克，鹿茸10克，海狗肾、蛤蚧各1对。

【用法用量】 上药共为细末，蜜为丸，梧桐子大。每日2次，每次服10克。

【功效主治】 益气温阳，补肾填精。主治不育症，无精子。

用本方治疗不育症患者14例，其中13例获得生育。

方 8 补肾育子汤

【处方组成】 淫羊藿30克，

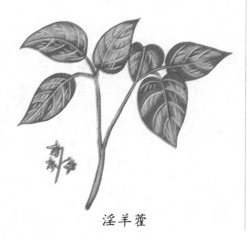

淫羊藿

阳起石30克，菟丝子15克，熟地黄18克，女贞子9克，山药12克，五味子10克，鹿角胶18克，龟板（先煎）18克。

【用法用量】 每日1剂，水煎服。

【功效主治】 温肾壮阳。主治不育症。

病例验证

用此方治疗不育症19例，经随访13例已生子，4例无生育能力，2例无效。

方 9 生姜羊肉

【处方组成】 当归30克，生姜30克，羊肉150克。

【用法用量】 上药加食盐适量，加水适量煮至1500毫升，吃肉喝汤，每日2次。30天为1个疗程。

【功效主治】 补肾活血，补血填精，除湿散寒。主治精液异常之男性不育症。

病例验证

用此方治疗男性不育症148例。治愈(精液正常，或女方受孕)90例，显效44例，无效14例，总有效率90.5%。

慢性前列腺炎

前列腺炎是男性生殖系统的常见疾病，分为特异性(结核性、淋病性)和非特异性两种，其临床表现大致相似，往往与精囊炎、附睾炎、后尿道炎同时并存。急性前列腺炎治疗不当，迁延日久可成慢性；慢性前列腺炎的急性发作，与急性前列腺炎的表现无异。根据其临床表现，有会阴部不适或疼痛，尿频有灼热感，小便夹精、遗精等症状。大致相当于中医的"淋病""精浊""白浊"等病症，其病因病机一般认为与思欲不遂或房事过度、相火妄动、湿热下注及心、脾、肾等脏腑密切相关。

 丹参泽兰汤

【处方组成】 丹参9克，泽兰9克，乳香9克，赤芍9克，王不留行9克，川楝子9克，桃仁6克，败酱草15克，蒲公英30克。

【用法用量】 每日1剂，水煎，内服。1个月为1个疗程。

【功效主治】 活血化瘀，清热解毒，化湿利浊。主治慢性前列腺炎。

病例验证

用此方治疗慢性前列腺炎患者70例，取得较好疗效。

 黄柏知母活性汤

【处方组成】 黄柏、知母、大黄各15克，牛膝20克，丹参30克，益母草50克。

【用法用量】 每日1剂，水煎服。

【功效主治】 清热活血。主治慢性前列腺炎。适用于湿热蕴滞型慢性前列腺炎。

【加减】 可随症加减。一般服药3～6剂即见效，可持续服药2～4周后改服丸药(成份同基本方)。每丸含生药5克，每服1丸，每日2～3次，持续服药1～2个月。停药1～2月后再服用。

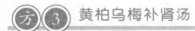
用此方治疗患者100例，治愈24例，显效20例，好转51例，无效5例，有效率95%。

方 ③ 黄柏乌梅补肾汤

【处方组成】 黄柏10克，太子参10克，乌梅10克，白芍10克，金樱子10克，覆盆子10克，川断10克，芡实15克，益智仁15克，枸杞子15克，牡蛎15克，桑寄生15克，甘草15克，知母6克，菟丝子12克，茯苓12克，地龙12克，红花12克。

【用法用量】 水煎内服，1日1剂。7天为1个疗程。

【功效主治】 补肾填精，清热利湿，活血化瘀。主治慢性前列腺炎。

病例验证

用此方治疗慢性前列腺炎50例，均获痊愈。

方 ④ 吴茱萸内服外敷

【处方组成】 吴茱萸。

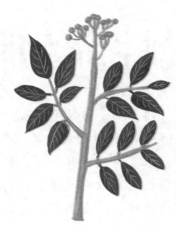

吴茱萸

【用法用量】 用吴茱萸内服及外敷合用方法。外敷：吴茱萸60克，研末，用酒、醋各半，调制成糊状。外敷中极穴、会阴穴。胶布固定，每日1次。内服分2种情况：年老体弱，无明显热象者，每日用吴茱萸15～20克，加水100毫升煎40分钟成60毫升，日分2次服；体质强壮或有热象者，每日用吴茱萸10～12克、竹叶8克，加水100毫升，煎成90毫升，日分3次服。上方10天为1个疗程，一般1个疗程见效。

【功效主治】 主治慢性前列腺炎。

病例验证

用此方治疗慢性前列腺炎患者46例，痊愈29例，显效10

例，有效5例，无效2例，有效率95%。

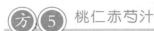

方 5 桃仁赤芍汁

【处方组成】 桃仁、赤芍、牛膝各20克，土茯苓、车前子（包煎）、黄柏、白芍各15克，橘核、生甘草各10克，桂枝、制大黄各5克。

【用法用量】 上药水煎取汁200毫升，日服2次，每次100毫升。

【功效主治】 具有通瘀散结、清热利湿之功效。主治慢性前列腺炎。

【加减】 尿浊者，加萆薢15克；性功能减退者，加淫羊藿、菟丝子各15克。

病例验证

用此方治疗患者50例，痊愈32例，好转14例，无效4例，有效率为92%。

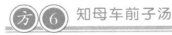

方 6 知母车前子汤

【处方组成】 知母12克，车前子（包煎）12克，柴胡12克，桃仁12克，红花12克，牛膝15克，当归15克，丹参15克，赤芍15克，穿山甲15克，王不留行15克，败酱草15克，黄柏10克，川楝子10克，延胡索10克，甘草10克。

【用法用量】 每日1剂，水煎，内服。7天为1个疗程，每疗程间隔2天。

【功效主治】 清热利湿，活血化瘀。主治慢性前列腺炎。

病例验证

用此方治疗慢性前列腺炎56例，治愈39例，显效11例，有效4例，无效2例。

方 7 黄连固精汤

【处方组成】 黄连20克，黄芩10克，阿胶（烊化）30克，鸡子黄2枚，白芍15克，生栀20克，金樱子20克。

【用法用量】 每日1剂，水煎，分2次服。

【功效主治】 滋阴降火，引血归经，安神固精。主治前列腺炎（血精）。

病例验证

用此方治疗患者15例，均获得良好效果。

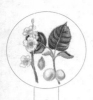

龟头炎

　　龟头炎乃系男子阴茎头因细菌侵入组织或经血行播散感染引起局部红、肿、热、痛的一种化脓性疾病。本病青壮年多发。其病因：一是由葡萄球菌、链球菌等化脓性细菌感染引起，多在各类急性化脓性感染后期或局部损伤后有血肿和异物残留的情况下发生；二是由结核杆菌感染所致，多因别处病灶直接蔓延或经血行播散而来。但以球菌和杆菌直接感染多见。主要临床表现：急性化脓，局部有嫩红、肿胀、灼热痛、跳痛、胀痛、触痛，夜晚疼痛尤甚；慢性化脓，局部微肿轻压痛，无嫩红，发展缓慢，有的形成硬节，若溃破难以愈合。中医名之"阴头痛"认为因肝经湿热、郁火结聚龟头所致。以阴茎龟头紫肿、疼痛、化脓、溃烂为主要表现的痛病类疾病。

 威灵仙浓液

【处方组成】 威灵仙15克。

【用法用量】 将上药加水500毫升，浓煎半小时，去渣待凉，用脱脂棉蘸药汁洗患处。

【功效主治】 主治阴茎头炎（龟头炎）。

病例验证

　　用此方治疗阴茎头炎（龟头炎）患者4例，均洗3～4次获治愈。

 甘草蜂蜜药液

【处方组成】 甘草10克，蜂蜜100毫升。

【用法用量】 先将甘草放入沙锅内，加200毫升水浸泡20分钟，再煎煮30分钟，滤去渣，浓缩至20毫升，然后加入蜂蜜，煮沸，去除浮沫，装入消毒容器内备用。用生理盐水清洗局部患处，拭干，用草蜜膏适量局部外敷。

【功效主治】 主治阴茎龟头溃疡。

病例验证

李某，男，41岁。龟头部痒痛难忍，到某医院诊为过敏性皮炎。用二苯环康啶、麦迪霉素等药1周，效差。症见阴茎包皮靠冠状沟处有2毫米×2毫米溃疡一处，龟头上有1.5毫米×2毫米溃疡3处，并有脓性分泌物。诊断：阴疮(阴茎龟头溃疡)。先用生理盐水洗净患处，再用消毒棉签蘸草蜜膏涂敷局部。让患者卧床休息，干后再涂，日涂5～10次。2日后溃疡面逐渐缩小。5日后溃疡面愈合，无疤痕。此方累用累验，均在用药3～5日内痊愈。

 方3 鹿角霜蒲公英汤

【处方组成】 鹿角霜30克，蒲公英30克，紫花地丁30克，金银花30克，赤芍30克，龙胆草10克，防风6克，当归尾15克，白芷10克，乳香6克，没药6克，天花粉10克，浙贝母10克，陈皮10克，炮山甲6克，皂角刺3克，全蝎1克，蜈蚣1克，甘草30克。

【用法用量】 每日1剂，水煎3次，分3次服。10剂为1个疗程。

【功效主治】 清热化瘀，排毒消痈。主治龟头炎。

病例验证

辛某，男，48岁。阴茎头肿痛未溃，3个月未愈而就诊。患者阴茎局部常有豆粒大小皮肤溃破，渗液疼痛，并自行结痂，此起彼伏，反复发作。3个月前阴茎头突然嫩红、肿痛，经抗生素治疗，嫩红减退，但肿胀、疼痛如故。近1个月来，疼痛加重，势已影响小便通利。顷诊，脉濡数，苔白舌红，头昏少寐，心烦，口苦咽干；龟头局部肿胀而色黯，触之痛甚；睾丸及会阴部时而坠胀，包皮不长，小便黄赤，大便干结。血尿化验皆正常。诊为龟头炎。证属肝经湿热，瘀毒郁结。用此方：鹿角霜、蒲公英、紫花地丁、金银花、赤芍、甘草各30克，龙胆草、白芷、天花粉、浙贝母、陈皮各10克，防风、乳香、没药、炮山甲各6克，当归尾15克，皂角刺3克，全蝎(研分3次冲服)、蜈蚣(研分3次冲服)各1克。上方连投10剂，一、二煎内服；三煎滤汁，坐浴熏洗20～30分钟，早晚各1次。用药后肿痛全除，再投5剂如法用之，以巩固疗效。

随访获得痊愈。

 荆芥防风液

【处方组成】 荆芥、防风、蝉蜕、龙胆草、川牛膝各9克，晚蚕沙15克。

【用法用量】 将上药水煎，

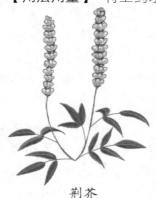

荆芥

分早晚2次口服，每日1剂。滤渣取液外洗阴囊，临睡前洗。

【功效主治】 主治龟头炎及溃疡。

【加减】 若龟头溃疡者，加生黄芪15克，托毒排脓生肌；若疮面淡红者，去龙胆草；若局部红肿甚者，加天花粉12克，连翘10克，金银花10克，清热解毒消肿；若局部渗水或脓性分泌物多者，加萆薢10克，车前子8克，清热利湿泄毒；若伴阴囊湿疹者，外用蛇床子、苦参、地肤子各30克，枯矾6克，龙胆草12克。

【注意事项】 服药时，要注意保持龟头清洁，每日在临睡前，用温开水洗涤1次，勤换内裤。忌食辛辣鱼腥之物。

病例验证

用此方治疗龟头炎及溃疡患者20例，一般患者服药5～10剂，均能获得治愈。

方 5 黄连苦参洗液

【处方组成】 黄连15克，黄芩15克，黄柏15克，枯矾15克，芫花15克，生大黄20克，生地榆20克，百部20克，苦参20克，土茯苓20克，仙鹤草20克，生甘草10克，硼砂8克。

【用法用量】 水煎外洗，每日3次。5天为1个疗程。

【功效主治】 清热解毒，燥湿祛浊，止痒去腐，收敛杀虫。主治龟头炎。

病例验证

杨某，男，28岁。包皮冠状沟处糜烂，有白色分泌物，气味臭，散见多个菜籽大小溃疡。用此方外洗。1周后症状及皮损消失。获得痊愈。

附睾炎

附睾炎是常见的男性生殖系统疾病之一，有急性和慢性之分。急性附睾炎多继发于尿道、前列腺或精囊感染；慢性附睾炎常由急性期治疗不彻底而引起。本病中医属于疝范围，临床表现多为突然发病，阴囊内疼痛、坠胀，并伴有发热、恶寒等全身感染症状，疼痛可放射至腹股沟、下腹部及会阴部。

 大黄当归汤

【处方组成】 大黄、当归、甘草梢各10克，桃仁15克，鸡内金、土茯苓、鸡血藤各30克。

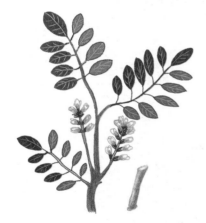

甘草

【用法用量】 每日1剂，水煎，分2～3次内服。7日为1个疗程。连续用药至症状消失。

【功效主治】 主治急性附睾炎。

【加减】 发热者，加苦参3～10克，赤小豆20克，龙胆草10克；痛甚者，加全蝎3克，小茴香5克；下坠感甚者，加炙升麻6克。

病例验证

用此方治疗附睾炎36例，用药2个疗程治愈21例，明显好转6例，好转8例，无效1例，总有效率为97.22%。

 夏枯草川贝母合剂

【处方组成】 夏枯草30克，川贝母、白芥子、枳实各15克，海藻、昆布、橘核、青皮各10克，附片、乌药各6克。

【用法用量】 将上药加水煎3次后合并药液，分2～3次口服，每日1剂。1周为1个疗程。

【功效主治】 主治急性附睾炎。

病例验证

用此方治疗急性附睾炎患者146例，用药1～2个疗程治愈142例，显效4例，有效率为100%。

方 ③ 黄柏熟地清热汤

【处方组成】 黄柏、熟地黄各15克，知母、龟板各12克，猪脊髓(蒸熟兑服)1匙，金银花30克，荔枝核20克。

【用法用量】 每日1剂，水煎，早晚分服。

【功效主治】 滋阴清热解毒。主治附睾炎。

【加减】 睾丸肿大而痛者，加玄参30克，海藻15克，丹皮5克；胀痛甚者，加橘核15克；微痛者，加赤芍12克，生甘草6克；小腹痛者，加川楝子、延胡索各6克；肿痛硬结者，加海藻15克，川楝子20克；发热者，加败酱草30克。

病例验证

用此方治疗患者13例，全部获得痊愈。

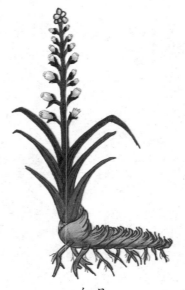

知母

性欲低下症

性欲低下是指正常性交欲望衰退，甚至无性欲，而且阴茎也难以勃起的一种性功能障碍，常与阳痿并存。

 方 1 知母黄柏汤

【处方组成】 知母、黄柏、王不留行、石菖蒲各9克，肉桂(后下)3克，生、熟地黄各12克，山药30克，淫羊藿、茯苓各15克，琥珀(吞服)1.2克，远志4.5克。

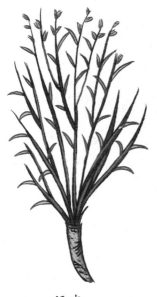

远志

【用法用量】 每日1剂，水煎，早晚分服。

【功效主治】 温肾壮阳，清降相火。主治性欲低下症，症见性欲冷淡，无性要求，阴部拘紧，畏寒怕冷，小便黄，舌质红，苔黄，脉沉细。

病例验证

用此方治疗肾阳不足，相火亢盛，性欲低下患者，有较好的效果。

 方 2 人参柴胡汤

【处方组成】 人参15克，焦白术15克，炙黄芪60克，升麻5克，柴胡10克，陈皮3克，当归15克，炙甘草6克，白芍15克，红枣6枚，杜仲15克，菟丝子15克，淫羊藿15克。

【用法用量】 水煎，食前

服用。

【功效主治】 补益元气、补肝益肾、强筋健骨，主治腰膝酸软，性欲淡漠，性功能减退。

用此方治疗性欲冷淡患者15例，均取得良好疗效。

方 ③ 香附合欢皮汤

【处方组成】 香附、合欢皮、娑罗子、路路通各9克，广郁金、焦白术、炒乌药、陈皮、炒枳壳各3克。

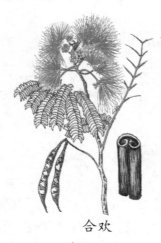

合欢

【用法用量】 每日1剂，水煎，早晚分服。

【功效主治】 主治情志抑郁、肝气不舒所致之性欲低下症。

用此方治疗患者3例，均获满意疗效。

方 ④ 鹿茸僵蚕胶囊

【处方组成】 鹿茸、白僵蚕、制附子、柏仁各60克。

【用法用量】 共研细末后，装入一号空心胶囊内，紫外线常规消毒备用。1日3次，每次5粒。黄酒或温开水送下。

【功效主治】 主治性冷淡、阳痿、早泄及各种性功能障碍。

用此方治疗性功能障碍患者66例，均获痊愈，有效率为100％。

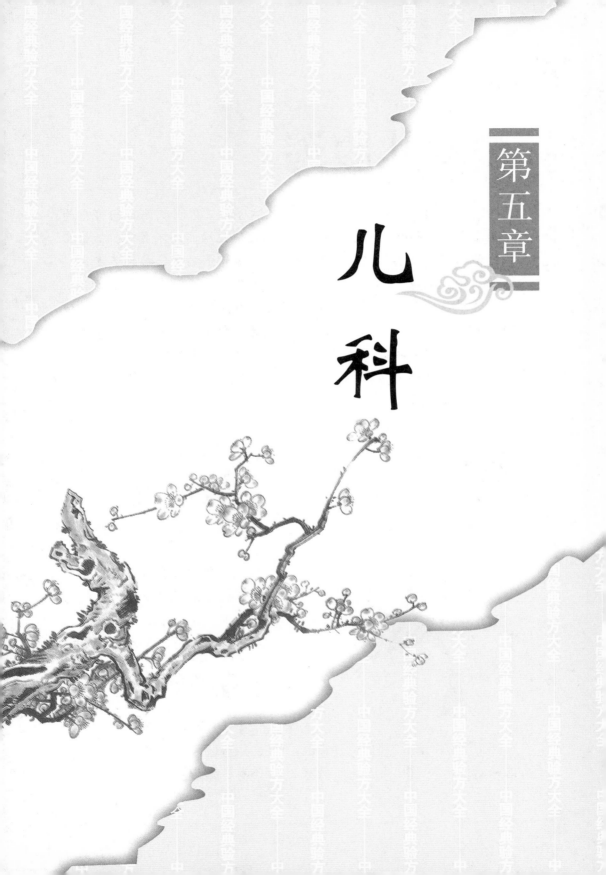

第五章

儿科

婴幼儿腹泻

婴幼儿腹泻是一种胃肠功能紊乱综合征。根据病因不同可分为感染性和非感染性两大类。2岁以下婴儿消化功能尚不成熟，抵抗疾病的能力差，尤其容易发生腹泻。夏秋季节是病菌致病的多发期，多种细菌、病毒、真菌或原虫可随食物或通过遭污染的手、玩具、用品等进入消化道，很容易引起肠道感染性腹泻。表现为每日排便5～10次不等，大便稀薄，呈黄色或黄绿色稀水样，似蛋花汤，或夹杂未消化食物，或含少量黏液，有酸臭味，偶有呕吐或溢乳、食欲减退，患儿体温正常或偶有低热。重者血压下降，心音低钝，可发生休克或昏迷。

 山药鸡肝羹

【处方组成】 山药15克，薏苡仁10克，鸡肝1具。

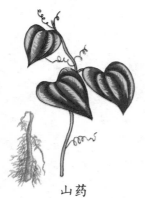

山药

【用法用量】 将山药、薏苡仁共研细末，鸡肝切成片与药末拌匀置碗中，加食醋适量蒸熟，早晚分服。

【功效主治】 主治婴幼儿慢性腹泻。

病例验证

用此方治疗婴幼儿慢性腹泻上千余例，均获良效，一般连服3天即可获效。

方 2 **扁豆衣茯苓汁**

【处方组成】 扁豆衣、茯苓、钩藤(后下)各9克，扁豆花、炒谷芽、炒麦芽、神曲、炒党参各6克，木香2克，炒白术、陈皮各5克。

【用法用量】 上药加水适量，文火煎汁去渣后备用。每日分2次服下，每次量约60～80毫升。

【功效主治】 主治婴儿腹泻迁延日久、泄下水分较多，时有肠鸣不畅，平时有湿疹病史，且胆怯易惊，患儿大多以人乳喂养为主。

病例验证

用此方治疗婴儿腹泻患者125例，显效率为98.4％。

 白术泽泻散

【处方组成】 白术200克，泽泻150克，云茯苓200克，猪苓150克，车前子（包煎）100克，木瓜50克。

【用法用量】 以上诸药，按质分炒，共研细末，装瓶备用，开水泡服。用量：1岁以内每次10克，每日2次；1～3岁，每次15克，每日2次；4岁以上，每次15～20克，每日3次。

【功效主治】 健脾渗湿，分清止泻。主治大便泻下清谷，或食后则便，或稍进油腻生冷之物则泻次增多，饮食减少，神疲倦怠，睡眠露睛，小便短少、面色萎黄，舌苔薄白、质淡。

【加减】 本方适宜脾土亏虚，清浊不分之泄泻。若乳食不化，加山楂、神曲；久泄不止，加诃子、石榴皮。

病例验证

徐某，男，8个月。腹泻五月，每日十余次，泻下清谷，伴纳谷不香，睡眠露睛、汗多、小便短少。曾连续3次住院，中西药治疗，时有好转，终未根除。初诊，患儿神疲倦怠，面色白，舌质淡红，苔薄白，指纹淡。治宜健脾渗湿，分清止泻。用此方20克，每日分2次开水泡，澄清取汁加少许白糖频服。连服2日，症减，服4日而愈。

 杏仁黄连汁

【处方组成】 杏仁、黄连、通草、半夏、川厚朴各5克，滑石（包煎）、黄芩、车前子（包煎）各10克，橘红7克。

【用法用量】 水煎3次，混合后浓缩至40毫升。1岁以内患儿每次5毫升，每6小时服1次。

【功效主治】 主治婴幼儿秋季腹泻。

用此方治疗婴幼儿秋季腹泻100例，治愈91例，好转9例，有效率100%。

方⑤ 地榆白芨汁

【处方组成】 地榆、白芨各30克。

【用法用量】 将上药加水500毫升，浓煎至200毫升。每天早晚各服1次，每次50毫升，服用时可加少许食糖，一般可连服2~4次。

【功效主治】 凉血止血，清热解毒。主治婴幼儿腹泻。

用此方治疗婴幼儿腹泻患儿15例，均在服药2~4次后获得治愈。

方⑥ 莲子肉汤

【处方组成】 莲子肉15克，山楂肉10克，诃子肉7.5克，乌梅肉3克，红枣肉20克。

【用法用量】 上药为1周岁的小儿量，每日1剂，水煎分3次服。

【功效主治】 主治婴幼儿迁延型腹泻。

【加减】 根据患儿年龄大小，药量可酌情加减。如服3~5剂之后，腹泻减轻或大便初见成形，可将本方中药按比例研成细末，改作散剂服之。

用此方曾治疗62例婴幼儿迁延型腹泻(均属单纯消化不良，病程超过1个月)，痊愈42例，好转16例，无效4例，有效率为93.5%。其中服药最少者3剂，最多20剂。

方⑦ 鲜石榴皮泥

【处方组成】 鲜石榴皮30克。

【用法用量】 砸成泥状敷脐，包扎密封固定，24小时换药1次。

【功效主治】 主治婴幼儿腹泻。

病例验证

用此方治疗婴幼儿腹泻24例，用药1次治愈12例，2次治愈5例，3次治愈4例，3次好转3例。

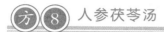

方 8 人参茯苓汤

【处方组成】 人参、茯苓、茵陈各9克，白术、藿香、甘草各5克，金银花6克，乌梅12克，葛根、马齿苋各20克。

【用法用量】 每日1剂，水煎服。

【功效主治】 主治小儿重症腹泻。

病例验证

用此方治疗小儿重症腹泻80例，平均服药3～8剂，全部获得痊愈。

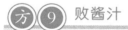

方 9 败酱汁

【处方组成】 败酱(鲜品)。

【用法用量】 败酱(鲜品)适量，洗净，挤出绿汁，贮瓶供当日使用。1周岁以下患儿，每次口服2毫升；1～2岁，每次口服3毫升。每日2次，可加少许红糖。

【功效主治】 清热解毒。主治婴幼儿腹泻。

【加减】 脱水严重者，酌服ORS液（氯化钠2.6克，枸橼酸三钠2.9克，氯化钾15克，葡萄糖13.5克，使用前以温开水1000毫升溶解），静脉补液。

病例验证

用此方治疗小儿腹泻72例，治愈68例，好转4例，治愈率94%。

李某，男，1岁。腹泻绿水样大便3日，每日10余次，小便短赤，口渴欲饮。曾服用中西药3日，无效。体温37.1℃，轻度脱水，双眼球轻度凹陷。大便镜检：脂肪球(+)。治宜清热解毒，调中和胃。嘱用败酱全草(鲜品)榨汁，加红糖少许，每次口服2毫升，每日2次，另服ORS液。次日复诊，腹泻次数减为每日4次。继服1天即愈。

方 10 石榴皮汤

【处方组成】 石榴皮、黄芩、白芍、山楂曲、云茯苓、干荷叶、炒麦芽、炒谷芽各6克，葛

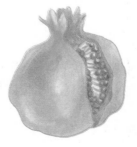

石榴

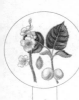

根4克。

【用法用量】 每2日1剂，水煎服，少量频服。

【功效主治】 涩肠止泻。主治婴幼儿腹泻。

用此方治疗婴幼儿腹泻35例，服药1～3剂全部治愈。

方⑪ 防风陈皮汤

【处方组成】 诃子、防风、陈皮、麦芽各5～10克，葛根、山楂各5～20克。

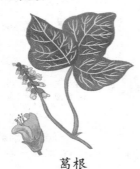

葛根

【用法用量】 主治加减水煎服，随月龄大小用量酌情增减。每日3次食前服。

【功效主治】 胜湿止痛，健脾开胃。主治婴幼儿腹泻。

用此方治疗婴幼儿腹泻230

例，治愈227例，无效3例，有效率98.7％。

方⑫ 干姜淀粉糊

【处方组成】 干姜3克（切碎），淀粉（山芋淀粉、面粉均可）一食匙。

【用法用量】 分别炒成炭末，和匀，加食糖适量，开水冲调成糊状，1次喂哺。

【功效主治】 温中止泻。主治婴幼儿秋季腹泻。

李某，男，患儿10个月，患急性腹泻，日数次，哺乳后旋即腹泻，黄水样便，夹有不消化乳块和少量黏液，无臭味。服小儿无味氯霉素糖浆和四环素片等药物无效。至第三天，出现轻度发热，体温37.8℃，轻度脱水面容，阵发啼哭。遂喂哺此方剂1次，腹泻即行停止而病愈。

方⑬ 五倍子干姜糊

【处方组成】 干姜2份，五倍子2份，吴茱萸2份，公丁香1份。

【用法用量】 共研细末混

合。取9～15克，用75％的酒精或65度白酒调成糊状，敷于患儿脐部，药上覆盖塑料布1块，用胶布固定，每日更换1次，连用1～3次。

【功效主治】 温中散寒，和胃止呕。主治小儿腹泻。

用此方治疗小儿腹泻患者50例，痊愈44例，好转4例，无效2例。

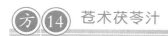苍术茯苓汁

【处方组成】 苍术、茯苓各30克，薏苡仁、厚朴、半夏、藿香各20克，胡黄连、木香各10克，陈皮15克，白糖适量。

【用法用量】 水煎浓缩至500毫升。1岁以内，每次5～10毫升；1～3岁，每次10～15毫升，均日服3次。

【功效主治】 主治婴幼儿秋季腹泻。

用此方治疗婴幼儿秋季腹泻15例，均获良效。

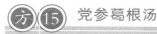党参葛根汤

【处方组成】 党参3克，白术2克，茯苓3克，葛根2克，藿香1.5克，木香1.5克，炙草1.4克，儿茶1.5克。

【用法用量】 每日服1剂，水煎服。

【功效主治】 补脾益胃，理气祛湿。主治婴幼儿秋季腹泻。

潘某，男，患儿5个月，病儿父母代诉：3天前开始泻蛋花样稀便，每日十余次，时有呕吐，神疲纳少，经中西药及草药治疗症状毫无改善。舌苔白滑，指纹淡红。服上方1剂，泻止而告愈。

方⑯ 人参木香汤

【处方组成】 人参、茯苓、白术、藿香、木香各6克，葛根12克，甘草3克。

【用法用量】 每日1剂，水煎，分4～5次服。

【功效主治】 主治慢性非特异性腹泻。

治疗慢性非特异性腹泻23例，全部治愈，痊愈时间平均为14天。

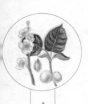

小儿痢疾

痢疾是一种由痢疾杆菌引起的肠道传染病。痢疾杆菌可随食物通过遭污染的手、玩具、餐具等进入胃肠道，引起小儿痢疾。多见于2～7岁平素营养好、体格健壮的儿童。好发于夏秋季。表现为突发高热、面色苍白、四肢冰凉、嗜睡、精神委靡或惊厥等。小儿痢疾的特点是起病急骤，感染中毒症状严重，病情恶化快，病死率高。

方 1 金银花山楂汤

【处方组成】 金银花20克，生山楂30克，赤、白芍各10克，生甘草6克。

【用法用量】 每日1剂，水煎2次，分3次服，赤多者调适量白砂糖；白多者调适量赤砂糖。6岁以上用上方剂量；3～6岁用上方剂量的1/2～2/3；3岁以下用1/3剂量。

【功效主治】 清热解毒，消食导滞，调气行血。主治小儿急性细菌性痢疾，证属湿热挟滞型。

病例验证

党某，男，4岁。于3日前因食生冷瓜果而致腹痛，大便稀挟杂赤白脓血，每日达十余次，时发寒热，并曾呕吐1次，伴见厌食、疲乏。查体：体温38.4℃，舌质红苔黄腻，脉滑数。大便常规示：红细胞(+++)，白细胞(+++)，巨噬细胞(+)。诊断为急性细菌性痢疾，以上方剂量2/3加葛根、柴胡各6克，并以赤白砂糖各适量调服，2剂而安。

方 2 大黄木香汤

【处方组成】 生大黄、木香、焦山楂、枳壳、黄柏、槟榔各10克，黄连3克。

【用法用量】 每日1剂，水煎频服。

【功效主治】 清热燥湿，破气消积。主治小儿急性菌痢。

【加减】 发热者，加葛根15克，鸡苏散(滑石36克，甘草6克，薄荷15克。上为细末，每次服9克，每日3服)；赤多白少者，加秦皮6~12克，白头翁15~30克；白多赤少者，加苍术3~9克，川朴3~10克，藿香6~10克。

病例验证

用此方治疗患儿80例，治愈73例，好转5例，无效2例，有效率为97.5％。

白头翁散

【处方组成】 白头翁、败酱草、秦皮、川黄连各6克，赤芍5克，生甘草4克。

【用法用量】 将上药共研为极细末，装瓶密闭备用。用时，每次口服2克，以红糖水送服。

【功效主治】 主治小儿细菌性痢疾。

病例验证

用此方治疗小儿细菌性痢疾患者109例，用药2~5天治愈107例，显效2例，有效率为100％。

方 4 苍术大黄散

【处方组成】 炒苍术90克，制大黄、制草乌、川羌活、炒杏仁各30克。

【用法用量】 以上药共研细末分成1.5克重1包，每日2次，每次1包，儿童酌减。

【功效主治】 主治小儿细菌性痢疾。

病例验证

用此方治疗患儿96例，痊愈62例，有效28例，有效率93.7％，无效6例。

方 5 白蔹黄连胶囊

【处方组成】 白蔹、地锦草、黄连、黄芩、广木香、葛根各10克。

【用法用量】 将上药共研为极细末，装入胶囊内，每粒装药末0.3克，每服3~4粒，每日2~3次。

【功效主治】 主治小儿细菌性痢疾。

病例验证

用此方治疗小儿细菌性痢疾患儿122例，经用药3~6天后，均获治愈。

婴幼儿发热

婴幼儿发热是一种常见的症状。婴儿时期，其大脑皮质发育尚不完全，对刺激的感受、分析和控制能力较弱，对微弱的刺激即可出现调节失常和体温增高现象，所以婴幼儿时期热度的异常升高与疾病的严重程度不一定成正比。如温度稍有增高，也不一定有病理意义，只有温度超过其基础体温1℃时才考虑其为病态。小儿在活动或进食后可使体温升高，平时幼儿高于成年人，肛温高于口温0.5℃左右。小儿体温一般以肛温36.2℃～38℃、口温36℃～37.4℃为正常体温。发热的原因很多，其中以上呼吸道感染最为常见，其次有肠道感染、泌尿系感染、出疹性疾病、中枢感染(如脑膜炎、大脑炎等)。引起长期发热的原因有结核病、免疫性疾病、结缔织织疾病等，应结合临床表现、实验室检查和某些必要的专业性检查，尽早明确诊断进行治疗，在病因治疗的同时也应积极对症处理高热，以免温度过高反复发生惊厥，致使脑组织受到损害。

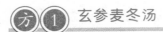

方 1 玄参麦冬汤

【处方组成】 玄参4.5克，麦冬4.5克，川贝母3克，葛根4.5克，连翘4.5克，荆芥3克，防风3克，豆豉3克，薄荷2.1克，甘草1.5克。

【用法用量】 每日1剂，水煎服。

【功效主治】 主治小儿发热。

病例验证

用此方治疗小儿发热患儿10余例，一般1剂即可热退病愈。

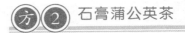

方 2 石膏蒲公英茶

【处方组成】 生石膏（先煎）10～60克，蒲公英10～20克，金银花8～10克，神曲8～10克，连翘6～10克，柴胡6～10

克，生甘草3克。

【用法用量】 每日1剂，水煎。石膏研碎先煎15～20分钟，后入其余经浸泡的中药，文火煎沸后捂盖2分钟即可服用。每日2剂，频频当茶饮。热不退者可续服。

【功效主治】 清热解肌。主治小儿急性发热，证属风热袭肺型，相当于支气管肺炎、大叶性肺炎、急性支气管炎、疱疹性咽峡炎、上呼吸道感染急性发热期。

病例验证

张某，男，4岁，发热2天，经西医门诊静滴青霉素及退热片等治疗仍高热不解，诊时体温40℃，面色红赤身热无汗，微咳，不思饮食，大便1日未行。查体：扁桃体Ⅱ度肿大，咽红，苔薄白，质偏红，脉细数。中医辨证为风热袭肺。治以宣肺疏表、清热解肌。予此方加杏仁、桔梗、苏梗、牛蒡子，2剂。嘱其即刻煎服1剂，如热不退，可在晚8时后再煎服第2剂，当茶饮。次日复诊，热已退。未予其他药物，仅此方连煎服2剂，夜半热退，大便亦行。随访身热未作，以后每

遇外感发热，其自服此方2剂，均收佳效。

 方 3 生石膏玄参汤

【处方组成】 生石膏（先煎）、金银花、蒲公英各30克，玄参25克，神曲10克，荆芥6克，生大黄5克。

【用法用量】 每日1剂，分3～4次口服。

【功效主治】 主治小儿高热。

病例验证

用此方治疗小儿高热患者130例，1～3天内治愈128例，有效者2例。

 方 4 生石膏汤

【处方组成】 生石膏150克。

【用法用量】 水煎频饮。

【功效主治】 主治小儿高热。

【加减】 便秘者，加大黄5～15克；手足抽动者，加钩藤6～30克；烦躁者，加知母或栀子6～12克。

病例验证

用此方治疗小儿高热患者40

例，1天内退烧者5例，2天内退烧者27例，3天内退烧者8例，治愈率100%。本方不适用高烧而无汗者。

方 5 柴胡知母汤

【处方组成】 柴胡、龙胆草、知母、川芎各6克，茯苓、当归各9克，炙甘草12克。

【用法用量】 每日1剂，水煎2次，分2～3次服。

【功效主治】 解肌退热，活血通脉。主治小儿发热。

【加减】 兼肺卫症状者加桔梗5～10克，杏仁3～10克，黄芩5～10克，贝母3～9克；兼食积者加山楂3～10克，神曲10～15克，麦芽10～15克；兼便秘者加枳壳5～15克，大黄5～15克；兼湿热者，加薏苡仁9～30克，滑石10～20克，竹叶6～15克，芦根15～30克。

病例验证

用此方治疗小儿低热116例，痊愈103例，好转9例，无效4例，有效率为96.5%。

方 6 羌活防风液

【处方组成】 羌活、防风、龙胆草、栀子、川芎各6克，大黄（后下）1.5克，青黛3克，薄荷4.1克，芥穗4.5克。

【用法用量】 将上药水煎1次，共煮取药液100～150毫升。分2～3次服完。较小患儿可多次频服。每日1剂。

【功效主治】 清热解表。主治小儿发热。

病例验证

用此方治疗小儿发热107例，感冒100例，肺炎、风湿热各1例，伤寒5例。有效率100%。

方 7 连翘当归汤

【处方组成】 连翘9克，当归12克，蝉蜕、瞿麦各6克，牛蒡子、柴胡、杭芍、防风、滑石（包煎）各5克，车前、木通、栀子各3克，甘草1克。

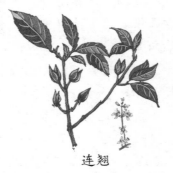

连翘

【用法用量】 每日1剂，水

煎服。

【功效主治】 散风除热。主治儿童低热。

病例验证

用此方治疗儿童低热患者30例，均获满意疗效。

 方⑧ 熟地附子汤

【处方组成】 熟地黄9～12克，附子(先煎)、山药各6～9克，玉竹、麦冬、葛根各6克，乌梅9克，藿香、黄连各3克，益智仁、桑螵蛸各8克。

【用法用量】 每日1剂，水煎服。

【功效主治】 滋阴，清热燥湿。主治夏季热。

【加减】 虚者，加枸杞子9克；食欲不振者，加麦芽、山楂各6克。

病例验证

用此方治疗患者50例，临床治愈42例，好转7例，无效1例。

 方⑨ 党参山楂汤

【处方组成】 党参10克，

山楂、麦冬、杏仁、神曲各8克，生石膏（先煎）15克，蝉蜕、钩藤（后下）、桔梗、藿香各6克，五味子、生甘草各4克。

【用法用量】 将上药水煎，每日1剂，分2～3次口服。5剂为1个疗程。

【功效主治】 清热解表。主治小儿夏季热。

【加减】 若烦躁不安者，加芍药、地龙各6克；若咳嗽较重者，加瓜蒌、前胡、莱菔子各8克；若大便秘结者，加白术、枳实各10克。

病例验证

用此方治疗小儿夏季热患者75例，服药1～2个疗程均获痊愈。

 方⑩ 沙参山药饮

【处方组成】 沙参15克，麦冬、山药各12克，覆盆子、玄参各9克，茯苓、乌梅各6克，丹皮5克。

【用法用量】 每日1～2剂，水煎代茶饮。

【功效主治】 祛寒热，清肺止咳。主治小儿夏季热。

【加减】 高热者，加生石膏（先煎）30克，青蒿10克。其它随症加减。

用此方治疗小儿夏季热130例，治愈70例，显效30例，有效21例，无效9例，有效率为93.1％。

 方⑪ 乌梅蛋清糊

【处方组成】 乌梅、麦冬、蝉蜕、甘草各9克，鸡蛋2个，白糖适量。

【用法用量】 先将鸡蛋去蛋黄，搅拌成糊状，再将乌梅、麦冬、蝉衣、生甘草加水400毫升，文火煎至200毫升，凉后将药液倒入鸡蛋清内，加入白糖少许，分早、晚2次服。每日1剂。

【功效主治】 养阴，止渴，清热。主治小儿夏季热。

用此方治疗小儿夏季热患者38例，服药3～5天均获得痊愈。

方⑫ 石膏知母饮

【处方组成】 生石膏（先煎）500克，知母5克，地骨皮15克，柴胡8克，薄荷（后下）、青蒿各10克，甘草6克，鲜荷叶1片。

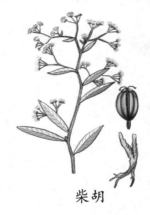

柴胡

【用法用量】 每日1剂，煎汁代茶饮。

【功效主治】 清热泻火，疏散风热。主治小儿夏季热。

【加减】 有食滞者，加大黄炭3克；合并支气管炎者，加芦根12克；合并肠炎者，加山楂15克，川黄连3克。

用此方治疗小儿夏季热患者200例，服药3天退热126例，5天退热65例，无效9例，有效率95.5％。

水痘

　　水痘是一种由水痘病毒引发的急性疱疹性呼吸道传染病。多见于6个月至6岁小儿，常发于冬春季节。由风热、湿毒经口鼻进入肺脾，蕴郁肌体，外发肌肉皮肤之上所致。本病传染性极强，主要通过飞沫和接触传播。从症状出现的前一天起，直到皮疹完全干枯结痂，都具有很强的传染性。初起为斑疹，后转变为疱疹、丘疹、大小不一成圆形或椭圆形，颜色澄清或微混浊，此时疱顶高凸，不化脓，邪在表而见发热、咳嗽、头痛、四肢酸软疼痛等症状。此病高发期由于湿热郁蒸气分，因此皮肤、黏膜不断出现斑疹、疱疹、丘疹。热毒内蕴营血，则见面赤、烦躁，重者出现晕厥等热入营血症状。

 荆芥连翘汁

【处方组成】　荆芥、连翘、赤芍、白蒺藜、牛蒡子、淡竹叶、木通各10克，蝉蜕3克，灯草1克。

【用法用量】　每日1剂，诸药先浸泡半小时，沸煎5～6分钟后，取汁300毫升，4岁以下患儿频频饮服，4岁以上患儿于上、下午各分2次服完。

【功效主治】　小儿出疹性疾病，如水痘、风疹、过敏性紫癜、荨麻疹、湿疹等，对水痘适于风热挟湿型。

病例验证

　　孙某，女，4岁。所在托儿所水痘流行。前一日起发热，体温在37.5℃～38℃，傍晚躯干皮肤散见小米粒大小的丘疹，并见有散在数个小水泡，自服板蓝根冲剂2袋。次日晨起皮疹及水泡数量明显增多，少数水泡已破溃，舌红，苔白腻，咽稍红，脉滑数。诊断为水痘，证属风热袭肺，上源不利，挟湿外透肌表。治宜清热透疹、利湿解毒。用此方去淡竹叶，加茯苓、黄芩各10克，芦根30克，黄连1.5克。服上方2剂后热退，水痘未再新发，而旧的开始收没，5剂后水痘痂疹。1周后痂疹脱落而告病愈。

方 2 石膏知母汤

【处方组成】 石膏、知母各12克，牛蒡子、升麻、葛根、浮萍各10克，水牛角、丹皮、紫草、甘草各6克。

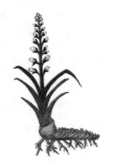

知母

【用法用量】 每日1剂，水煎分4～5次内服。疱疹痒用棉签蘸药液涂患处。

【功效主治】 主治小儿水痘。

【加减】 流涕、咳嗽甚者，加薄荷、桔梗；湿重、苔白厚腻者，加苍术；便秘者，加酒大黄；热甚者，加青蒿、银柴胡。

病例验证

用此方治疗水痘患儿236例（年龄1～3岁），痊愈224例，无效12例，有效率94.9%。

方 3 双花连翘汤

【处方组成】 金银花、连翘、六一散（包煎）、车前子（包煎）各6～10克，紫花地丁、黄花地丁各10～15克。

【用法用量】 每日1剂，水煎，分2～3次服。药渣煎汤洗患处。

【功效主治】 主治小儿水痘。

病例验证

用此方治疗水痘患儿114例，其中6～48小时全部退烧，2～4天结痂，均获治愈。

方 4 双花玄参汤

【处方组成】 金银花、生石膏（先煎）各30克，玄参、紫草、泽泻各15克，薄荷9克，荆芥6克。

【用法用量】 每日1剂，水煎，分数次服。

【功效主治】 主治小儿水痘。

病例验证

用此方治疗水痘116例，服药2～5剂均获治愈，其中伴发热者均在服药1剂后体温恢复正常。

小儿百日咳

小儿百日咳是由百日咳杆菌引起的一种急性呼吸道传染病。多发生于5岁以下儿童。一年四季皆可发生，但以冬春季节最为多见。病程分3期。卡他期主要以流涕、头痛、咽痛、发热、轻度咳嗽等感冒症状为主。约1周左右进入阵咳期，此期长短不一，数天到2个月不等。主要表现为阵发性、痉挛性咳嗽，阵咳后伴有高调的吼声，似鸡鸣，咳嗽时常面红耳赤、涕泪交流、口唇紫绀、表情痛苦，每日发作数次至数十次不等，多于夜间发作。部分患儿可因气管水肿痉挛及黏痰阻塞而窒息引起死亡。阵咳期过后进入恢复期，大约2个月左右痊愈。接种百日咳疫苗后可以预防百日咳的发生。

 方 1 百部止咳汤

【处方组成】 百部10克，马兜铃3克，炙甘草6克，红枣4枚。

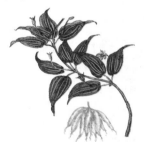

百部

【用法用量】 每日1剂，水煎服。

【功效主治】 降气止咳，补益脾肺。主治百日咳。

【加减】 本方为治百日咳的基础方。若外感风邪、痰热束肺，诊见发热、流涕、咳嗽阵作，夜间尤甚，痰黄、舌质略红、苔薄白、脉滑数者，以此方选加麻黄2~9克，防风5~10克，前胡3~9克，桔梗5~10克，大青叶10~15克，连翘6~15克；若痰浊互结、肺络受阻，诊见痉咳连连、面赤发憋、涕泪俱出、痰黏难咯、咳甚、呕吐黏痰或伴食物者，可予此方选加苏子5~10克，葶苈子3~9克，鹅管石9~15克，沙参10~15克，地龙5~10克；偏热者，再加毛冬青10~30克，蚤休3~10克；若肺阴不足，正虚邪恋，病久阴伤，余热留恋，症见低热不退，或五心烦热、咳嗽痰少、盗汗、口干、咽红者，此方加青黛1.5~6克，海蛤粉10克，沙参10~15克，麦冬1.5~6克，五味子6~12克，花粉5~10克；若中运不健、肺脾两虚，素体虚弱，或病久正伤，症见面色萎黄、咳嗽无力、纳呆便溏、自汗盗汗者，此方加党参6~15克，白术3~15克，陈皮3~5克，法半夏3~9克，鹅管石9~15克，五味子1.5~6克。

病例验证

邝某，男，3岁半。咳嗽3个多月，加剧月余，阵发性咳嗽，每晚10余次，痰多，时现气促，曾用多种西药未效。舌淡苔薄白，脉细数，双肺音稍粗，未闻啰音。血象：白细胞9.7×10^9升，淋巴细胞65％，中性粒细胞29％。证属脾虚痰盛、肺络受阻。处方：麻黄4克，党参、沙参、鹅管石各15克，白术、百部、茯苓各10克，苏子、炙甘草、葶苈子各6克，马兜铃3克，红枣4枚，共服7剂，咳嗽大减，偶而晚间阵咳1~2次。以此方合六君子汤续进4剂，咳愈。

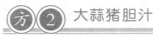

方 ② 大蒜猪胆汁

【处方组成】 紫皮大蒜50克，生猪胆汁100毫升。

【用法用量】 去皮捣烂，加水过滤取汁200毫升，加生猪胆汁，每岁每次1毫升，每次最大剂量不得超过15毫升，每日3~4次，饭前服。

【功效主治】 降气消痰，止咳平喘。主治百日咳。

病例验证

用此方治疗百日咳55例，治愈53例，好转2例，有效率100％。

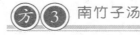

方 ③ 南竹子汤

【处方组成】 南竹子、苏子各6克，黄荆子、车前子（包煎）各10克，六轴子1克。

【用法用量】 每天1剂，煎成100毫升，分2次服。

【功效主治】 降气消痰，止咳平喘。主治小儿百日咳。

【加减】 呕吐者，加姜竹茹6克；痰中带血者，加仙鹤草10克；鼻衄者，加鲜茅根10克，黑荆芥6克；便秘者，加生大黄3克。

汤某，女，6个月。阵咳半月，伴鸡鸣样回声，咳甚，面红目赤，涕泪俱下，呕出痰涎咳乃止，舌苔白腻脉滑数。拟解痉止咳、清肺化痰，此方加减。处方：天竹子、黄荆子、苏子各6克，车前子（包煎）10克，六轴子1克，水煎成100毫升，频频喂服，3剂即愈。

方④ 桃仁红花汤

【处方组成】 桃仁、红花、川芎、甘草各3克，桔梗、赤芍、川贝母、地龙、鹅不食草各5克，炙百部6克。

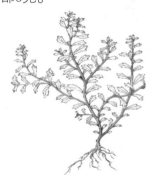

鹅不食草

【用法用量】 每日1剂，水煎，分多次饮服。

【功效主治】 主治百日咳痉咳期，病程较长，证属脉络瘀滞。

王某，男，4岁。咳嗽3周，阵发性痉挛性咳嗽，咳毕伴鸡鸣样回声，日轻夜重。经用红霉素及止咳药治疗，疗效不佳。近日来，患儿咳嗽加重，咳时弯腰弓背、口唇青紫、满面红赤、颈脉怒张，有时咯带血丝泡沫样痰，呕吐痰涎及胃内容物。诊见双肺呼吸音粗，心脏正常，舌质红，苔薄黄腻，脉弦，舌系带瘀肿青紫。诊断为百日咳，证属痰热阻肺、脉络瘀滞。治则：活血化瘀、清热化痰。予此方加桔梗5克，白茅根8克，桑白皮5克。服上方3剂后，剧咳次数明显减少，仍有血性痰沫。效不更方，续服3剂，诸症消失，再服沙参麦冬汤数剂而愈。

方⑤ 百部杏仁汤

【处方组成】 炙百部10～15克，天竺子、苦杏仁、前胡、葶苈子、生甘草各10克，制胆星、广地龙各5～10克，鲜石胡荽10～25克，鲜侧柏叶10～15克，红枣3～5枚。

【用法用量】 每日1剂，水煎，分4～5次服。

【功效主治】 镇咳解痉，清化痰热。主治小儿百日咳。

【加减】 若见喘重者，本方酌加炙麻黄2~9克；呕恶甚者，酌加姜半夏3~10克；咳血者加炙紫菀4.5~10克；鼻衄者，加白茅根10~30克；热甚者，加生石膏30克。

【注意事项】 服药期间禁食腥辣油腻。

病例验证

用此方治疗百日咳患儿50例，服药后5天内症状消失、咳嗽停止者26例，10天内症状消失者14例，15天内症状消失者10例。

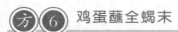

方⑥ 鸡蛋蘸全蝎末

【处方组成】 全蝎1只，鸡蛋1枚。

【用法用量】 全蝎炒焦为末，鸡蛋煮熟，用鸡蛋蘸全蝎末食之，每天服2次，3岁以下酌减，5岁以上酌增。

【功效主治】 主治百日咳。

病例验证

王某，男，5岁，患百日咳，治疗10余天效不佳，颜面浮肿，咳

嗽颇剧。用本方5天，诸症皆愈。

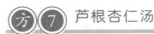

方⑦ 芦根杏仁汤

【处方组成】 芦根、杏仁、黄芩、桔梗、瓜蒌皮、冬瓜子、百部各6克，浙贝母9克，竹茹10克。

【用法用量】 每日1剂，水煎服，早晚分服。

【功效主治】 清热生津，宣肺止咳。主治百日咳。

病例验证

用此方治疗百日咳患儿83例，发病时间均在3周之内，服药后1周痊愈62例，2周痊愈14例，7例无效。有效率为91.5%。

方⑧ 麦冬钩藤汤

【处方组成】 麦冬、钩藤（后下）各12克，川贝母10克，白僵蚕、杏仁各6克，清半夏4.5克，生甘草3克(为4周岁用量)。

【用法用量】 每日1剂，水煎服。

【功效主治】 清肺化痰，解痉止咳。主治小儿百日咳。对于百日咳偏热者有特效。

病例验证

黄某，女，5岁。发病月余，

近20日来病情加重，每日顿咳20余次，发时呛咳不已，面色红赤，涕泪俱出，口吐黏稠痰涎，伴大便干燥，小便色黄，舌边夹红，苔黄厚，曾用百日咳灵等治疗无效。现症属百日咳痉咳阶段，以上方加瓜蒌仁12克，水煎顿服，2剂即愈。

方⑨ 葶苈子杏仁汤

【处方组成】 葶苈子、苏子、莱菔子、白芥子各4.5克，杏仁、二丑、枇杷叶（包煎）各3克，防己3.5克，红枣1枚。

【用法用量】 每日1剂，水煎服。

【功效主治】 宣肺降气，除痰湿，和脾胃。主治百日咳。

【加减】 风寒盛者，加炙麻黄2~9克，前胡3~9克，牛蒡子5~10克，罂粟壳3~10克；风水盛者，加二陈汤(半夏、橘红各15克，白茯苓9克，炙甘草4.5克。加生姜7片，乌梅1个，水煎温服)，桑白皮9~15克，桑叶4.5~9克及车前子6克；肺热盛者，加芦根20克，马兜铃3~9克，蒲公英15克，杠板归15克；气虚者，加党参10克；阴虚者，加沙参12克，麦冬10克；汗多者，加五味子3克；吐甚者，加旋覆梗(花)10

克，煅赭石15克；出血者，加白茅根15克，侧柏叶炭8克，仙鹤草10克，藕节炭15克，茜草炭10克；神昏者，加天竺黄6克，石菖蒲3克，川黄连2克；惊厥者，加钩藤15克，僵蚕5克，川贝母6克，竹叶8克，竹茹15克。

病例验证

于某，男，7个月。阵发性咳嗽已月余，咳甚致呕吐，大便正常，小溲黄，面红耳赤，咳后额汗，苔白滑，以此方加味。日服1剂，连服6剂，获痊愈。

方⑩ 黄连麻黄汤

【处方组成】 川黄连、麻黄、甘草、大黄各2克，吴茱萸0.5克，乌梅、榧子仁各8克，蝉蜕、百部各4克，桃仁、杏仁各6克。

【用法用量】 水煎服，另予琥珀抱龙丸1粒化水冲服。

【功效主治】 清热化痰，疏肝下气。主治百日咳。

病例验证

用此方治疗百日咳患儿30例，痊愈25例，有效5例，有效率100%。

小儿支气管炎

小儿支气管炎包括急、慢性支气管炎以及喘息型支气管炎。临床以咳嗽、痰多或干咳，或伴气喘，或见发热等为主要特征。凡能引起上感的病原体皆可引起支气管炎，而细菌与病毒双重感染颇为常见。急性支气管炎多为流感、百日咳、麻疹、伤寒、猩红热等急性传染病的并发症，而慢性支气管炎则多由急性支气管炎治疗不当或未加治疗转变而成。本病属中医"咳嗽""咳喘"等范畴。临床上常可分为风寒型、风热型、痰热型、痰湿型、阴虚肺燥型和肺虚久咳型等。

方 1 射干红枣汤

【处方组成】 射干、紫菀、款冬、红枣、五味子各9克，麻黄、半夏各6克，细辛、生姜各3克。

【用法用量】 每日1剂，水煎服。3～6剂为1个疗程。

【功效主治】 解毒利咽，祛风散寒。主治小儿支气管炎。

病例验证

用此方治疗小儿支气管炎62例，痊愈36例，显效21例，无效5例，有效率92%。

方 2 桔梗半夏汁

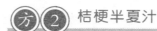

【处方组成】 桔梗、半夏、五味子、桂枝各9克，生麻黄、细辛各3克，生石膏（先煎）30克。

【用法用量】 每日1剂，水

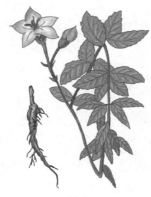

桔梗

煎浓缩后，1岁以下分5次服；1岁以上分3～4次服。

【功效主治】 宣肺散寒，清热化痰。主治小儿喘息型支气管炎。

用此方治疗小儿喘息型支气管炎86例，服药1～2剂痊愈69例，其余均服3～5剂而愈，有效率100%。

 麻黄杏仁汤

【处方组成】 麻黄、紫苏子、杏仁、桑白皮、橘红、茯苓各3克，甘草1.5克，生姜1片，红枣1枚。

【用法用量】 将上药水煎，每日1剂，分4～6次服完。2岁以下者麻黄用量减半。一般可连续服用3～4剂。

【功效主治】 主治小儿急性支气管炎。

【加减】 热象明显者，去生姜加黄芩、板蓝根(或大青叶)各3克；呼吸急促，咳嗽不爽者，加桔梗、白前各3克；喉间痰声鸣响者，加竹沥9克。

用此方治疗小儿急性支气管

炎患者15例(均在3岁左右)，其中治愈12例，好转2例，无效1例，有效率93.3%。

 麻黄石膏汤

【处方组成】 炙麻黄3～6克，川贝母10～15克，大黄（后下）6～9克，生石膏（先煎）15～20克，桔梗、杏仁、炙杷叶各9克，炙甘草6克。

【用法用量】 每日1剂，水煎服。

【功效主治】 化痰止咳，宣肺平喘。主治小儿支气管炎。

【加减】 痰黏者，加海浮石10～15克，海蛤壳10～15克；咽痒者，加苏叶5～10克；咽干者，加麦冬6～15克；纳呆者，加焦山楂3～10克，焦神曲10～15克，焦麦芽10～15克。

用此方治疗患儿35例，病程3日至2月。经治5～7日后，痊愈33例，好转2例。

 杏仁桑皮汤

【处方组成】 杏仁、桑皮、

第五章 儿科

235

苏子、葶苈子各6克，地骨皮、茅根、前胡各10克，黄芩、瓜蒌、知母、莱菔子各3克，生甘草1.5克，人工牛黄0.3克(分冲)。

【用法用量】 每日1剂，水煎，分3～4次服。

【功效主治】 清肺解毒，降气平喘。主治小儿支气管炎。

病例验证

用此方治疗100例小儿支气管炎，服药3～6日内治愈率达95%。

 方 6 虎杖桃仁汤

【处方组成】 虎杖、鱼腥草、桃仁、杏仁、葶苈子各10克，苏子、桑白皮各9克，大黄(后下)6～9克，甘草3克。

【用法用量】 每日1剂，水煎，分2～3次服。

【功效主治】 主治小儿喘息型支气管炎。

病例验证

用此方治疗小儿喘息型支气管炎20例，经5～7天治疗，痊愈17例，临床治愈2例，无效1例，总有效率95%。

 方 7 鱼腥草白茅根汤

【处方组成】 鱼腥草、生石膏(先煎)、白茅根各15克，麻黄、杏仁、川黄连、胆南星各3克，瓜蒌、法半夏、川贝母、前胡各6克。

【用法用量】 将上药水煎，每日1剂，分3次服。

【功效主治】 主治小儿急性支气管炎。

【加减】 若大便秘结者，加生大黄(后下)2克；若高热者，加羚羊角粉1克，分2次冲服。

病例验证

用此方治疗小儿急性支气管炎患者181例，经用药2～5剂后，均获治愈。

方 8 白芥子外敷饼

【处方组成】 白芥子30克，面粉90克。

【用法用量】 先将白芥子研为极细末，与面粉混合均匀备用。用时，将上药用水调成饼，饼的大小视背部面积大小而定。每晚睡觉前敷背部，晨起去掉。一般连用2～3次即可见效。

【功效主治】　主治小儿急性支气管炎。

病例验证

用此方治疗急性支气管炎患者125例，用药2～3次痊愈者110例，4～5次治愈者15例，有效率100％。

 僵蚕车前草汤

【处方组成】　白僵蚕、车前草、鱼腥草各10克，沉香粉(冲服)2克。

【用法用量】　每日1剂，水煎，分4～6次服，重症日2剂。

【功效主治】　主治小儿毛细支气管炎。

病例验证

用此方治疗小儿毛细支气管炎50例，结果：治愈37例，显效12例，无效1例，有效率98％。

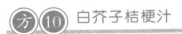 **白芥子桔梗汁**

【处方组成】　白芥子、桔梗各4克，苏子、莱菔子、荆芥、紫菀、百部、白前、橘红各6克，地骨皮、桑白皮各10克，甘草3克。

【用法用量】　水煎2次取汁300毫升，分3次温服，每日1剂。连服5剂为1个疗程，1～2个疗程停药观察。

【功效主治】　理肺降逆，清泻伏热，止咳化痰。主治小儿支气管炎。

病例验证

王某，男，8岁。1月前感冒而现发热，咳嗽，经治疗后发热退而咳嗽未愈，服多种止咳化痰中西药无效。四诊：咳嗽，吐痰黄稠，以傍晚为甚，伴咽干喉燥，口苦，苔薄黄，脉浮数。诊为风热型咳嗽，证属外感风邪，郁久化热，肺有伏火，宣降失常。治宜疏风清肺、化痰止咳。遂用上方去白芥、苏子，加黄芩、知母、葶苈子各6克，3剂。药后咳嗽减轻，痰少，诸症均好转。继服3剂，咳嗽等症消失而告愈，为巩固疗效，守方去黄芩、知母，加山药、白术各10克以培土固本。

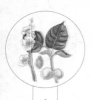

小儿支气管哮喘

支气管哮喘是一种常见的小儿呼吸道变态反应性疾病，其病因多种多样，如进食牛奶、鱼、虾、鸡蛋、螃蟹等异性蛋白，吸入花粉、灰尘、兽毛，被螨虫、真菌、细菌感染等，均可为引起哮喘发病的不同抗原。基本特征是毛细支气管痉挛、黏膜水肿、黏液分泌增多，致使毛细支气管管腔狭窄，造成呼气性呼吸困难。另外气候变化、情绪波动、过度劳累、消化障碍等亦可诱发本病。病变多为阵发性，夜间发病，或白天发作夜里加重，部分患儿呈哮喘持续状态，致使病情加重，患儿可有明显缺氧、紫绀、出汗、神志不清等。哮喘患儿男性多于女性，一般预后尚好，多于青春期即终止发作，但个别患儿亦可诱发心力衰竭，不能不引起注意。

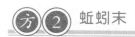

方 ① 麻黄生甘草汤

【处方组成】 麻黄、生甘草各6克，杏仁、葶苈子各10克，生石膏（先煎）、鱼腥草各24克，胆星8克，红枣3枚。

【用法用量】 水煎，视病情轻重，可日服1～2剂。

【功效主治】 宣肺降气，清热化痰。主治小儿支气管哮喘。

病例验证

用此方治疗小儿哮喘52例，

临床治愈40例，好转5例，无效7例，有效率为86.5%。

方 ② 蚯蚓末

【处方组成】 蚯蚓。

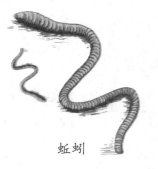

蚯蚓

【用法用量】 蚯蚓焙干，

研末，根据患儿年龄大小，每次1～3克，日服3次，连服3日。

【功效主治】 主治小儿哮喘。对偏高热的小儿哮喘疗效更佳。

病例验证

张某，女，4岁。咳嗽、哮喘2天，不能平卧。曾用青、链霉素及抗喘药治疗无效。患儿父母均有哮喘病。诊断为哮喘。予以蚯蚓粉15克，每日分5次服用。翌日复诊，症状缓解，哮鸣音消失，呼吸音仍粗糙，继服蚯蚓粉15克而愈。

 麻黄白果饮

【处方组成】 炙麻黄发热者用生麻黄、杏仁、白果、半夏、地龙、甘草各3克，射干、五味子各2克，茶叶1克，生姜1片，葱白半支。

【用法用量】 每日1剂，水煎，代茶饮。此为3～5岁用量，可随年龄增减剂量。

【功效主治】 主治小儿支气管哮喘。

病例验证

用此方治疗小儿支气管哮喘

50例，结果：临床治愈36例，显效(哮喘基本控制，两肺哮鸣音未完全消失)11例，无效3例，总有效率94%。

 射干地龙平喘汤

【处方组成】 射干、炙地龙、苍耳子、炙苏子、黄芩、姜半夏、白芍各9克，麻黄4.5克，炙紫菀、炙百部各15克，鲜竹沥(另服)30克。

【用法用量】 每日1剂，水煎服。

【功效主治】 宣肺平喘，化痰祛邪。主治小儿支气管哮喘。

病例验证

汤某，女，11岁。哮喘反复8年，近两旬哮喘持续发作，昼夜不安，呼吸气促，咳嗽剧烈，不能平卧，痰多白沫，不易咯出，额部多汗，唇紫，苔薄腻花剥，舌青，脉细数，多次急诊用西药未见效果。急拟本方双剂，各煎2汁，24小时分4次服完；第二天仍用本法；第三天起每日1剂，哮喘逐步缓解，20天后哮喘症状完全消失。后以培补脾肾方药调理善后，随访未复发。

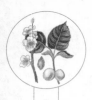
小儿肺炎

小儿肺炎是一种常见病，按病理解剖可分为大叶性、小叶性(支气管性)及间质性。按病程可分为急性及迁延性。按病因可分为细菌性、病毒性、真菌性、支原体性、过敏性、吸入性及堕积性。婴幼儿肺炎多数为细菌性，多表现为小叶性肺炎，其次为病毒性，且常以间质性肺炎形式出现。年长儿多为肺炎球菌性肺炎，常以大叶性肺炎形式出现。临床表现，婴幼儿肺炎起病急，发热或无热(营养不良者)，面色苍白，烦躁不安，咳嗽气急，偶有呕吐、腹泻、紫绀，肺部可闻及散在的湿啰音，X线检查肺部可有散在的小片阴影。年长儿多起病急，表现为高热、寒战、谵妄、咳嗽、呼吸困难、紫绀，白细胞及中性细胞增高，X线可见肺部有大片致密阴影。

方 1 银花荆芥汤

【处方组成】 银花5～10克，荆芥、薄荷、黄芩、陈皮、枳壳、桔梗、前胡各3～10克，鱼腥草、白茅根各5～20克，甘草3～6克。

【用法用量】 每日1剂，水煎，分2～4次服。10日为1个疗程。

【功效主治】 疏散风热，理气化痰。主治小儿肺炎。

【加减】 发热重者，加生石膏15～60克，知母6～12克；咳嗽痰多者，加桑白皮9～15克，杏仁3～10克，贝母6克；喘促重者，加地龙5～10克，苏子5～10克；腹胀消化不良者，加炒莱菔子5～10克；大便秘结者，加大黄3～12克，瓜蒌9～20克；咽喉肿痛者，加山豆根3～6克，牛蒡子5～10克。

病例验证

用此方治疗小儿肺炎180例，痊愈148例，显效21例，有效7例，无效4例，有效率为97.8%。

麻黄甘草汤

【处方组成】 麻黄1.5～5克，杏仁4～8克，生石膏（先煎）15～25克，甘草1～4克，桔梗4～10克，黄芩、金银花各6～10克，淡竹叶10～15克，陈皮5～10克，茯苓8～10克。

【用法用量】 每日1剂，水煎服。

【功效主治】 主治小儿肺炎。

病例验证

用此方治疗小儿肺炎210例，其中发热者200例，治疗2日退热170例；喘咳、气急者190例，治疗2～5日症状消失180例；肺部有啰音208例，5～7日消退183例。

 全蝎僵蚕散

【处方组成】 全蝎、白僵蚕各0.9克，朱砂0.2克，天麻、冰片、黄连各12克，牛黄0.18克，胆南星、甘草各0.6克。

【用法用量】 将上药共研细末，分成小包，每包1克。存瓶备用。5个月以下小儿每服0.15～0.2克；5个月以上至1周岁者每服0.2～0.5克；1周岁以上至2周岁者每服0.5～0.6克。用薄荷、灯心草

煎汤送下，也可用白开水送服。

【功效主治】 主治小儿肺炎，对急性典型肺炎效果更好。

病例验证

用此方治疗小儿肺炎患者30例，服药前均有不同程度的高热、便秘、咳嗽、痰喘，有个别病例抽搐，经服2～3次即能痊愈。本药无任何副作用，惟服后1～2次大便呈泡沫状物或呕吐泡沫状物，但无痛苦，并可减轻病症。

 鱼腥草桃仁汤

【处方组成】 鱼腥草8克，桃仁、杏仁、丹参、桑白皮、浙贝母各6克，桔梗、生甘草各3克，黄芩、地龙、车前子（包煎）各5克。

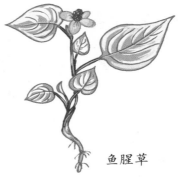

鱼腥草

【用法用量】 每日1剂，水煎分3次内服；小于2岁者药量减半。少数患儿酌情使用抗生素。

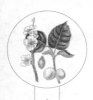

【功效主治】 主治小儿肺炎。

【加减】 发热者，加生石膏15～30克；痰多者，加天竺黄、姜半夏各3～9克；便秘者，加制大黄6克；便溏者，加炒白术8克，茯苓15克。

病例验证

用此方治疗小儿肺炎158例，治愈142例，好转12例，无效3例，有效率为97.47%。

方 5 麻黄川贝母汁

【处方组成】 麻黄5～10克，川贝母5～10克，天竺黄5～10克，牛蒡子5～8克，桔梗5～8克，知母5～8克，法半夏6～8克，苦杏仁6～10克，柴胡8～10克，黄芩10克，茯苓10克，连翘10～15克，板蓝根10～15克，石膏（先煎）20～50克。

【用法用量】 诸药水煎取浓汁2次，每次约100毫升，每日服2次，每日1剂。

【功效主治】 主治小儿支气管肺炎。

病例验证

林某，女，2岁1个月。发

热、咳嗽气促1天。诊时喉间痰鸣、气促，烦躁不安，尿黄，便结，舌红、苔黄，指纹青紫。查体：体温39.6℃，唇周青紫，鼻翼煽动，咽部充血，双侧扁桃体Ⅱ度肿大，听诊双肺可闻及干湿性啰音。白细胞16.8×10^9/升，胸片示双肺纹理增粗紊乱，双下肺有小片状阴影。诊断为小儿肺炎，即中医肺炎喘嗽风热闭肺型。此证系风热犯肺，肺气郁闭，气机阻遏所致，治宜清热宣肺，兼以和解少阳。予此方2剂，药毕体温降至37.6℃，仍咳嗽气促，喉间痰鸣，守方再进2剂，体温降至正常，不喘仍咳嗽，效不更方，继服3剂后症状体征及肺部阴影消失。

方 6 甘遂大戟粉

【处方组成】 甘遂、大戟、芫花各5～10克。

【用法用量】 以醋煮沸后晾干，研成细粉，根据年龄及身体状态服用0.5～2克，每日服1次，用红枣10枚煎汤约50毫升冲服。

【功效主治】 消肿，散结，逐饮。主治小儿肺炎。

病例验证

用此方治疗支气管肺炎26例，

大病灶肺炎3例，大叶性肺炎4例，暴喘型肺炎7例，配合一般对症处理及支持疗法，结果治愈39例。

 石膏太子参汤

【处方组成】 生石膏（先煎）30克，太子参15克，半夏、麦冬、炙甘草、竹叶各10克。

【用法用量】 将上药水煎，每日1剂，分2次服。

【功效主治】 主治小儿麻疹肺炎。

【加减】 咳重者，加黄芩5~15克，枇杷叶9~15克，杏仁3~10克；若午后发热重者，加银柴胡5~9克，青蒿6~15克，丹皮6~9克，白薇3~15克；若咽喉痛者，加玄参9~15克，赤芍4~10克；若气虚自汗者，加生黄芪15克、牡蛎15克。

病例验证

用此方治疗小儿麻疹肺炎患者15例，平均3~4天退热，6~7天肺部啰音消失，均未用抗生素治疗。

 双花石膏宣肺

【处方组成】 双花9克，鱼腥草9克，生石膏（先煎）30克，海蛤粉9克，北沙参9克，杏仁9克，木蝴蝶2克，川贝母3克，橘红3克，前胡9克。

【用法用量】 每日1剂，水煎服，1剂煎2次，分4次服。

【功效主治】 清热宣肺，化痰止咳。主治小儿病毒性肺炎。

病例验证

用此方治疗小儿病毒性肺炎百余例，均获得非常良好的效果。

 生脉汤

【处方组成】 西洋参（另煎)3~6克，麦冬15克，五味子3克。

【用法用量】 每日1剂，水煎，不拘时代茶饮。

【功效主治】 主治肺炎。重症婴幼儿肺炎多为气阴两伤之证，故以生脉汤补气养阴生津，且可强心，流畅血脉，促进肺内炎症吸收。

病例验证

用此方曾治疗42例属气阴两伤之重症婴幼儿肺炎，结果显效33例，有效7例，无效2例，总有效率为95.22%。

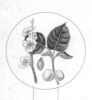
小儿厌食

小儿厌食一般是指1～6岁的儿童长期见食不思、胃口不开、食欲不振，甚则拒食的一种病证。该病主要是由于饮食喂养不当，损伤肠胃功能而引起的。厌食患儿一般精神状态均较正常，若病程过长，会出现面黄倦怠、形体消瘦等症状，但与疳证的脾气急躁、精神委靡等一系列症有所区别。

方 ① 饭锅巴莲子汤

【处方组成】 饭锅巴、面锅巴各150克，山药15克，莲子、薏苡仁、白术各10克，焦山楂、焦麦芽，焦神曲各9克，砂仁（后下）6克，甘草3克。

【用法用量】 每日1剂，水煎服。5天为1个疗程。

【功效主治】 健脾醒胃，消食导滞。主治小儿厌食。

病例验证

李某，男，5岁，患儿因春节期间过食瓜果肥腻之品，逐渐出现厌食、形体消瘦，经中西医多方治疗，未见好转。刻诊：面色萎黄，脘腹胀满，食少纳呆，尿多便溏，舌淡、苔薄腻。此乃饮食不节，食滞中焦，寒温不当，脾困湿阻。予此方进5剂，患儿饮食倍增，精神好转。效不更方，更进5剂，饮食如常，面色红润。

方 ② 苍术鸡内金汁

【处方组成】 苍术6克，炒鸡内金6克，莪术6克，山楂10克，神曲10克，党参10克，麦芽15克，茯苓12克，陈皮8克。

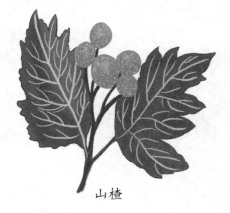

山楂

【用法用量】 诸药水煎取汁150毫升，分3次服，每日1剂。6天为1个疗程。

【功效主治】 运脾开胃。主治小儿厌食症，长期食欲不振而无其他疾病；面色少华，形体偏瘦，精神尚好，无腹膨；有喂养不当史。

病例验证

吴某，男，4岁。形体瘦弱，面色苍白少华，精神尚好，三餐纳食较少已3年，肝功能、X线等检查无异常，血红蛋白略低，平素易感冒，多食即易呕吐，大便软不成形。舌质淡红、苔薄白，脉细弱。诊断：厌食症，脾胃气虚型。用本方加黄芪，配合隔日针刺四缝穴，治疗6天，患儿食欲增强，食量增加，精神好，大便成形，无呕吐。随访近1年，纳食佳，极少感冒，身体壮实，体重增加。

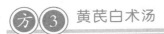 黄芪白术汤

【处方组成】 黄芪、白术、茯苓、黄精各3克，陈皮、青黛各2克，炙鸡内金、炙甘草各1克。

【用法用量】 每日1剂，水煎，分2～3次服。

【功效主治】 健脾益气，和胃消食。主治脾虚厌食，症见病程较长，多伴有面黄，发枯，肌肉不实或消瘦，大便不调，舌偏淡，苔薄白，指纹淡或脉沉弱，身高体重低于正常儿童或伴有多汗，易感冒等。

病例验证

用此方治疗小儿厌食101例，痊愈率为82.8%，有效率为96.6%。

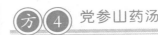 党参山药汤

【处方组成】 党参、山药各6克，菖蒲、郁金各4克，杏仁、木香、枳壳、槟榔、鸡内金各3克，莪术、牵牛子、大黄炭各2克，花椒、肉桂各1克。

【用法用量】 每日1剂，水煎2次，分3次服。1个月为1个疗程。

【功效主治】 温中健脾，行气止痛。主治厌食症。

【加减】 舌边尖红者，去木香，加炒银花5克；舌苔厚腻者，去木香加藿香3克；尿黄或浑浊者，加滑石(包煎)4克；烦躁多

动者，加蝉蜕、白芍各4克；汗多者，加浮小麦10克。

用此方治疗250例，痊愈198例，好转46例，无效6例，有效率97.6%。

方 5 皂荚散

【处方组成】 皂荚100克。

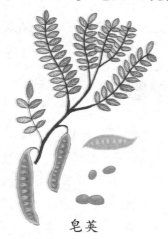

皂荚

【用法用量】 取干燥皮厚、质硬光滑、深褐色的无虫蛀之皂荚，刷尽泥灰，切断，放入铁锅内，先武火，后文火煅存性，剥开荚口，以内无生心为度，研细为末瓶装备用。用时，每次1克，以红糖适量拌匀吞服。每日2次。

【功效主治】 主治小儿厌食症。

用此方治疗小儿厌食症患者120例，其中治愈118例，好转2例。

方 6 制附子肉桂运脾汤

【处方组成】 制附子3克，肉桂1克，干姜2克，炒白术6克，炒苍术5克，茯苓6克，鸡内金5克，焦山楂10克，神曲10克，炒枳实6克，青陈皮各5克，甘草3克。

【用法用量】 每日1剂，水煎服。每日2次服。其中鸡内金应用研末冲服方不破坏其有效消化酶素。

【功效主治】 温中运脾。主治寒湿困中、脾失健运之厌食症。

【加减】 本方加减后还可疗寒湿中阻之滞泻、呕吐、积滞等脾胃运化失司之证。兼泄泻者，加砂仁（后下）3克，薏苡仁30克；兼呕吐者，加姜半夏6克，苏叶梗各6克，旋覆花(包煎)6克，蔻仁3克；兼积滞者，加槟榔5克，莱菔子6克，谷麦芽各10克。

蒋某，女，4岁。患儿经常不

欲食，伴有腹痛、溏泻，睡喜俯卧，有时呕吐、舌苔薄白、脉沉弦。证属脾失健运，胃有寒湿，治宜健脾和胃、祛湿散寒。予此方加减。上方服6剂后食欲好转，腹已不痛，诸症都有所减轻。又以上方加减，并服肥儿丸1丸日2次，进7剂后痊愈。

 方 7 太子参山药汤

【处方组成】 太子参5～10克，山药5～10克，炒扁豆5～10克，生麦芽8～12克，鸡内金5～10克，莱菔子3～6克，陈皮3～6克。

【用法用量】 2天1剂，水煎服，频服数次(3～4次)。

【功效主治】 理气健脾，行气燥湿。主治厌食症。

 病例验证

用此方曾治疗97例，痊愈84例，好转13例，有效率为100%。

 方 8 藿香半夏汤

【处方组成】 藿香、半夏、厚朴、山楂、神曲、鸡内金、砂仁（后下）各6克，茯苓10克，甘草3克。

【用法用量】 每日1剂，水煎2遍，分4～6次服。

【功效主治】 消食和胃，化浊运脾。主治食滞厌食，症见厌食，腹胀，呃气时作，嗳腐吞酸，手心发热，或夜寐躁扰，大便中夹不消化食物，舌苔白或黄腻，脉滑，指纹紫等。证属食滞胃脘，脾气困阻者。

 病例验证

用此方治疗24例小儿厌食症，其中23例治愈，1例好转。

 方 9 山药扁豆汤

【处方组成】 山药、扁豆、茯苓、炒谷芽、炒麦芽各12克，枳壳、鸡内金、炙甘草各6克。

【用法用量】 将上药水煎，分2～3次口服，每日1剂。5天为1个疗程。

【功效主治】 主治小儿厌食症。

 病例验证

用此方治疗小儿厌食症患者95例，治愈90例，好转5例，有效率100%。

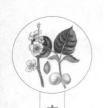

小儿消化不良

消化不良主要是指食物进入体内不能完全消化，而无法吸收的一种病症。轻者可没有痛苦，仅表现为腹部不适；重者可出现大便次数增多，便下稀水呈蛋花样，食欲减退，腹胀等，且因食物未完全消化、吸收，身体长期得不到充足的营养就会体形消瘦。

方 1 党参白术汤

【处方组成】 党参、白术、茯苓、薏苡仁、车前子（包煎）、山药各9克，芡实、赤石脂、苍术各6克，生甘草3克。

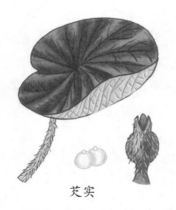

艾实

【用法用量】 每日1剂，水煎，分3次服。

【功效主治】 主治小儿消化不良。

用此方治疗小儿消化不良58例，经服药3～5剂，均获痊愈。

方 2 白头翁香附汁

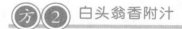

【处方组成】 白头翁6～10克，香附4～8克，砂仁（后下）1～2克，茯苓5～8克，苍术炭5～8克，山楂炭6～12克，焦神曲8～12克，炙甘草1～4克。

【用法用量】 将上药浓煎成200毫升，1天可分多次服用。

【功效主治】 清肠助运，消导化滞。主治小儿消化不良。

【加减】 兼有外感风寒者，加藿香6克，制半夏4克，苏梗5克；挟有湿热重者，加秦皮6克，黄芩5克；久泻伤脾者，加芡实10克，山药10克，莲子肉10

克，升麻4克，诃子6克；脾阳虚者，加炮姜4克，制附子4克；伤阴者，加生地黄8克，石斛8克，乌梅7克，且减去砂仁、苍术。

分3次服用。

【功效主治】 主治婴幼儿消化不良。

病例验证

李某，男，6个月，混合喂养，患消化不良20日，每日大便次数在5次以上，粪便呈黄绿色，并有黏液及未完全消化的食物。患病期间曾用过食母生、乳酸菌素、鞣酸蛋白等药，均未见效。用此方的次日，大便次数由5次以上减至2次，粪便呈黄色，挟少量不消化的食物，第三日无便，第四日大便恢复正常，停药。

病例验证

王某，男，1岁5个月。患儿腹泻蛋花样便，一日20余次，已8天。先后用过西药次苍、乳酶生、胃酶等，后用抗生素，如氯霉素、庆大霉素、新霉素、四环素等以及补液均不见好转。面色萎黄，精神委靡，纳差泛恶，腹痛肠鸣，大便每日20余次，呈水样便，有时挟沫，带有不消化残渣，其气酸臭。大便镜检：脂肪球(＋＋)，白细胞少许。舌苔薄腻，脉数。其乃食乳内停，脾胃损伤，运化失司。予此方加减治之。服药2剂，泄泻即止，大便成形，肠鸣腹痛已除，纳食增加，精神转好，再以原方续投2剂而痊愈。

方 ④ 白术车前子汤

【处方组成】 白术、车前子（包煎）、诃子各适量。

【用法用量】 1岁以内白术、车前子各6克，诃子3克；1岁以上白术、车前子各10克，诃子6克。将上药水煎2次，早晚分服，也可以放在碗里加水，做饭时放在锅里蒸。可加适量的砂糖，少量多次当水喝。

【功效主治】 主治小儿消化不良。

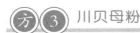
方 ③ 川贝母粉

【处方组成】 川贝母适量。

【用法用量】 取川贝母粉碎，过80～100目筛后，分装即可备用，每日按每千克体重0.1克，

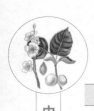

病例验证

用此方治疗小儿消化不良患者20余例，均在服药1～2剂后获得痊愈。

 方5 党参干姜汁

【处方组成】 党参6克，泽泻6克，白术3克，茯苓3克，干姜3克，山药10克，木香5克，砂仁(后下)5克，陈皮8克，乌梅8克，车前子(包煎)8克，甘草8克，焦山楂、焦神曲、焦麦芽各15克，黄连2克。

【用法用量】 上方加水500毫升，煎汁至90毫升。7～12月龄，每次服10～15毫升；1～1.5岁，每次服15～20毫升；1.5～3岁，每次服20～30毫升。每日3次，5天为1个疗程。病情反复发作者，可在上方基础上进行加减，继用2～3个疗程。

【功效主治】 主治婴幼儿慢性消化不良。

病例验证

王某，男，15个月，自出生后大便次数一直偏多，质地稀薄，色黄或绿色，偶带泡泡沫或奶瓣，脘腹胀满或伴有吐奶、吐食，其症状时轻时重，时作时止。西医诊为慢性糖源性腹泻。曾服用中西药治疗，效果不佳。就诊时症见面色萎黄，神疲，口唇淡白，四肢不温，肌肉消瘦，肛门微红，肌肤无热，舌质淡，苔薄白，脉细数，指纹淡白达气关。中医辨证：脾虚泄泻。治以健脾利湿、和中止泻。予此方7剂。药后溏便渐转成形，临床症状明显好转。二诊上方加扁豆10克，继服5剂，巩固疗效。随访痊愈。

 方6 苍术砂仁散

【处方组成】 焦苍术、砂仁（后下）各150克，炒车前子（包煎）、白术、诃子各100克。

【用法用量】 将上药共研为极细末，装入瓶内备用。用时，6个月以内每次服1.0～1.5克；6个月至1岁每次服1.5～2克；1～3岁每次服2～3克，均日服3次，用淡糖盐水送服。若脱水重伴有酸中毒者，则应配合补液。

【功效主治】 主治小儿消化不良。

病例验证

用此方治疗小儿消化不良患者135例，经用药2～6天，均获治愈。

儿童多动症

儿童多动症，又称脑功能轻微失调或轻微脑功能障碍综合征。表现为注意力不集中、上课说话、做小动作等。但因其智力正常，所以学习成绩可能较差，难与他人相处，易激惹，动作不协调。本病男孩多于女孩，尤其早产儿多见。多在学龄期发病，其病因有人认为与难产、早产、脑外伤、颅内出血、某些传染病、中毒等有关，也有人认为与环境污染、遗传等有关。中医认为心脾两虚、肝阳上亢、湿热内蕴是其主要病因病机。

方 1 白芍天麻合剂

【处方组成】 白芍、天麻、珍珠母(先煎)各10克，枸杞子、女贞子、夜交藤、柏子仁、生牡蛎(先煎)各15克，红枣5枚。

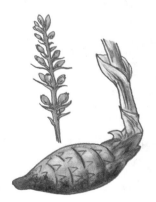

天麻

【用法用量】 将上药水煎3次后合并药液，分早中晚3次口服，每日1剂。10剂为1个疗程，直至痊愈为止。

【功效主治】 主治儿童多动症。

【加减】 若疲倦乏力、纳少便溏者，加白术、茯苓、党参各10克；若阴血不足、面色萎黄者，加鸡血藤、全当归、熟地黄各10克；若夜寐不安者，加远志、炒枣仁各10克。

病例验证

用此方治疗儿童多动症患者80例，均获痊愈。其中用药1个疗程治愈25例，2个疗程治愈32例，3个疗程治愈23例。

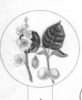

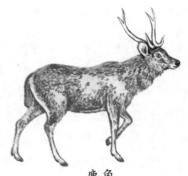

鹿角

方 2 熟地黄芪汤

【处方组成】 熟地黄15克，黄芪15克，白芍12克，龙骨（先煎）20克，五味子6克，远志6克，石菖蒲6克。

【用法用量】 每日1剂，水煎服，分2次服。治疗时间最短者1个月，最长者6个月。

【功效主治】 滋肾健脾，平肝潜阳，宁神益智，标本兼治。主治小儿多动不安，性情执拗，冲动任性，做事有头无尾，言语冒失，注意力涣散，伴形体消瘦、面色少华、食欲不振、遗尿。

用此方治疗18例小儿多动症，均获得了良好疗效。

方 3 鹿角粉熟地汤

【处方组成】 鹿角粉（冲服）、益智仁各6克，熟地20克，砂仁（后下）4.5克，生龙骨（先煎）30克，炙龟板、丹参各15克，石菖蒲、枸杞子各9克，炙远志3克。

【用法用量】 每日1剂，水煎。连服2个月为1个疗程。

【功效主治】 培补精血，调整阴阳，开窍益智。主治小儿多动症。

用此方治疗小儿多动症20例，其中显效11例，有效6例，无效3例，有效率达85%。

方 4 生牡蛎珍珠母药液

【处方组成】 生牡蛎（先煎）、珍珠母（先煎）、女贞子各15克，白芍、枸杞子、夜交藤各10克。

【用法用量】 将上药加水浸泡1小时，煎2次，每次20分钟。将2次煎出药液混合，每日1剂，分3次服。

【功效主治】 平肝潜镇，养

肾健脾。主治小儿抽动症，症见挤眼、眨眼、耸肩、摇头、手足多动等。

【加减】 若见阴血不足，头目眩晕，面色苍白，舌红而干者，加熟地黄10克；脾虚唇淡，舌胖嫩者，加茯苓15克，白术6克；心血不足，精神不振，睡眠多梦者，加炒酸枣仁15克。

病例验证

汤某，男，8岁。4年来不断眨眼，咧嘴，挺胸，伸颈，仰头，腹肌抽动。多次求医，服镇静药物未效。近月加重，不能上课学习，烦躁易怒，夜寐不实，多梦，纳差，睡间遗尿，舌红，苔白腻，脉弦滑。本方加减，服用3剂后挺胸、耸肩、咧嘴、腹肌抽动停止，夜眠安，继以加减连服数剂，诸症皆愈。随访痊愈。

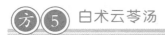 方 ⑤ 白术云苓汤

【处方组成】 白术10克，云茯苓12克，红枣12克，龙骨（先煎）12克，牡蛎（先煎）12克，生地黄12克，白芍12克，地骨皮12克，鸡内金8克，甘草6克，胡黄连4克，浮小麦30克。

【用法用量】 每日1剂，水煎分2～3次服。共6剂。后上方加太子参、炙龟板各12克，5剂量研末为丸，如梧桐子大。每服10粒，每日3次。2个月为1个疗程。

【功效主治】 主治小儿多动症。

病例验证

陈某，男，7岁。幼时瘦弱，性情孤拗，烦躁易怒，喜动不安，上课注意力不集中，自控能力差。诊为小儿多动症，曾用利他林等治疗，疗效不佳。刻诊：患儿面黄肌瘦，烦躁不安，喜爬好动，伴纳差，口臭，便秘，不寐，盗汗，遗尿，舌红苔薄黄中厚，脉细滑。治以柔肝健脾养心、消积和胃。方药同上。水煎服，日1剂，嘱勿呵斥、恐吓患儿，培养患儿良好生活习惯，饮食宜清淡。6剂后，眠食均好转，情绪较前安静。上方加太子参、炙龟板各12克，5剂量，研末为丸，服法同上，2个月后，患儿已能正常上课，食宿均好。

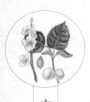

小儿遗尿症

遗尿，俗称尿床，是一种夜间无意识的排尿现象。小儿在3岁以内由于脑功能发育未全，对排尿的自控能力较差；学龄儿童也常因紧张疲劳等因素，偶而遗尿，均不属病态。超过3岁，特别是5岁以上的儿童经常尿床，轻者数夜1次，重者1夜数次，就可能是疾病状态的遗尿，父母应引起注意。本病多见于小儿先天性隐性脊柱裂、先天性脑脊膜膨出、脑发育不全、智力低下、癫痫发作、脊髓炎和泌尿系感染及尿道受蛲虫刺激等。生理性遗尿不需药物治疗。如是疾病引起的遗尿应从治疗原发病着手。

 金樱子汤

【处方组成】 金樱子、补骨脂、防风、藁本、浮萍、石菖蒲各10克，甘草5克。

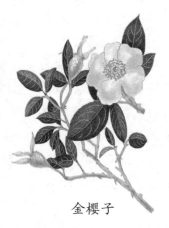

金樱子

【用法用量】 每日1剂，水煎，分2次服。

【功效主治】 主治小儿遗尿症，症见3岁以上小儿夜间或白天睡眠时小便自遗，醒后方觉。

病例验证

用此方治疗小儿遗尿症21例，治愈16例，好转3例，无效2例，有效率90.47%。

 麻黄杏仁汤

【处方组成】 麻黄6克，生石膏（先煎）12克，杏仁9克，甘草3克。

【用法用量】 每日1剂，水

煎服。

【功效主治】 主治小儿肺热郁结型遗尿症。

杜某，男，14岁，患者遗尿12年，近2年每夜遗尿4~5次，并经常咳嗽，气喘，吐稠痰，舌红苔黄白，脉滑数。此痰热郁肺伤阴。治以宣肺清热、养阴祛痰。处方：麻黄、桔梗各6克，麦冬、杏仁各9克，生石膏（先煎）18克，甘草3克，沙参12克。随症加减，前后服药11剂，遗尿已愈，惟咳喘尚微。

 鸡肠牡蛎汤

【处方组成】 新鲜鸡肠30克洗净，菟丝子、鸡内金、牡蛎（先煎）各6克，五味子、熟附片各3克，黄芪10克，党参9克。

【用法用量】 每日1剂，水煎，分3次饭前服。

【功效主治】 滋补肝肾，固精缩尿。主治小儿遗尿症。

用此方治疗小儿遗尿症20例，均全部治愈。其中服药5剂治愈3例，8剂治愈13例，12剂治

愈4例。

 生枣仁益气汤

【处方组成】 生 枣 仁15~30克，牡蛎（先煎）15~30克，甘草6~10克。

【用法用量】 每日1剂，水煎服。

【功效主治】 补中益气，收敛固涩。主治小儿遗尿症。

用此方治疗小儿遗尿症，均获满意疗效。

 益智仁白果散

【处方组成】 益智仁100克，炒山药30克，桑螵蛸40克，补骨脂15克，乌药30克，白果100克。

【用法用量】 共为细末，每次可服至10克，每日2次，早晚温开水冲服，幼儿剂量酌减。

【功效主治】 补益肾气，温暖下元。主治小儿遗尿症。

解某，男，14岁。患儿自1岁起，每夜在睡中尿床，冬季或遇

冷亦加重，每夜尿床1~2次，且小便频数，近年来时感腰酸头晕，曾多方治疗无效，食欲尚可，精神较差，舌淡苔白，脉沉细尺弱。证属肾虚遗尿，此由先天不足，肾气不固，下元虚寒所致。治宜补益肾气，温暖下元。用此方1料，每次服用7.5克。服完1料药后，2月内未再尿床，有时稍有腰酸、头晕之感。嘱其仍按上方，再配1料服之。尿床再未复发，诸症均除，精神振奋，体力增强。

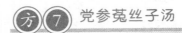

方 6 枸杞子鸡内金散

【处方组成】 枸杞子、鸡内金、益智仁、补骨脂各30克，覆盆子20克，车前子（包煎）、五味子各10克，菟丝子30克。

【用法用量】 上药共研极细末，备用。3~6岁者每次服3克；7~9岁者4.5克；10岁以上者每次6克。每日服3次，淡盐汤送服。7天为1疗程，一般服1~3个疗程即可痊愈。

【功效主治】 主治小儿遗尿症。

病例验证

先后治疗单纯性小儿遗尿症67例，痊愈45例，显效16例，无

效6例，总有效率为91.1%。

方 7 党参菟丝子汤

【处方组成】 党参、菟丝子各12克，蚕茧10只，补骨脂、金樱子、覆盆子各9克，桑螵蛸、黄芪各15克，炙甘草4.5克。

【用法用量】 每日1剂，水煎服。

【功效主治】 主治小儿遗尿症。

病例验证

治疗小儿遗尿症44例，治愈24例，显效7例，好转5例，无效8例。

方 8 甘草茴香汤

【处方组成】 甘草30克，小茴香、益智仁、补骨脂各15克，桑螵蛸20克，山药、肉桂各10克。

【用法用量】 每日1剂，水煎服。

【功效主治】 补脾益气，壮阳缩尿。主治小儿遗尿症。

病例验证

用此方治疗小儿遗尿症30例，全部治愈。

中医经典验方大全

小儿尿频

尿频是以小便急频而数为特征的病症。1岁以内的婴儿，因脏腑之气未足，气化功能尚未完善，小便次数较多，无尿急及其他不适，不为病态。本病多发于学龄前儿童，尤以婴幼儿发病率较高。尿频相当于现代医学的泌尿系感染及神经性尿频，本病急性发病者，若及时积极治疗，预后较好，多能痊愈。慢性发病，或反复发作者，则常迁延日久，影响小儿身心健康。

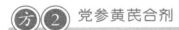 生木瓜药酒

【处方组成】 生木瓜（大者1枚）。

【用法用量】 将上药切片，泡酒1周。用时，每次用约含生药9克。每日1剂，水煎，服2次。

【功效主治】 主治小儿尿频。

病例验证

用此方治疗小儿尿频症9例，治愈7例，显效2例。一般患者5剂即愈。

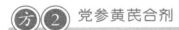 党参黄芪合剂

【处方组成】 党参、黄芪各12克，台乌药、山药、益智仁、金樱子各10克，白术、生地黄、陈皮各8克，柴胡、升麻、生甘草各5克。

【用法用量】 将上药水煎3次后合并药液，浓缩成150毫升。每日1剂，分2～4次温服，5剂为1个疗程。

【功效主治】 主治小儿尿频。

病例验证

用此方治疗小儿尿频症患者163例，治愈161例，显效2例，有效率100％。

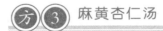 麻黄杏仁汤

【处方组成】 麻黄4.5克，生石膏（先煎）12克，杏仁9克，

中医经典验方大全

桔梗9克，山药18克，甘草3克。

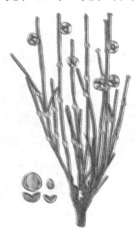

麻黄

【用法用量】 每日1剂，水煎服。

【功效主治】 清宣肺气。主治小儿尿频。

病例验证

杨某，男，7岁。患儿小便频数已4年余，迄今未愈。因患感冒发热咳嗽，经服中西药后发热减退，但咳嗽尚未痊愈，继而出现小便频数。每天小便数十次，量少，以致患儿停学。曾在本市各医院治疗无效。前来就诊：患儿每天小便70～80次，无尿痛、尿血与腰痛等症，小便色微黄，化验小便无异常。入睡后小便亦不自遗。咳吐黄色稠痰，口渴，汗

出，不发热，面瘦，颜色正常；饮食稍差，精神尚可，大便正常；舌苔薄黄白，有津液，舌质红，左脉大数，右脉更大。投上剂，水煎服。小便频数已减少三分之一，余症同前，原方再服4剂。小便频数已减少大半，每天只解30次左右，咳嗽已止，脉略数，已不大，仍守前方再服4剂以清余邪。小便已不频数，与常人一样，舌苔脉象均已正常。

方 4 白茅根生地饮

【处方组成】 鲜白茅根30克，生地黄10克，木通6克，生甘草、竹叶各3克。

【用法用量】 将上药加入适量清水浸渍半小时，煮沸后再煎20分钟，每日1剂，2次分服或代茶频饮。一般服5～10剂即可。

【功效主治】 主治小儿尿频。

病例验证

用此方治疗小儿白天尿频患儿55例，其中，痊愈53例，无效2例。

小儿惊厥

惊厥又称抽风，是小儿时期较常见的紧急症状，各年龄小儿均可发生，尤以6岁以下儿童多见，特别多见于婴幼儿。多由高热、脑膜炎、脑炎、癫痫、中毒等所致。惊厥反复发作或持续时间过长，可引起脑缺氧性损害、脑水肿，甚至引起呼吸衰竭而死亡。本病初发的表现是意识突然丧失，同时有全身的或局限于某一肢体的抽动，还多伴有双眼上翻、凝视或斜视，也可伴有吐白沫和大小便失禁。而新生儿期可表现为轻微的全身性或局限性抽搐，如凝视、面肌抽搐，呼吸不规则等。中医学认为惊厥是惊风发作时的证候。

 鱼腥草钩藤汤

【处方组成】 鱼腥草、黄荆条各30克，钩藤（后下）10克。

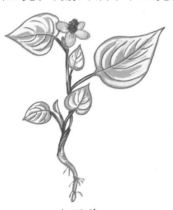

鱼腥草

【用法用量】 加水煎，去渣，分数次服，每日1剂。

【功效主治】 清热平肝，息风定惊。主治小儿急惊风。

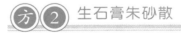

病例验证

用此方治疗小儿急惊风15例，均获痊愈。

方 2 生石膏朱砂散

【处方组成】 生石膏（先煎）50克，代赭石（先煎）25克，朱砂0.2克，巴豆霜2克。

【用法用量】 共研细末。小于6个月的服0.2克/次；大于6个月的服0.25克/次；1～3岁0.3克/次；3～5岁0.5克/次；5～7岁1

克。每4小时服1次，日服3次。

【功效主治】 息风定惊。主治小儿惊厥。

病例验证

用此方治疗婴幼儿惊厥，效果良好，最佳者服药后惊厥即止。

 金银花汤

【处方组成】 金银花9克，猪胆1.5克，甘草3克。

【用法用量】 每日1剂，水煎服。

【功效主治】 清热润燥。主治小儿惊风。

病例验证

用此方治疗小儿惊风7例，服

药1~2剂，均获治愈。

 蜈蚣僵蚕粉

【处方组成】 炙赤蜈蚣1条，僵蚕、炮胆南星各3克，麝香0.3克，猪牙皂角(略炒存性)3克。

【用法用量】 上药共研极细末，贮瓶备用，勿泄气。以手沾生姜汁蘸药末少许擦牙，或用姜汁调药末呈稀糊状，滴入口内2~3滴。

【功效主治】 通窍开关。主治小儿惊风，牙关紧急。

病例验证

采用此方屡用屡验，涎出自开。

小儿夜啼

夜哭是指婴儿白日嬉笑如常而能入睡，入夜则啼哭不安，或每夜定时啼哭，甚至通宵达旦，少则数日，多则经月，故又称夜啼。其原因有多种，如腹部受寒、过食炙烤之物、暴受惊恐、体质较弱及父母体质素虚等。有的因营养过多、运动不足，有的因怕黑而处在兴奋状态的小孩，也会常常夜啼，尤其是有神经质或腺病质的小孩，更有夜哭不停的情形发生。

 沙参山药汤

【处方组成】 北沙参、麦冬、山药、蝉蜕各5克，寒水石(先煎)、龙齿(先煎)、酸枣仁各6克，珍珠母(先煎)10克，薄荷、生甘草各3克。

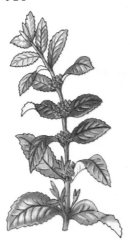

薄荷

【用法用量】 每日1剂，水煎，分早中晚3次口服。3剂为1个疗程，直至痊愈。

【功效主治】 主治小儿夜啼。

病例验证

用此方治疗小儿夜啼患者47例，均在服药1～2个疗程后获得治愈。

 麦冬灯心草安神

【处方组成】 麦冬8克，朱砂0.1克，灯心草0.5克。

【用法用量】 将上药盛于小碗内，加热开水40毫升浸泡，待煮饭熟时，置于饭面上加蒸(或置于锅内隔水蒸)即可。每日1剂，中午及晚上睡前各服1次。注意，朱砂不可和铝制品接触。

【功效主治】 重镇安神，养阴生津。主治小儿夜啼。

用此方治疗患儿10余例，临床疗效满意。

方 ③ 蝉蜕远志汁

【处方组成】 蝉蜕15枚（去煎半截），薄荷、远志各6克，茯神、灯心草各9克，黄连、龙齿（先煎）各3克。

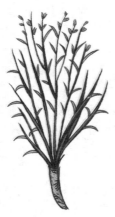

远志

【用法用量】 水煎2次，取煎汁30毫升，加白糖适量。在下午或晚上服5～10毫升。另用朱砂少许抹于小儿双手心或双脚心，可试用。

【功效主治】 息风止痉，养心安神。主治小儿夜啼。

郭某，男，2岁，患小儿夜啼4个月，用上方治疗3天获愈。随访未复发。

方 ④ 钩藤薄荷合剂

【处方组成】 钩藤（后下）、薄荷、炒酸枣仁各4克，蝉衣2克。

【用法用量】 将上药水煎3次后合并药液，分早晚2次口服，每日1剂。若3剂不愈者，视为无效。

【功效主治】 主治小儿夜啼。

病例验证

用此方治疗小儿夜啼患者63例，服药1～3剂治愈61例，好转2例。

婴儿湿疹

婴儿湿疹是指2个月至2岁的幼童具有遗传倾向的变态反应性皮肤病。其皮疹多见于颜面、前额及下颌，可延及头顶肩臂，甚则可波及全身，成对称性分布。皮疹形态不一，白红斑、丘疹、疱疹以及渗液、结痂和脱屑，轻重不等的皮损可同时出现。湿疹以瘙痒、反复发作为特征。

方 ① 白英红枣汤

【处方组成】 半边莲，乌韭，白英各15克，金银花6克，红枣7个。

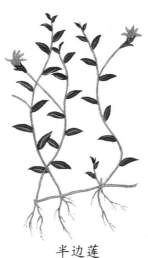

半边莲

【用法用量】 上药以净水600毫升煎取200毫升，去渣以汤药代水饮。婴幼儿可用奶瓶吮服，分3～4次服完。日服1剂。1个疗程为5～10剂。

【功效主治】 清热解毒，益气养血。主治婴儿湿疹。

【加减】 大便溏者，加葛根6克。

用此方治疗婴儿湿疹80例，治愈60例，显效16例，无效4例，有效率95％。

方 ② 苍耳子百部洗液

【处方组成】 苍耳子、蛇床子、地肤子、苍术、白鲜皮、生大黄、黄柏、知母、蒲公英、苦参、野菊花、百部、生甘草各

100克。

【用法用量】 水煎外洗患处，每日3次。

【功效主治】 燥湿，祛风，杀虫。主治婴儿湿疹。

用此方治疗小儿湿疹123例，痊愈120例，显效3例，有效率100%。

方 3 地肤子枯矾汁

【处方组成】 地肤子、蛇床子各15克，枯矾9克。

【用法用量】 每日1剂，水煎浓缩，分2次涂洗患处。

【功效主治】 主治婴儿湿疹。

用此方治疗婴儿湿疹11例，用药1～3剂，结果全部治愈。

方 4 丹参茵陈合剂

【处方组成】 丹参、茵陈、败酱草各30克，苦参25克，黄柏、通草各15克。

【用法用量】 将上药水煎3次后合并药液(约200毫升)，取其

中100毫升分3次口服；余液外洗患部，每日2～3次，每日1剂。

【功效主治】 燥湿，祛风，杀虫。主治婴儿湿疹。

用此方治疗小儿湿疹60例，均获治愈。

方 5 莲子心清热汤

【处方组成】 莲子心、连翘心、玄参、生地黄各6克，栀子心3克，茯苓皮、车前子（包煎）和甘草各9克，木通4.5克，灯心草3扎。

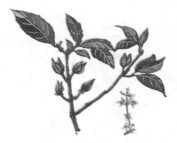

连翘

【用法用量】 每日1剂，水煎服，早晚分服。

【功效主治】 清热泻火，燥湿止痒。主治婴儿湿疹。

用此方治疗婴儿湿疹38例，

近期治愈31例，显效7例。

方⑥ 白鲜皮苦参汁

【处方组成】 白鲜皮、儿茶、乌梅、五倍子、苦楝皮各30克，紫草茸、黄柏、苦参各9克，枯矾6克。

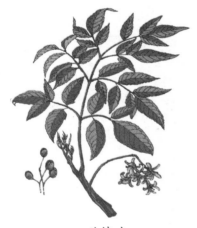

苦楝皮

【用法用量】 每日1剂，水煎浓汁，分2～3次洗患处。

【功效主治】 清热燥湿，祛风止痒。主治婴儿湿疹。

【加减】 重者加服龙胆泻肝汤。

病例验证

用此方治疗婴儿湿疹50例，全部治愈，轻者2～3天治愈，重者5～9天治愈。

方⑦ 双花连翘汤

【处方组成】 金银花、连翘、苍术、牛蒡子各9克，薏苡仁12克，赤芍6克，白芷、荆芥穗各4.5克，蝉蜕、生甘草各3克。

【用法用量】 每日1剂，水煎服。

【功效主治】 清热，热毒，燥湿。主治婴儿湿疹。

病例验证

用此方治疗婴儿湿疹60余例，均获良好效果。

方⑧ 黄芩苍术汤

【处方组成】 黄芩、苍术、白鲜皮、生地黄、焦山楂、焦神曲、焦麦芽各7.5克，黄连、黄柏、栀子、牡丹皮、甘草各5克，土茯苓10克。

【用法用量】 每日1剂，每剂煎2次，分3次服用。湿疹重者，每4小时服药1次。

【功效主治】 清热泻火，燥湿止痒，和胃健脾。主治湿疹，症见面部或皮肤表面反复出现粟粒样红疹，痒甚，蔓延成片，或流淌脂水，或结痂脱屑。

【注意事项】 对脾胃虚寒者慎用。

病例验证

孙某，男，6个月。前额、面颊部起粟粒样疹点18天，瘙痒，哭闹不安。诊见患儿颜面潮红，面颈部满布粟粒大小丘疹，腹部胀满；大便2日1次，便质偏干；舌红，苔白厚，指纹紫。服此药方3剂，皮疹消失大半，痒大减。再服3剂，皮疹消失，皮肤光滑，腹软便调，夜卧安宁。

五官科

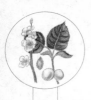

牙 痛

俗话说："牙痛不算病，痛起来能要命。"可见牙痛给人造成的痛苦之大。牙痛是由牙病引起，可分以下几种情况：龋齿牙痛为牙体腐蚀有小孔，遇到冷、热、甜、酸时才感到疼痛；患急性牙髓炎是引起剧烈牙痛的主要原因；患急性牙周膜炎，疼痛剧烈，持续性跳痛；急性智齿冠周炎，主要是第三磨牙位置不正，牙冠面上部分有龈覆盖和食物嵌塞，容易发炎而致该症。

 方 1 口噙芒硝

【处方组成】 芒硝3克。

【用法用量】 上为1次量，置于患处，噙化服。

【功效主治】 泻火润燥。主治牙痛。

病例验证

采用此方治疗牙痛150例，治愈108例。其中虚火牙痛50例，治愈19例；牙痛伴牙龈红肿100例，治愈89例。

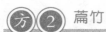 **方 2 萹竹蓼热清汤**

【处方组成】 萹竹蓼100克。

【用法用量】 每日1剂，水煎，分2次服。

【功效主治】 热清杀虫。主治牙痛。

病例验证

采用此方治疗牙痛81例，除1例因牙周炎已化脓而无效外，其余80例均在服药2～3天后疼痛消失。有效率98.7%。

 方 3 白芷冰片膏

【处方组成】 白芷、细辛、制川乌、制草乌、冰片各10克。

【用法用量】 将上药共研细末，过80目筛，混合后用适量医用凡士林调成膏状。将龋洞内食物残渣清除后，取药膏适量放入龋洞。

【功效主治】 祛风散寒，散热止痛，主治龋齿痛，风火牙痛，胃火牙痛。尤以龋齿痛效最佳。

【注意事项】 切记将药膏放入龋洞内，如误落入口中，应立即用清水漱口。

病例验证

王某，男，17岁。龋齿疼痛4年，时重时轻，近2天加重，疼痛难忍，涕泪俱下，夜不能入睡，曾用数种药物效不显。查见牙有龋齿空洞如大米粒大小。将龋洞内的食物残渣剔除后，取药膏适量直接放入龋洞内，上覆一小棉球，上下牙轻轻咬合。用药2分钟，痛止，又用1次，疼痛未复发。

 石膏白芷汤

【处方组成】 生石膏（先煎）30克，白芷、川芎、生地黄各12克，牡丹皮、川黄连、生甘草各10克。

【用法用量】 每日1剂，水煎，分2～3次口服。3剂为1个疗程。

【功效主治】 主治牙痛。

病例验证

用此方治疗牙痛患者85例，经用药1～2个疗程，其中，治愈者80例，显效者5例。

方 5 花椒樟脑汁

【处方组成】 花椒9克，荜茇、樟脑各6克。

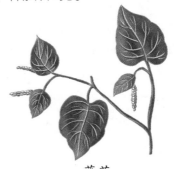

荜茇

【用法用量】 水煎取浓缩液，外涂患处（或浸棉球，置于上下齿间，咬紧）。

【功效主治】 主治牙痛。

病例验证

用此方治疗牙痛28例，其中治愈26例，缓解2例。

方 6 地骨皮茶

【处方组成】 地骨皮50克。

【用法用量】 水煎，代茶饮。

【功效主治】 清肺降火。主治上火牙痛。

病例验证

刘某，男，36岁。近日饮酒、食肥甘之味导致牙龈肿痛甚剧，此属实热。服上方1天后，痛止肿减。

方 7 枸杞蒺藜汤

【处方组成】 枸杞子、蒺藜各30克，生熟地黄各15克，全蝎、骨碎补各10克。

【用法用量】 每日1剂，水煎，分2次服。

【功效主治】 主治牙痛。

【加减】 若偏头痛者，加蜈蚣2条，僵蚕10克，代赭石（先煎）30克；若胃火牙痛者，加生石膏（先煎）30克；若牙宣者，加马鞭草30克，人中白、黄柏各10克；若虫牙患者，加花椒5克，乌梅10克；若牙痛者，加黄芪30克，白芷、王不留行各10克。

病例验证

用此方治疗牙痛患者70例，其中治愈59例，显效11例，有效率100%。

方 8 胡椒绿豆纱球

【处方组成】 胡椒、绿豆各10粒。

【用法用量】 将胡椒、绿豆用布包扎，砸碎，以纱布包作一小球，痛牙咬定，涎水吐出。

【功效主治】 清热止痛。主治因炎症和龋齿引起的牙痛。

病例验证

用此方治疗牙痛40例，有效率在98%。

方 9 地黄玄参汤

【处方组成】 生地黄、熟地黄各30克，玄参、金银花各15克，骨碎补9克，细辛3克。

【用法用量】 每日1剂，水煎服。

【功效主治】 补肾益阴。主治阴虚火旺牙痛。

病例验证

杨某，男。左下第二白齿疼痛十分剧烈，但痛牙之局部又无明显炎症现象，经用杜冷丁50毫克肌注，缓解不到半小时，仍疼痛难忍。予以上方治疗，服药2剂而痊愈。

牙周病

牙周病是分布最广的疾患之一，其特点是牙周组织慢性破坏而自觉症状不明显，多为一般人所不注意，一旦发生牙齿出血、溢脓、牙齿松动、移位或出现牙周脓肿，或者症状加剧始来就医。若牙周病未经有效治疗，其牙齿丧失的数目常不是单个的，而是多数牙甚至全口牙同时受累。牙周病在成年之前很少发生，而在青壮年后发病迅速。随着年龄的增长，患病的人数增加，而且病情加重。因此牙周病的早防早治很重要。牙龈出血、口臭是早期症状，一旦发现，应早做治疗。中医学称之为"牙齿动摇""牙齿松动""齿动"。

 生地连翘汤

【处方组成】 生地黄、连翘各12克，丹皮、升麻、当归、大黄各10克，黄连、竹叶各6克，生石膏(先煎)30克，天花粉15克。

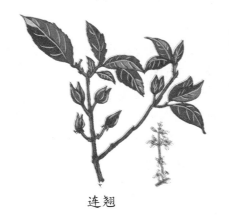

连翘

【用法用量】 每日1剂，水煎，分2次服。

【功效主治】 清热止痛。主治急性牙周炎。

病例验证

用此方治疗急性牙周炎患者56例，其中，痊愈32例，显效19例，有效4例，无效1例，有效率为98.2%。治愈的32例患者，一般服药3～5剂即愈。

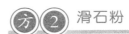 **滑石粉**

【处方组成】 滑石粉18克，甘草粉6克，朱砂面1克，雄黄1.5

克，冰片1.5克。

【用法用量】 共研为细面，早晚刷牙后撒患处；或以25克药面兑60克生蜜之比，调和后早晚涂患处。

【功效主治】 清热解毒，消肿止痛，化腐生肌，收敛止血。主治慢性牙周炎。

病例验证

用此方治疗74例患者，男42例，女32例，年龄最小者10岁，最大者40岁；病程均在半年至2年以上；疗程15天至3个月之间。治疗后其中62例获痊愈，9例显效。

 方 ③ 酒煎桃柳树皮

【处方组成】 桃树皮4克，柳树皮4克，白酒适量。

【用法用量】 白酒放入沙锅，以文火煎煮桃柳树皮，趁热含酒液漱口。当酒液含在口中凉后即吐出，日漱数次。

【功效主治】 清热止痛，祛风散肿。主治风火牙痛和牙周发炎。

病例验证

用此方治疗36例患者，结果

治愈21例，显效13例，无效2例，有效率94.4%。

 方 ④ 白酒煮鸡蛋

【处方组成】 白酒100毫升，鸡蛋1个。

【用法用量】 将白酒100毫升倒入瓷碗内，用火点燃后，立即将鸡蛋打入酒中，不搅动，不放任何调料，待火熄蛋熟，晾凉后1次服下，1日2次。

【功效主治】 清热止痛。主治牙周炎。

病例验证

临床疗效：治疗牙周炎167例，治愈159例，一般服1～33次而愈，无效8例。凡属实热证牙周炎，屡用屡效。

 方 ⑤ 菊花甘草汤

【处方组成】 菊花、乌贼骨、生甘草各30克。

【用法用量】 每日1剂，水煎至500毫升，早晚饭前各服250毫升。

【功效主治】 疏风清热，泻火解毒，活血止痛，收敛止血。

主治牙周炎，牙周脓肿，阳明湿热型，症见牙龈肿胀，疼痛，溢脓，痛连颊腮，口干发热，溲黄便干。

【注意事项】 禁烟酒，忌食辛辣物。此方不宜久服，病愈即止。

病例验证

陈某，男，30岁。诉左下后牙痛7天，面颊肿胀伴张口困难3天。平素喜食辛辣食物。诊见左面部肿胀，焮红作痛连及腮颊，张口约1指；伴口臭、头痛、恶寒发热，遇冷热食物时疼痛加重，体温38℃，唇红；左下第六牙龋齿，齿龈周围红肿、出血，有牙周袋，探测深度>3毫米，触之有波动感、脓液溢出、叩痛、牙齿松动；颌下淋巴结触及，压痛明显；小便黄赤，舌质红，苔腻，脉弦数。诊断为牙周炎，牙周脓肿。证属阳明湿热，为膏粱厚味蕴结于胃肠和风火郁结于少阳阳明之经络所致。即投上方，每日1剂，嘱忌食辛辣、烟、酒。1周后诸症消失。

方⑥ 石膏生地汤

【处方组成】 生石膏（先煎）30克，生地黄、天花粉各20克，丹皮、连翘、当归各15克，升麻、黄连、竹叶、大黄、虎杖各10克。

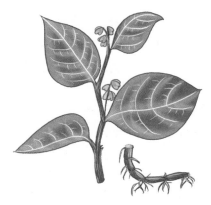

虎杖

【用法用量】 每日1剂，水煎服，分2～3次内服，连续用药至症状消失止。

【功效主治】 消炎，止痛。主治急性牙周炎。

病例验证

采用此方治疗急性牙周炎50例，其中痊愈28例，显效17例，有效4例，无效1例，有效率为98%。

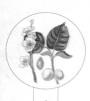

口疮

口疮即口腔溃疡，是口腔黏膜疾病中最常见的溃疡性损害，具有周期性复发的规律，所以常称为复发性口疮。历代医家将口疮的病因病机概括分为虚、实两类。实证的表现是：发病迅速，病程短，一般7~10天逐步愈合，愈后不留斑痕；溃疡好发于口腔前半部，多见于唇、舌、颊、口底等部，龈、腭少见；初起的红赤稍隆起，中央出现溃疡点，逐渐扩大凹陷，呈绿豆粒大或黄豆粒大小，圆形或椭圆形，表面多覆有黄白色膜，周围绕有红晕。虚证的表现是：发病稍缓，病程长，易反复发作，间歇期时间长短不等，终年不断，此起彼伏；溃疡多发于口腔前半部，但久病者逐渐向口腔后部移行，侵及软腭及腭弓；溃疡大小不等，周围微红不肿；溃疡点数量少而分散；溃疡疼痛轻微或不痛。本病属中医"口疳""口疮"范畴，发病与心肾不交，虚火上炎或脾胃湿热有关。治宜滋阴清火，清泄胃热。

 黄芪青黛清热汤

【处方组成】 生黄芪25克，粉青黛6克，蒲公英、麦冬、北沙参、玄参各12克，山药、生地黄各15克，白术10克。

【用法用量】 每日1剂，水煎，分2次服。

【功效主治】 滋阴降火，清热解毒，托疮生肌。主治复发性口疮。

病例验证

用此方治疗复发性口疮46例，其中显效36例，有效8例，无效2例。疗程最长者35天，最短者28天。显效患者，观察两年以上未见复发。

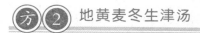 **地黄麦冬生津汤**

【处方组成】 干地黄、麦冬各15克，熟地黄、天冬各12克，

黄芩、石斛各10克，茵陈、枇杷叶、甘草各9克，枳壳、黄连、桔梗各6克。

【用法用量】 每日1剂，水煎，分2次服。小儿量酌减。

【功效主治】 滋阴生津，清热解毒。主治偏热性口腔溃疡。

病例验证

用此方治疗31例，其中治愈20例（口腔溃疡及其症状完全消失，随访半年以上无复发）；有效11例（口腔溃疡点消失或明显减少，但半年内曾有复发，继服上方仍然有效）。治愈病例用药最短3天，最长7天。

 大青叶芦根汤

【处方组成】 大青叶、鲜生地黄、生石膏(先煎)、鲜芦根(去节)各30克，黑玄参、赤芍、丹皮各10克，生甘草5克。

【用法用量】 每日1剂，水煎，分5~6次饮服。

【功效主治】 清热养阴，活血凉血。主治口腔溃疡。

病例验证

用此方治疗口腔溃疡40例，

其中发热者36例。每个患者均可见到口腔内有单个或多个溃疡，少数为疱疹，尚未溃破。多数患者兼见咽充血，口腔黏膜红肿，齿龈红肿等症状。经服此方，4天内退热者占发热病例的90.6％，口腔溃疡在热退后1~2天愈合。

 蒲公英汁

【处方组成】 蒲公英(鲜品)150克。

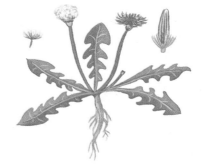

蒲公英

【用法用量】 将上药煎浓汁，漱口兼口服，每日2次。

【功效主治】 主治复发性口疮。

病例验证

张某，女，45岁。口腔溃疡糜烂多年，舌面和口唇各有赤小豆样大小溃疡点多个，舌边及上腭黏膜有糜烂点多个，口臭。曾

第六章 五官科

外擦青梅散、冰硼散，内服维生素B$_2$、维生素C均无效。嘱其采蒲公英鲜品，每次用125克煎浓汁，按上方服用。治疗5日即痊愈。1年后随访，未见复发。

 方 5 肉苁蓉粉

【处方组成】 肉苁蓉适量。

【用法用量】 将上药研粉，过筛，每次温开水送服10克，1日3次。

【功效主治】 托疮生肌。主治复发性口疮。

病例验证

孙某，男，28岁。患多发性口腔溃疡1年余，口腔唇内有多个圆形溃疡。西医诊为复发性口疮，中医诊为口疳。按上方处以肉苁蓉散300克，每次10克，1日3次，温开水送服。10日后口疮痊愈，随访1年，再未复发。

方 6 半夏旱莲汤

【处方组成】 法半夏、墨旱莲各20克，黄芩、党参、女贞子各15克，干姜、甘草、红枣各10克，黄连6克。

【用法用量】 每日1剂，水煎，分早晚服。

【功效主治】 清热泻火，燥湿敛疮。主治顽固性复发口疮。

【加减】 口疮灼痛者，加金银花、麦冬；口苦咽干者，加柴胡、郁金；牙龈肿痛者，去干姜，加补骨脂、白芷；便秘者，加酒大黄；脘痞纳呆者，加砂仁；口渴、口臭、烦躁者，加麦冬、生地黄、栀子。

病例验证

用此方治疗36例，结果痊愈6例，显效19例，好转7例，无效4例，有效率88.9%

方 7 苍术五倍子汤

【处方组成】 苍术15克，五倍子9克，甘草3克。

【用法用量】 每日1剂，水煎，分3次口服。

【功效主治】 主治口疮。

【加减】 舌质红、苔黄腻者，加黄柏；食少纳呆者，加砂仁。

病例验证

用此方治疗口疮患者7例，均获治愈。其中最快者服药3剂，最慢者服药9剂。

方 8 石膏青黛散

【处方组成】 石膏10克（先研），青黛、冰片（后下）、象皮各5克，龙胆草、黄柏、生蒲黄（包煎）、薄荷各3克，甘草、珍珠各1克，雄黄（先研）、牛黄各0.5克。

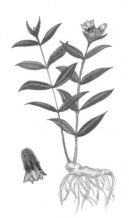

龙胆

【用法用量】 将上药研碎，研至无声；为2个疗程药量。每次1克，用吹管吹至患处，每日4次。3~5日为1个疗程。

【功效主治】 主治口疮。

病例验证

用此方治疗复发性口疮45例，用1~2个疗程后，其中治愈29例，好转15例，未愈1例，总有效率为97.78%。

方 9 硼砂散

【处方组成】 生硼砂30克，朱砂3克，飞滑石55克，琥珀6克，冰片4克，甘草20克。

【用法用量】 将上药各研为细末，再将朱砂与硼砂和匀，共研为极细末（中医的传统说法称"套色"）后，诸药和匀，共研成飞末，装入瓶内备用。用时，将药粉外涂在溃疡面上即可。每日3次，痛甚不能进食者，饭前可加涂1次。

【功效主治】 主治口疮。

病例验证

用此方治疗口疮患者52例，效果颇佳。其中，用药1天内痛止者13例，2天内痛止者22例，3~6天内痛止者10例，余者均有好转。5天内溃疡面愈合者26例，10天内愈合者13例，余者均较前缩小。

扁桃体炎

扁桃体炎为腭扁桃体的非特异性炎症，有急、慢性之分。急性扁桃体炎多见于10～30岁之间的青年人，好发于春秋季节，通常与急性咽炎同时发生，主要由细菌感染而引起，常见致病菌为溶血性链球菌、葡萄球菌和肺炎双球菌。细菌通过空气飞沫、食物或直接接触而传染。慢性扁桃体炎多由扁桃体炎的急性反复发作或隐窝引流不畅，细菌在隐窝内繁殖而导致，也可继发于某些急性传染病，如猩红热、麻疹、白喉等。扁桃体炎的反复发作，除可引起明显的局部症状外，还可成为身体的一个重要隐患，在某些诱发因素存在的情况下，促使发生各种疾病或原有疾病发生恶化，特别是儿童时期慢性扁桃体炎的反复发作，容易合并风湿病、肾小球肾炎、风湿性心脏病等，应当引起重视。中医上称扁桃体炎为"乳蛾""喉蛾"，认为外感风热毒邪是致病的主要原因。本病急性者多为风火热毒之证，慢性者多属阴亏燥热之候。治疗当以清火、滋阴、润燥为基本法则。

 硼砂雄黄散

【处方组成】 硼砂15克，明雄黄3克，赤石脂6克（夏暑天用9克），朱砂3克，儿茶1.5克，血竭花1.5克，冰片0.4克，薄荷霜0.1克。

【用法用量】 先将前6味研细，再加冰片、薄荷霜，共研极细面，装入瓶内备用。每日吹撒患处3～4次。

【功效主治】 清热解毒，通络散结，消肿止痛，化腐生肌。用治咽、喉、扁桃体、齿龈等部位红肿疼痛（急性咽扁桃体炎等）。

病例验证

用消肿止痛散治疗317例患者，其中急性咽喉炎160例，急性扁桃体炎107例，牙龈肿痛50例。疗程2～4天170例，5～6天119例，7～10天28例。治疗结果：痊愈240例，好转64例，无效13例，总有效率95.9%。

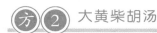

方 2 大黄柴胡汤

【处方组成】 生大黄（后下）6～10克，软柴胡6～9克，淡黄芩6～9克，金银花10～15克，连翘壳10～15克，射干10克，夏枯草10克，蒲公英10～15克。

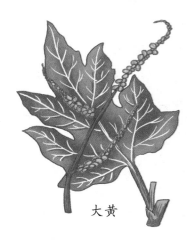

大黄

【用法用量】 每日1剂，水煎服，渣再煎，连服2～3剂。外用喉蛾散(将适量墙土喜蛛窠以管夹住，烧存性，制成末，加冰片少许)吹喉，每日5～6次。

【功效主治】 清热解毒，通腑泄热。用治急性化脓性扁桃体炎，症见咽喉疼痛、吞咽困难、畏寒发热或寒热往来，大便干结，小便短赤，舌质红，苔白或黄白相兼，脉浮数或弦滑数。

【加减】 表热盛者，加薄荷叶3～6克；里热甚者，加生石膏15～60克，川黄连1.5～3克。

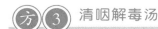

用此方治疗急性化脓性扁桃体炎52例，痊愈46例，好转4例，无效2例，总有效率达96.16%。

方 3 清咽解毒汤

【处方组成】 生石膏（先煎）30克，鲜苇根30克，僵蚕9克，薄荷5克，金银花20克，连翘15克，板蓝根15克，知母10克，龙胆草9克，滑石（包煎）12克，人工牛黄(冲服)1克。

【用法用量】 每日1剂，水煎服。

【功效主治】 清肃上焦，泄热解毒。用治急性扁桃体炎，症见恶寒，发热，头痛，吞咽困难，口渴，口臭，便结，扁桃体明显红肿，表面有白脓点，颌下淋巴结肿大，脉象滑数。

病例验证

李某，男，52岁。素患扁桃

体炎，反复发作，已10余年。每隔1月左右，即急性发作，冬春更剧。每发则高烧、咽喉红肿疼痛、吞咽困难，医治多年，未能除根。现又犯5天，体温39.8℃，咽部红肿大，舌苔黄糙，脉数大。证属肺卫热邪素盛，易于外感，风热相搏，结于咽喉，而致红肿疼痛，艰于饮咽。治以辛凉解表，清热解毒。方以清咽解毒汤加蝉蜕5克，桑叶、黄芩、黄柏各9克。服药2剂，烧退，肿痛大减，惟大便燥结，脉仍滑数。原方去桑叶、薄荷、蝉蜕，加大黄9克，又服3剂而愈。

方④ 玄参利咽汤

【处方组成】 玄参、络石藤各30克，麦冬15克，僵蚕、重楼、赤芍、牛蒡子各12克，桔梗10克，山豆根5克。

【用法用量】 水煎2次，饭后顿服，每日1剂，连服3剂。

【功效主治】 清热解毒，利咽消肿。用治急性扁桃体炎和咽炎，咽喉肿痛，吞咽困难，发烧头痛，全身不适，舌质红，舌苔黄。

【加减】 扁桃体化脓者，加蝉蜕。

病例验证

用此方治疗急性扁桃体炎39例，用药3天后，痊愈28例，好转9例，无效2例，有效率为94.9%。

方⑤ 吹口药

【处方组成】 硼砂5克，雄黄3克，煅人中白0.5~1克，白芷末0.5~1克，百寿老梅片0.1克，薄荷末0.1克。

【用法用量】 上药研极细末，使药物和匀，研至药粉反出亮光为佳。

【功效主治】 清热解毒，消肿利咽。用治急慢性扁桃体炎，急慢性咽喉炎等。

【加减】 肿甚者，加大白芷用量；腐肉重者，加重煅人中白用量；风热盛者，重用薄荷量。

病例验证

用此方治疗患者210例，其中扁桃体炎176例，咽喉炎34例。结果：痊愈148例，好转56例，无效6例，总有效率为97.1%。

方⑥ 板蓝根生地汤

【处方组成】 板蓝根45克，

生地黄、麦冬各30克，玄参24克，黄芩、白芍、丹皮、蝉蜕、山豆根、牛蒡子、浙贝母各15克，桔梗9克，薄荷、甘草各6克。

【功效主治】 养阴清热，泻火解毒，消肿止痛。主治扁桃体炎、急性咽炎。

【用法用量】 水煎2次分服，每日1剂，病重者可日服2剂。急性扁桃体炎、咽炎等一般1～3剂即愈。小儿或年老体弱者酌减剂量。

【加减】 运用本方时，若素体阴虚，起病急骤者，多属虚火上炎，可加肉桂2～3克以引火归元；若脾胃素虚，不耐寒凉者，亦可稍佐肉桂或干姜。

病例验证

郭某，女，5岁。高热3天，体温持续在38.5～39.5℃，咽痛，口渴，进食时哭闹，睡眠不安，舌红苔黄而干，脉细数。咽部充血，双侧扁桃体Ⅱ度肿大无化脓。血常规：白细胞15×10^9/升、中性粒细胞78%、淋巴细胞22%。曾服用许多抗菌素和中成药均无效，遂改用本方煎汤。每日1剂，分2次服。1剂热退，3剂后余症均除。

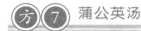 **方⑦ 蒲公英汤**

【处方组成】 蒲公英60克，大青叶30克，黄芩24克，丹皮、赤芍各12克，甘草6克。

【用法用量】 每日1剂，水煎，分3次服。重症可每日2剂，分6次服。

【功效主治】 清热解毒，活血消肿。主治急性化脓性扁桃体炎。

病例验证

用此方治疗急性化脓性扁桃体炎100例。治疗结果，痊愈89例(3天内热退，扁桃体脓性分泌物消失，咽部充血较轻)占89%；好转4例(3天内热退或降至低热，局部分泌物明显减少，症状明显减轻)占4%；无效7例(3天以上体温不降，症状无好转)占7%；总有效率为93%。

方⑧ 三黄玄参汤

【处方组成】 黄芩9克，黄连3～5克，大黄1～4克，玄参15克，升麻10克，炙甘草6克，山豆根12克。

【用法用量】 水煎服，每日

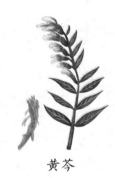

黄芩

1剂，少量多次频服。

【功效主治】 清热解毒，清心降胃，利咽散结。主治热毒型小儿急性扁桃体炎。

病例验证

江某，女，4岁。原喉核肥大，发热夜甚，半月余。曾用青霉素治疗，效果欠佳，求服中药治疗。症见：发热，精神欠佳，唇干舌燥，咽部发红，喉核大如红枣，吞咽疼痛，舌红苔黄，脉数。心肺无异常。证属风热毒邪搏结喉核。治以解毒消肿。予基本方加栀子10克，生石膏（先煎）15克，灯心草12克，白茅根18克。服药3剂后热退、喉核肿消，诸症均除。

 板蓝根桔梗汤

【处方组成】 板蓝根45克，桔梗、山豆根各9克，生甘草6克。

【用法用量】 轻者每日1剂，水煎2次后取汁混合，分早晚2次服。重者每日1.5剂，煎法同上，分3次服。

【功效主治】 主治扁桃体炎。

【加减】 高热者加入金银花30克；便秘者加入生大黄6克。

病例验证

用此方治疗急性扁桃体炎患者76例，其中，治愈者73例；无效者3例。一般服药2～3剂治愈。

 银花连翘汤

【处方组成】 金银花、连翘各25克，玄参、生石膏（先煎）各30克，山豆根15克，黄连、牛蒡子、酒大黄、黄芩各9克，桔梗、甘草各10克。

【用法用量】 每日1剂，水煎，分3～4次内服。儿童剂量酌减。并耳垂放血数滴，每日1次。

【功效主治】 主治扁桃体炎。

病例验证

用此方治疗扁桃体炎100例，用药1～2天后，其中治愈95例，有效12例，无效3例，总有效率为97％。

咽 炎

咽部炎症(简称咽炎)有急性和慢性之分。急性咽炎是发于咽部的急性炎症。本病常为上呼吸道感染的一部分，多由急性鼻炎向下蔓延所致，也有开始即发生于咽者。临床主要表现为：咽部红、肿、热、痛，吞咽困难，可伴有全身症状。中医称本病为"急喉痹"或"风热喉痹"，基本病机为风热毒邪侵袭，内犯肺胃，外邪引动肺胃火热上蒸咽喉。慢性咽炎是咽部黏膜的一种慢性炎症，多因急性咽炎屡发治疗不彻底而转为慢性，其次是烟酒过度、嗜食刺激性食物、常接触污浊空气、鼻塞而需张口呼吸等，均可诱发本病。主要为咽部不适感，如灼热感、痒感、干燥感或异物感，咽部常有黏性分泌物，不易咳出，早晨刷牙常引起反射性恶心欲吐。中医称本病为"慢喉痹"或"虚炎喉痹"，基本病机为肺肾阴虚，虚火上炎，灼伤咽喉。

 利咽清毒饮

【处方组成】 金银花40克，板蓝根、大青叶、紫花地丁、蒲公英各25克，青连翘、败酱草各20克，栀子、大玄参各15克，黄芩、苦桔梗、生甘草各10克。

【用法用量】 金银花、板蓝根、大青叶均另包，后下轻煎。余药加水，煎2次，每次煮沸30分钟，然后滤出药汁，与二煎混合一起备用。1日3～4次空腹温服。

【功效主治】 主治急性咽炎，烂喉痧，猩红热。

【加减】 表热不除者，加霜桑叶6克，薄荷3～6克，白菊花10克以加重辛凉解表之力；如往来寒热，周身酸痛者，加柴胡3～10克，葛根10～15克，白薇3～15克以解肌清热；如热甚邪犯营血，肌表发赤紫斑者，加生地黄15克，牡丹皮6～9克，乌犀角6～15克，南紫草5克，玄参15克以凉血清营、解毒透疹。

病例验证

张某，男，20岁。突然发热，恶寒战栗，咽喉肿痛发赤，皮肤发粟粒样赤疹，渐渐溶合成片，遍及周身，咽喉肿痛加剧，逐渐糜烂成脓。投以利咽清毒饮加南紫草15克，服3剂身热已去，咽痛尽消，疹色已无可察，病告痊愈。

方 2 麝香消肿散

【处方组成】 硼砂20克，赤石脂20克，朱砂3克，儿茶3克，血竭3克，荸荠粉10克，麝香1.5克，冰片1克，薄荷霜1克。

【用法用量】 先将前5味药研成细面，再加入后4味药，共研极细面，分装瓶内，封固备用。用时，取药粉适量，用喷粉器吹撒患处，日3次。或用药粉6克，生蜜100毫升，调匀涂布患处，日3次。

【功效主治】 消肿，止痛。主治急性咽炎。

病例验证

冯某，男，25岁。患急性咽炎，服用和注射抗生素3天无效。咽部疼痛，吞咽食物疼痛加重。检查：咽喉部黏膜红肿。用本方吹咽喉3天，诸症消失。

方 3 二根玄参汤

【处方组成】 板蓝根30克，玄参12克，山豆根、麦冬、桔梗、甘草各10克。

【用法用量】 每日1剂，水泡30分钟，再煎30分钟，每剂煎2次，2次煎出的药液混合，分3次服。

【功效主治】 清热，解毒。主治慢性咽炎。

【加减】 如咽部红肿痛较甚，属急性期者，加鱼腥草10克，金银花15克，丹皮6克，以加重清热解毒凉血消肿之力；咳甚者，加川贝母10克以润肺化痰止咳。

病例验证

刘某，男，30岁。咽痛常作，1月发1~2次，某医院诊为慢性咽炎。自觉咽中似有物，咳之不出，咽之不下，咳出黏痰量少，有时干咳，咽部微痛，声哑，舌苔薄黄少津，脉平。检查：咽红。予二根玄参汤加川贝母10克，服4剂后，咽干、咽痛及咳明显减轻，咽中异物感未消失，续服此方近2个月，症状消失。

 方④ 金银菊花汤

【处方组成】 板蓝根30克，金果榄、金银花、野菊花、玄参、胖大海各18克，诃子12克，咸竹蜂、蟋蟀各4只。

【用法用量】 每日1剂，水煎服。

【功效主治】 清热解毒，宣肺利咽。用治热邪壅肺、气机失宣型急性化脓性咽炎。

病例验证

李某，女，30岁。患者半个月前开始发热，体温达40℃，咽喉肿痛，声音嘶哑，咳嗽痰黄，经西医诊断为"急性化脓性咽炎"。服抗生素等药后，体温渐降，咽痛减轻，但仍低热，体温37.8℃。声音嘶哑，说话难听清，咽喉充血，扁桃体肿大，声带充血水肿，口干欲饮，小便短黄，大便秘结。舌质红，苔微黄，脉滑数。血液化验：白细胞$9×10^9$/升，中性粒细胞79%，淋巴细胞21%。辨证为热邪壅肺，气机失宣。治以清热解毒，宣肺利咽。方用金银菊花汤3剂水煎服。药后咽痛减轻，声音嘶哑随之好转，舌红，苔薄白。肺气得宣。谨守原法，续服上方2剂，药后诸症皆消失，语音恢复正常，咽痛亦好。

 方⑤ 野蔷薇根汤

【处方组成】 鲜蔷薇根100克。

【用法用量】 洗净泥土，劈成块，煎汁频饮，2小时内服完头次煎汁。

【功效主治】 主治急性咽喉炎，牙龈炎。

病例验证

李某，男，52岁，农民。中午进餐时，感咽间作痛不利，以为劳累所致，休息可愈。至下午4时已不能吞饮食。挖鲜蔷薇根块约90克，洗净煎水予服。开始仅能缓缓含入，渐至可成口而饮。晚煎2煎，顿饮约300毫升。次晨病愈。

 方⑥ 清热利咽茶

【处方组成】 胖大海2只，

金银花1.5克，玄参3克，生甘草1.5克。

【用法用量】 每日1包，代茶饮。

【功效主治】 清热利咽。用治急慢性咽炎，症见咽痛、咽痒。

用此方治疗咽炎患者67例，其中急性咽炎23例，慢性咽炎44例。结果：治愈55例，好转10例，无效2例，总有效率为97%。

 方 7 利咽活血汤

【处方组成】 桔梗、牛蒡子各10克，赤芍、山豆根、七叶一枝花各15克，甘草3克。

【用法用量】 每日1剂，水煎服。

【功效主治】 清热解毒，利咽活血。主治慢性咽炎。

【加减】 若兼外感风寒，咽痒咳嗽，头痛鼻塞，畏寒无汗，咽红不著者，可加防风，荆芥、杏仁；若兼外感风热，咽痒咳嗽，咽喉肿痛，咽部有脓性或黏稠分泌物者，可加金银花、连翘、青黛(或板蓝根)、蒲公英等；若兼阴虚肺燥，干咳少痰，咽痒干痛，声音嘶哑，咽部充血，滤泡增生或咽干燥，黏膜萎缩，舌红少津，脉细数或兼数者，酌加麦冬、玄参、北沙参、生地黄、枇杷叶、百部等；若咽部有明显的滤泡增生和肥厚者，酌加水红花子、生薏苡仁、皂角刺、川贝母等以软坚化瘀祛痰。

用此方治疗慢性咽炎患者30例，病程最短3个月，最长7年，属于慢性单纯性咽炎15例，慢性肥厚性咽炎9例，慢性干燥性咽炎6例。治疗结果：显效17例，有效7例，无效6例，总有效率80%。

 方 8 白芷蒲黄散

【处方组成】 白芷、生蒲黄（包煎）、煅人中白、生甘草各30克，冰片6克。

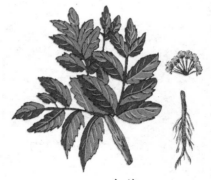

白芷

【用法用量】 上药共研极细末，用喷粉器直接均匀地吹布于咽部。

【功效主治】 清热解毒，祛瘀化痰，利咽止痛。主治慢性咽炎，适用于咽部干燥不甚，红肿痛痒者。

病例验证

用此方治疗慢性咽炎80例，结果：痊愈52例，好转24例，无效4例，有效率为95％。

 陈皮川朴汤

【处方组成】 陈皮、川厚朴、苏梗、玄参、沙参、石菖蒲各12克，半夏、生地黄、胆南星、僵蚕各9克，茯苓、桔梗、甘草各6克。

【用法用量】 每日1剂，水煎服。

【功效主治】 理气化痰。主治慢性咽炎。

病例验证

姜某，男，35岁，记者。咽中不利半年，经医院检查后诊断为慢性咽炎。现咽中憋胀，如有物，吞之不下，吐之不上，脉沉缓，舌红无苔。按上方连服10剂，诸症均除，病获痊愈。

 醋半夏

【处方组成】 半夏（砸碎）500克，醋2500毫升。

【用法用量】 将醋、半夏入锅内，浸泡24小时，煮沸捞弃半夏，加入苯甲酸钠（加入药液的0.5％），过滤，分装100毫升瓶备用。每次服10毫升，每日1～2次。

【功效主治】 燥湿化痰，活血去瘀，消肿止痛。主治慢性咽炎。

病例验证

杨某，男，41岁，工人。患慢性咽炎3年。诊见：咽后壁黏膜充血，胀痛，天突穴处自觉有黏痰堵塞，饮食下咽无阻；舌苔腻白。诊为痰湿型慢性咽炎，按本方治疗10天后，咽后壁充血消失，疼痛已除，痰塞感减轻，舌苔薄白。又服6天，诸症皆除而愈。

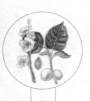
鼻炎

　　鼻炎包括急性鼻炎和慢性鼻炎。急性鼻炎是常见的鼻腔黏膜急性感染性炎症，往往为上呼吸道感染的一部分。临床主要表现为：鼻塞、流涕伴有嗅觉减退，闭塞性鼻音。中医称之为"伤风鼻塞"，基本病机为风寒或风热之邪上犯鼻窍，宣降失常，清窍不利。慢性鼻炎是一种常见的鼻腔和黏膜下层的慢性炎症。通常包括慢性单纯性鼻炎和慢性肥厚性鼻炎，后者多由前者发展而来。本病的发病原因很多，但主要是由急性鼻炎反复发作或治疗不彻底转化而来。长期吸入污染的空气，如水泥、烟草、煤炭、面粉等也是致病原因。另外，许多全身慢性疾病，如贫血、糖尿病、风湿病等以及慢性便秘均可引起鼻腔血管长期瘀血或反射性充血而致病。慢性鼻炎以鼻塞、嗅觉失灵为特征。单纯性鼻炎在白天活动时鼻塞减轻，而夜间、静坐时鼻塞加重，侧卧时，居下侧之鼻腔阻塞，上侧鼻腔通气良好，当卧向另侧后，鼻塞又出现于另侧鼻腔。鼻涕为黏液性，常伴头痛，头昏，嗅觉减退等。肥厚性鼻炎多为持续性鼻塞，鼻涕为黏液性或黏液脓性，可出现耳鸣、听力减退、头痛、失眠、精神委靡等。

方 1　苍芷辛栀液

　　【处方组成】　苍耳子（砸裂）、白芷、辛夷、栀子、冰片各30克，薄荷霜3克，芝麻油250毫升，液状石蜡500毫升。

　　【用法用量】　将前4味药同时放入芝麻油内，浸泡24小时，然后加热炸药，待药呈褐色时熄火去渣，下冰片、薄荷霜、石蜡油，搅匀，冷却，过滤。分10毫升滴瓶内备用。仰头滴鼻，每次1～2滴，每日2～3次。

　　【功效主治】　主治伤风鼻塞，鼻窒。

病例验证

徐某，女，35岁。双鼻交替性鼻塞，嗅觉失灵6年余。检查见鼻黏膜淡红肿胀，下鼻甲肥大，用滴鼻乐1周，鼻塞明显好转，续滴1周。检查：鼻黏膜红润复常。随访3月无复发。

方 2 苍耳地龙饮

【处方组成】 苍耳子9~12克，地龙10~15克，白芷10~15克，辛夷6~12克，薄荷6~12克，川芎9~12克，丝瓜藤10~20克。

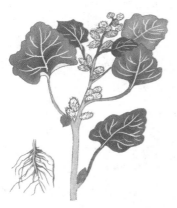

苍耳子

【用法用量】 每日1剂，将上药(除辛夷、薄荷外)用水浸泡30分钟后，下辛夷、薄荷，再同煎10分钟，倒出一煎药液，再加水适量，煎20分钟，将两药液混

【功效主治】 主治慢性鼻炎。

病例验证

赵某，男，31岁。双侧鼻塞，时轻时重6年余，遇寒尤甚，头闷头昏。检查：鼻黏膜肿胀淡红，下鼻甲肥大。用苍耳地龙饮加桂枝6克，服5剂鼻通。复进9剂转愈，随访年余无发。

方 3 丝瓜藤清气汤

【处方组成】 丝瓜藤15克，荷蒂5枚，金莲花6克，龙井茶1.5克。

【用法用量】 每日1剂，水煎服。

【功效主治】 清气理鼻。用治慢性单纯性鼻炎，或儿童鼻炎，症见病程已久，时愈时发，或夏秋好转、冬春转差，重时气塞难通，常觉头昏、感风加重，黏涕较多。

病例验证

用此方治疗患者19例，其中痊愈9例，好转8例，无效2例，总有效率为89.5%。

第六章 五官科

方 4 桂枝苍耳饮

【处方组成】 桂枝、苍耳子、白芷、防风、川芎各10克，鱼腥草、连翘各20克，辛夷、桔梗、细辛各6克，生甘草5克。

【用法用量】 用上药水煎3次后合并药液，分早中晚3次口服，每日1剂。10剂为1个疗程。

【功效主治】 主治慢性鼻炎。

用此方治疗慢性鼻炎患者68例，经用药1～2个疗程后，治愈65例，显效2例，无效1例。

方 5 苍耳子药油

【处方组成】 苍耳子30～40粒，麻油30毫升。

【用法用量】 将苍耳子轻轻捶破，放入小铝杯中，加入麻油，用文火煎开。待油凉后，装入干燥清洁的玻璃瓶内备用。用时，以消毒小棉签蘸上药油少许，涂于鼻腔内，每日2～3次。2周为1个疗程。

【功效主治】 通鼻窍，祛风湿。主治慢性鼻炎。

用此方治疗慢性鼻炎患者207例，其中治愈192例，无效15例。治愈者随访时间最长3年，未见复发。

方 6 白芷黄芩汤

【处方组成】 白芷、麦冬各20克，黄芩、葛根各15克，藁本、苍耳子、薄荷各10克。

【用法用量】 每日1剂，水煎，分2次服。3周为1个疗程。

【功效主治】 疏风散热，消肿排脓。主治慢性鼻炎。

【加减】 若四肢无力，食欲不振，腹胀便溏者，加党参6～15克，茯苓10～15克，甘草2～6克。

病例验证

用此方治疗慢性鼻炎18例，痊愈(自觉症状消失，鼻下甲不大)8例，显效(自觉症状消失，偶尔有鼻塞，鼻下甲不大)6例，好转(自觉症状仍有鼻塞，但比治疗前好转，鼻下甲稍大)4例。

过敏性鼻炎

过敏性鼻炎是发生于鼻部的Ⅰ型变态反应。临床特征为反复发作性鼻痒，喷嚏，流大量清涕，以及发作时鼻黏膜苍白，季节性或常年性发作。可发于任何年龄，但以青少年多见，发病率高。中医称本病为"鼻鼽"，基本病机为肺脾肾虚，正气不足，卫外无力，风寒外凑，致营卫失和，正邪交争，津液失固。

 宣肺固卫饮

【处方组成】 炒白蒺藜、炙枇杷叶、麦冬各20克，生黄芪、鲜生地黄、云茯苓各15克，羌活7克，白芷5克，细辛4克，甘草10克。

【用法用量】 每日1剂，水煎服。

【功效主治】 宣肺固卫，佐以健脾。主治过敏性鼻炎，症见喷嚏及流涕头痛。

病例验证

张某，女，30岁。患慢性鼻炎2年余，经常喷嚏频频，清涕长流，头痛纳呆。西医诊断为"过敏性鼻炎"。服中西药，疗效甚微。舌质淡，苔白，脉滑。证属肺脾两虚，治以宣肺固卫，佐以健脾。方以宣肺固卫饮主之。药进9剂后，除时流清涕外，其他症状消除。又服6剂痊愈。半年后随访未复发。

 祛风宣肺汤

【处方组成】 苍耳子15克，炙麻黄9克，辛夷9克，蝉蜕15克，甘草9克。

【用法用量】 煎2遍后和匀，每日3次分服。

【功效主治】 祛风宣肺，通利鼻窍。用治过敏性鼻炎(鼻渊)，鼻塞，发痒，嚏多，流清涕者。因风寒或某种物质过敏，以致肺气不宣。

【加减】 头痛者，加白芷10克；涕多黄黏者，加黄芩15克。

方某，女，30岁，工人。3年来每逢春秋季节受凉即感鼻塞、鼻痒、嚏多、流清涕。这次发作3周，五官科诊为过敏性鼻炎。用时有效，停药则加重。予本方治疗，3天后症状减轻，连用1周后缓解。

方 3 温阳散风汤

【处方组成】 枸杞子、桑葚子、白芍各12克，白蒺藜、川芎、白芷、乌梅、蛇床子、锁阳、淫羊藿各10克，荜拨5克，细辛3克。

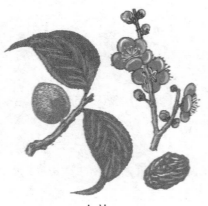

乌梅

【用法用量】 每日1剂，水煎服。

【功效主治】 温补肺肾，祛风散寒。主治过敏性鼻炎。

余某，女，35岁。患者查诊为过敏性鼻炎，予以本方治疗，服数剂即见效果，坚持服药60余剂而痊愈，至今随访多年未见复发。

方 4 荆防败毒散

【处方组成】 荆介、苍耳子、菊花、羌活、川芎各10克，防风6克，薄荷（后下）5克，生姜2片，甘草3克。

【用法用量】 每日1剂，水煎服。

【功效主治】 辛温散寒。主治过敏性鼻炎。

黄某，男，32岁。间歇性鼻塞，鼻痒，打喷嚏，流清水样鼻涕。近数天来又发作，伴头痛，畏寒，微热，全身不适，身疼骨楚，脉浮紧，舌质红，苔薄白。诊断为风寒型过敏性鼻炎。嘱其服用上方，服药3剂而获痊愈。

党参白术汤

【处方组成】 党参6克，白术6克，茯苓10克，淮山10克，泽泻6克，薏苡仁15克，苍耳子10克，黄芪6克，甘草3克。

【用法用量】 每日1剂，水煎服。

【功效主治】 补肺健脾利湿。主治过敏性鼻炎。

病例验证

董某，男，13岁。时常流清涕已多年，鼻道通畅，鼻黏膜淡红，脉细缓。诊断为肺脾气虚型过敏性鼻炎。给予"参苓白术汤加减"方服用。服药3剂后症状明显减轻，继续服药共8剂，病获痊愈。

 当归赤芍汤

【处方组成】 当归、赤芍、生地黄、苍耳子各15克，川芎、红花、桃仁各12克，黄芪、白术、防风、辛夷各10克。

【用法用量】 每日1剂，水煎服。

【功效主治】 活血凉血，宣通鼻窍。主治过敏性鼻炎。

【加减】 鼻塞重、喷嚏频、流涕呈水样者，加麻黄6克，细辛3克；脓涕量多者，加黄芩、丹皮各10克；脾虚纳呆者，加茯苓、山药各12克，炒扁豆10克；肾虚者，加女贞子12克，五味子10克；鼻痒者，加荆芥、蝉蜕各10克。

病例验证

用此方治疗42例，经治6～20日后，痊愈31例，有效9例，无效2例，有效率为95.2％。

方⑦ 黄芪白术汤

【处方组成】 黄芪20克，白术10克，苍耳子9克，防风、辛夷花各6克，炙甘草5克。

【用法用量】 每日1剂，水煎服。

【功效主治】 卫表不固，外邪易侵所致之过敏性鼻炎。

【加减】 头痛者，加白芷5克，蔓荆子9克。

病例验证

用此方共治130例。其中47例痊愈(鼻塞、流清涕、鼻痒、打喷嚏等自觉症状消失)，65例好转(鼻塞减轻，分泌物减少，鼻痒、打喷嚏消失)，18例无效(自觉症状无变化者)。总有效率86.15％。

鼻窦炎

鼻窦炎又可叫鼻渊或脑漏，是一种常见疾病。上颌窦、筛窦、额窦和蝶窦的黏膜发炎统称为鼻窦炎，其中以上颌窦炎和筛窦炎最常见，常由感冒引起，有急性和慢性两种。急性鼻窦炎的全身症状与其他炎症相同，可有发热、全身不适等，局部症状有鼻塞、头痛、流浓涕和嗅觉减退等。如反复发作的急性鼻窦炎未彻底治疗，将酿成慢性鼻窦炎，表现为经常性的头胀、头昏、记忆力减退、注意力不集中等。可发生在一个鼻窦，也可几个鼻窦同时发生炎症。如果一侧或两侧所有的鼻窦都发炎，就叫一侧或双侧全鼻窦炎。预防本病包括增强体质，避免感冒和及时治疗鼻内疾病，长期不愈者可考虑手术治疗。

方 1 麻黄杏仁汤

【处方组成】 麻黄、黄芩各6克，杏仁、石膏（先煎）、苍耳子、辛夷花、白僵蚕、杭菊花、蔓荆子、白芷各10克，细辛、甘草各3克。

【用法用量】 每日1剂，水煎分2次温服，小儿药量酌减。

【功效主治】 清热解毒，通鼻窍。主治急性鼻窦炎。

病例验证

用此方共治108例，疗程1～10天，平均4天。其中急性上颌窦炎54例、急性额窦炎43例、急性筛窦炎8例、急性蝶窦炎3例。经用上述方法治疗3～4天，治愈(临床主要症状消失，鼻镜、后鼻镜复查正常)92例。有效(主要症状消失，鼻镜、后鼻镜复查，鼻黏膜、鼻甲充血未消者)16例。

方 2 辛夷花散

【处方组成】 辛夷花15克，白芷、苍耳子各10克，桂枝5克。

【用法用量】 将上药烘干研末过筛，装瓶备用。每天晚饭后取药末1克，3.33厘米见方双层纱布2块，将药末分包成2个药球，以棉纱扎紧，并留线头3厘米左右，先塞1个药球于一鼻孔，用另一鼻孔呼吸；1小时后将药球拉出，将另1药球塞入对侧鼻孔。一般5天左右即见好转。10天为1个疗程，轻者2个疗程可愈，重者亦可减轻诸症。

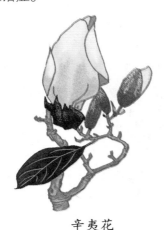

辛夷花

【功效主治】 主治鼻窦炎。

病例验证

陈某，男，32岁。鼻塞头痛，语音重浊近10年，曾用各种滴鼻液及封闭治疗均不效，经用此方2月，诸症即愈，1年余未复发。

 方③ 半夏天麻汤

【处方组成】 半夏、天麻、

苍耳子、白芷、延胡索、生甘草各10克，生白术、黄芪各15～30克，细辛4克，黄芩12克，鱼腥草30克，川芎、连翘、丹参、牛膝、生白芍各15克，辛夷、藿香各6克。

【用法用量】 每日1剂，水煎服。儿童酌减。

【功效主治】 化痰清热，益气活血。主治鼻窦炎。

病例验证

用此方治疗鼻窦炎患者50例，治疗10～30日，结果治愈35例，好转12例，无效3例，有效率为94％。

方④ 升麻葛根汤

【处方组成】 升麻6克，葛根15克，赤芍12克，生甘草6克，黄芩15克，蒲公英20，金银花15克，川芎3克，白芷10克，桔梗10克。

【用法用量】 每日1剂，水煎服。

【功效主治】 清解阳明热毒。主治急性化脓性鼻窦炎。

【加减】 肺胃热盛者，加生石膏（先煎）30克；便秘者，

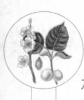

加大黄10克；体虚者，加生黄芪15克，当归10克。

江某，男，25岁。10日前患感冒，而一直不愈，且鼻塞，黄浊鼻涕日渐增多，经服用一些药物和打针治疗均无效。检查：双侧鼻黏膜水肿，双侧中道、下道积脓多量，舌红苔黄，脉洪有力。诊为急性化脓性鼻窦炎(双)，证属阳明热毒壅盛，宜清解阳明热毒。用本方连进4剂，诸症见好转，双侧下鼻道仅有少许脓性分泌物。于前方中去金银花，加生芪15克，当归10克，又进4剂，诸症全消而病获愈。

方 ⑤ 牛黄麝香散

【处方组成】 牛黄0.5克，麝香0.5克，菊花心1.5克，雄黄1.5克，鹅不食草15克，冰片少许。

【用法用量】 将鹅不食草、菊花心轧成极细面，然后用乳钵将群药研细调匀，装入磁瓶封严备用。蘸药少许搐鼻，每日3～4次。

【功效主治】 辛香通窍，活

血散结，解毒消炎。主治鼻窦炎，症见头痛、鼻塞、鼻流黄绿色脓涕。

李某，男，40岁，干部。鼻塞流黄涕已10余年，诊为鼻窦炎。曾手术治疗多次，但每次手术后仅能缓解数月，后竟至术后不能缓解。遂找中医治疗，曾服用苍耳子散加味多剂，效仍不显。后改用本方搐鼻，效果满意。用后鼻通，脓涕清，头痛亦除。

方 ⑥ 银花公英汤

【处方组成】 金银花30克，蒲公英30克，黄芩12克，大青叶15克，鱼腥草30克，苍耳子15克，细辛4克，生石膏（先煎）30克，白芷12克，辛夷（包煎）9克。

【用法用量】 每日1剂，水煎服。

【功效主治】 清肺泻胃，解毒祛秽。主治鼻窦炎。

刘某，女，60岁。患者左鼻孔流黄脓样浊涕1个月，严重时呼吸亦感其气味腥臭，眉额及眼眶疼痛，张口呼吸睡眠。舌质紫，苔薄黄，脉缓大。服上方3剂，浊涕变稀，但仍有少量脓样物，晨起腥臭味减轻。原方续服3剂，鼻涕正常，已无腥臭味。1年内随访2次，一切正常。

方 7 苍耳白芷熏剂

【处方组成】 苍耳子、白芷、细辛、荆芥、薄荷、川芎、菊花各等份。

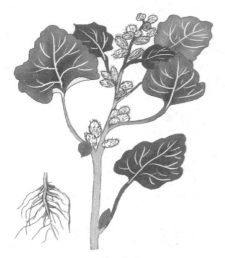

苍耳子

【用法用量】 上药混合，每日用1大撮加水煎沸，趁热熏鼻，每次熏10分钟左右；下次再煎再熏，日熏3～5次，不可间断。以1个月为1个疗程。

【功效主治】 辛香开窍。主治慢性鼻窦炎。

病例验证

张某，女，24岁。患慢性鼻窦炎10余年，用中西药治疗多次无效，又恐惧做手术治疗，后用本方熏治，治疗不到2个疗程而愈。随访1年，未见复发。

方 8 石膏桑叶汤

【处方组成】 生石膏（先煎）30克，桑叶12克，金银花、连翘、黄芩、山栀、合欢皮各10克，葛根6克，陈皮5克，甘草3克。

【用法用量】 每日1剂，水煎服。

【功效主治】 清热排脓。主治郁热型化脓性鼻窦炎，症见鼻塞，黄脓鼻涕，或为黄绿色脓涕，或有恶心欲吐，厌食，脉数，苔黄。

病例验证

用此方治疗鼻窦炎患者30例，其中治愈12例，好转15例，无效3例，总有效率为90%。

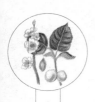

耳 鸣

耳鸣为耳科疾病中的常见症状，患者自觉耳内或头部有声音，但其环境中并无相应的声源，而且愈是安静，感觉鸣音越大。耳鸣音常为单一的声音，如蝉鸣声、汽锅声、蒸汽机声、嘶嘶声、铃声、振动声等，有时也可为较复杂的声音。可以是间歇性，也可能为持续性，响度不一。一些响度较高的持续性耳鸣常常令人寝食难安。引起耳鸣的原因较多，各种耳病均可发生耳鸣，如耵聍栓塞、咽鼓管阻塞、鼓室积液、耳硬化症；内耳疾病更易引起此症，如声损伤、梅尼埃病。此外，高血压、低血压、贫血、白血病、神经官能症、耳毒药物等均可引起耳鸣。中医学认为耳鸣多为暴怒、惊恐、胆肝风火上逆，以至少阳经气闭阻所致，成因外感风邪，壅遏清窍，或肾气虚弱，精气不能上达于耳而致，有的还耳内作痛。

 柴胡清肝汤

【处方组成】 柴胡10克，生地黄12克，赤芍15克，牛蒡子10克，当归18克，连翘10克，川芎10克，黄芩12克，山栀子10克，天花粉15克，防风10克，甘草3克，菊花10克。

【用法用量】 每日1剂，水煎，分3次服。

【功效主治】 清肝利胆，解毒开窍。主治胆热上犯之耳鸣、头昏、心烦易怒等实证。

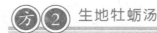

病例验证

用此方治疗耳鸣45例，其中痊愈29例，显效8例，有效5例，无效3例，总有效率为93.3%。

方 2 生地牡蛎汤

【处方组成】 生地黄、玄参、磁石（先煎）、牡蛎（先煎）各30克。

【用法用量】 每日1剂，水煎服。

【功效主治】 滋阴潜阳。主

治耳鸣及听觉不聪，症见耳鸣嗡嗡作响，或如蝉叫者。

病例验证

采用此方治疗耳鸣41例，结果治愈29例，好转9例，无效3例，总有效率为92.7％。

 方 3 黄芪党参汤

【处方组成】 黄芪、党参各20克，炙甘草、当归、白术各10克，升麻、通草各8克，橘皮、柴胡各6克，石菖蒲5克。

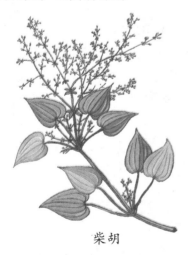

柴胡

【用法用量】 每日1剂，水煎，分2次服(以饭后约半小时服药为宜)。5天为1个疗程，连续服药3个疗程。

【功效主治】 益气养血，补肝肾。主治耳鸣。

病例验证

用此方治疗30例中，结果治愈23例，显效2例，好转3例，无效2例。

 方 4 芍药甘草汤

【处方组成】 白芍10克，炙甘草5克。

【用法用量】 每日1剂，水煎服。

【功效主治】 养阴柔肝止鸣。主治耳鸣，呈喀喀声，属现代医学的客观性耳鸣。

病例验证

用此方治疗34例，结果治愈23例，显效5例，有效2例，无效4例。

 方 5 黄芪丸

【处方组成】 黄芪50克，羌活、白蒺藜(去刺)各25克，黑附子(大者)1个，羊肾1对。

【用法用量】 将羊肾焙干，白蒺藜瓦上炒，共研为细末，酒糊为丸，如梧桐子大。

每服30～40丸，空心，煨葱盐汤送下。

【功效主治】 肾虚耳鸣，夜间睡着，如打战鼓，觉耳内风吹，更觉四肢抽掣疼痛。

用此方治耳鸣63例，结果治愈45例，显效9例，好转4例，无效5例，总有效率为92%。

方 6 聪耳丸

【处方组成】 鹿茸30克，巴戟天10克，磁石（先煎）30克，肉苁蓉15克，肉桂10克，五味子20克，牡蛎（先煎）15克，小茴香15克。

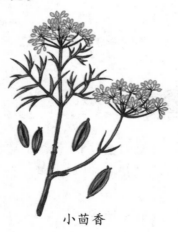
小茴香

【用法用量】 共为细末，炼蜜为丸，每丸9克。每日早晚各1次，每次空腹用黄酒温服1丸。

【功效主治】 补肾聪耳。主治肾虚耳鸣。

用此方治肾虚耳鸣13例，结果治愈8例，有效4例，无效1例。

方 7 细辛白芷汤

【处方组成】 当归、细辛、川黄连、防风、附子、白芷各15克。

【用法用量】 上药共研为末，以鲤鱼脑髓30克加水合煎3次。取三汁混合浓缩至膏状，备用。滴耳中，并以棉塞耳。每日1次。

【功效主治】 祛风散瘀，通窍止鸣。主治耳鸣而聋。

病例验证

采用此方治耳鸣，屡次使用皆有效。

结膜炎

结膜炎是以细胞浸润与渗出为特征的结膜炎症。临床以眼分泌物增多与结膜充血为主要症状。大部分结膜炎为单发，只对治疗无效的特殊病例才做渗出物培养、结膜上皮刮片检查。常见的结膜炎有以下病型：急性细菌性、病毒性、滤泡性、流行性、出血性、沙眼、变态反应性及慢性结膜炎。中医所称的"暴风客热""天行赤眼""白涩症""目痒""赤丝虬脉"等均属于结膜炎范畴，基本病机为风热邪毒侵目所致。

 茵陈防己汤

【处方组成】 茯苓皮10克，茵陈12克，防己12克，薏苡仁30克，防风10克，白芷10克，地肤子30克，金银花12克，连翘12克，鱼腥草30克，焦山栀6克，乌梢蛇15克，老鹳草20克。

【用法用量】 每日1剂，水煎服。

【功效主治】 祛风除湿，清热解毒止痒。主治春季卡他性结膜炎及一切过敏性眼炎、眼睑湿疹等。

【加减】 使用本方时，要因症而用，随症加减。若痒甚者，加苦参12克；睑皮湿烂，体壮者，加石膏（先煎）30克。

病例验证

余某，女，5岁。家属代诉，眼红，发痒，反复发作2年。病史：2年前春天，患儿眼红发痒，经用抗生素眼药水以及可的松眼液点眼后症状缓解，经年反复发作，不能治愈。以茵陈防己汤服10余剂，痒止红退，2年来未复发。

 菊花消炎汤

【处方组成】 菊花9克，密蒙花9克，谷精草9克，山栀6克，金银花15克，连翘15克，川黄连

6克，桑叶9克，生地黄9克，赤芍9克，白茅根15克，桔梗6克。

【用法用量】 每日1剂，水煎服。

【功效主治】 清热解毒，凉血消炎。主治急性结膜炎，症见两目红肿疼痛，有异物感，分泌物多，视物不清。

病例验证

用此方治疗9例患者，治愈7人，好转2人，有效率100%。

 方 ③ 荆芥凉血汤

【处方组成】 荆芥10克，防风10克，赤芍10克，丹皮10克，黄芩10克，栀子10克，白蒺藜10克，车前子（包煎）10克，薄荷6克，蝉蜕6克，生地黄12克，菊花12克。

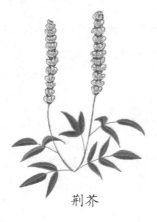

荆芥

【用法用量】 每日1剂，水煎服。

【功效主治】 祛风清热，凉血散瘀，止痒。主治卡他性结膜炎，症见患眼奇痒难忍，常累及双眼。春夏季易发，病程长，缠绵难愈。

【加减】 结膜充血甚者，加红花6克；睑结膜乳头增生、角膜边缘有结节者，加丹参15克，玄参15克，郁金8克；畏光者，加柴胡10克，龙胆草6克，青葙子10克；分泌物黏稠量多者，加大黄10克，黄连6克；球结膜炎赤色黄浊甚者，加桔梗、桑白皮各10克。

病例验证

门诊观察125例卡他性结膜炎患者，痊愈(诸症悉除，愈后无复发)97例，好转(服药时诸症悉除，因未坚持治疗，次年有复发)28例。服药量少者8剂，最多55剂。

 方 ④ 黄柏液

【处方组成】 黄柏30克，菊花15克。

【用法用量】 加开水500毫升，浸泡2小时，用纱布过滤，外敷或洗涤患眼。每日2次，每次约

中医经典验方大全

10分钟。

【功效主治】 清热解毒，泻火明目。主治结膜炎。

病例验证

治疗126例，结果治愈116例（92％），好转8例，无效2例。治愈时间1～2天。

方 ⑤ 生地药液

【处方组成】 生 地 黄10～30克，丹皮10克，黄芩10克，赤芍10克，木贼10克，蝉蜕6克，归尾15克，桑白皮30克，金银花20克，连翘10克，桔梗10克，白蒺藜12克。

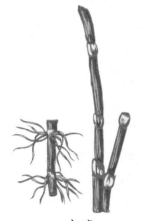

木贼

【用法用量】 先将药放入药锅中，用清水浸泡20分钟，再煎20～30分钟，取药液150毫升，加水再煎取药液150毫升，将2次煎出药液混合。每日1剂，早饭后30～60分钟和晚上睡前各服1次。

【功效主治】 主治结膜炎、泪囊炎。

【加减】 若眼球疼痛难忍者，加延胡索6克；口干口苦者，加麦冬10克，龙胆草10克；大便秘结者，加大黄3～6克；眼痒者，加白鲜皮20克。

病例验证

用此方治疗结膜炎89例，其中治愈58例，显效21例，有效8例，无效2例，总有效率为97.8％。

方 ⑥ 羊胆汁

【处方组成】 鲜羊胆1个。

【用法用量】 鲜羊胆1个，洗净，以碗盛之，加蜜糖1匙，隔水炖1小时，用小刀将羊胆刺破，使胆汁流出，饮其胆汁。3天服1次，可服3次，无副作用。

【功效主治】 清肝明目。主治学龄儿童患结膜炎反复发作者。

病例验证

用此方治疗19例，其中治愈11例，好转7例，无效1例。

角膜炎

角膜炎是指由于外伤或感染细菌、病毒、真菌而致的角膜炎症性病变，包括单纯疱疹病毒性角膜炎、浅层点状角膜炎、角膜变性、化脓性角膜炎、角膜基质炎和束状角膜炎等，中医分别称"聚星障""银星独见""枣花翳""凝脂翳""混睛障"和"风轮赤豆"等。临床主要表现为黑睛混浊，畏光流泪，视力下降。基本病机为外感风热，或热毒上攻，蕴于黑睛。

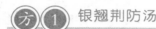

方 1 银翘荆防汤

【处方组成】 金银花、板蓝根、蒲公英各20克，连翘、荆芥、防风、柴胡、黄芩、桔梗各10克，薄荷6克，甘草5克。

【用法用量】 每日1剂，水煎服。

【功效主治】 祛风解表，清热解毒。主治单纯疱疹性角膜炎浅表型，症见黑睛生翳如点状、黑芒状或连缀成片，视物模糊，白睛赤脉，畏光流泪，涩痛难睁，舌苔薄黄，脉浮数。

病例验证

陈某，女，32岁。右眼畏光、流泪、视物模糊5天。视力右

眼1.0，左眼1.5。右眼结膜轻度充血，角膜2%荧光素染色可见密集点状着色。舌苔薄黄，脉弦。诊为浅层点状角膜炎。用本方加羌活10克。5剂症状减轻，减羌活加蜜蒙花、木贼各10克，蝉蜕6克。10剂后症状消失，荧光染色阴性，双眼视力均为1.5。

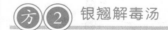

方 2 银翘解毒汤

【处方组成】 金银花10克，连翘12克，牡丹皮12克，板蓝根30克，栀子12克，蝉蜕10克，荆芥10克，大青叶15克，桔梗10克，木通10克，甘草3克，芦根30克。

【用法用量】 上药用清水浸

泡30分钟，然后煎30分钟左右，取药液200毫升，加水再煎取药液150毫升，将2次煎出的药液混合，备用。每日1剂，分2~3次温服。

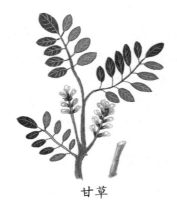

甘草

【功效主治】 清热解毒。主治角膜炎属于风热湿毒型。

病例验证

易某，男，53岁。右眼红痛3天。初起恶寒发热，鼻塞流涕，继则右眼红痛生翳，视力下降。检查：右眼白睛抱轮红赤(睫状充血)，角膜混浊，2%荧光素染色阳性。右侧额部自发际疱疹一串直至上睑。视力右眼指数，左眼1.0。舌苔薄黄，脉细弦。诊断为：病毒性角膜炎，带状疱疹。证属肝经风热湿毒。用此方治疗，服药4剂，疱疹消失，眼痛亦减，视力进步。按本方又继服10剂而愈，视力正常。

 羌活防风汤

【处方组成】 羌活6克，防风、桔梗、荆芥、白芷、柴胡、前胡、黄芩、板蓝根、菊花、蝉蜕各10克，甘草3克。

【用法用量】 每日1剂，水煎服。

【功效主治】 祛风清热。主治浅层点状角膜炎。

病例验证

汪某，男，29岁。右眼于10天前发红疼痛，当时诊断为急性结膜炎，经治疗后病情好转。现觉眼内沙涩微痛，畏光流泪。查：右眼无明显充血，用2%荧光素染色，在集光下可见角膜表层广泛点状着色，余未见特殊。舌苔薄微黄，脉浮。诊断为浅层点状角膜炎。证属肺肝风热，治以祛风为主，清热为辅。服用上方12剂而愈。随访2年，未见复发。

方 4 **养肺清肝汤**

【处方组成】 金银花、决明子各15克，生地黄、沙参、白芨、白芍、龙胆草各12克，黄芩、菊花各9克。

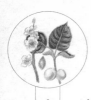
【用法用量】 每日1剂，水煎服。

【功效主治】 养肺阴，清肝热。主治泡疹性角膜炎。

病例验证

李某，女，30岁。右眼患泡疹性角膜炎3个月余，时好时坏，经各种疗法，久治不愈，前来求诊。检查：右眼混合充血，角膜周围，3点、7点两处有一黄豆粒和小豆粒大小之泡疹，轻度羞明流泪。舌质红，薄黄苔，脉弦细数。诊断为泡疹性角膜炎（右眼）。治以养肺清肝汤加减，共投18剂而愈，眼部泡疹消失。观察半年未见复发。

方 5 消炎解毒汤

【处方组成】 赤芍、黄芩、桑叶、菊花、牡丹皮、天花粉、泽泻、车前子（包煎）各9克，金银花、连翘、玄参各12克，蒲公英15克，薄荷4.5克。

【用法用量】 每日1剂，水煎服。

【功效主治】 泻肝清热。主治树枝状角膜溃疡。

【加减】 如结膜充血显

著，加龙胆草、栀子各9克；胸闷胁痛者，加青皮、香附各9克；头痛、目胀者，加生石决明（先煎）、珍珠母（先煎）各15克；睫状充血明显者，加桃仁、红花各6克；便秘者，加生大黄8克。本方用于实证患者，若久病气虚或年老体弱，溃疡久不愈合，上方宜加党参、生地黄、白术、当归等，酌去苦寒之品。

病例验证

用此方加减治疗患者38例，其中痊愈27例，好转11例，平均疗程为15天。

方 6 黄芪白术汤

【处方组成】 黄芪60克，白术20克，防风15克，金银花30克，连翘30克，菊花15克，淫羊藿30克。

【用法用量】 每日1剂，水煎服。

【功效主治】 清热解毒，益气养血。主治单疱病毒性角膜炎。

病例验证

用此方治疗27例，其中浅层型9例均获治愈；深层型18例，治愈17例，好转1例。

沙 眼

沙眼是由沙眼衣原体感染所引起的一种慢性传染性眼病。临床主要表现为：眼睑结膜粗糙不平，形似沙粒，有发痒、流泪、怕光、疼痛、分泌物多、异物感等症状，后期可并发它病而影响视力，甚至失明。中医称本病为"椒疮"，基本病机为风湿热邪侵及眼睑，导致睑结膜血络瘀滞。

 明目汤

【处方组成】 生赤芍、玄参、白鲜皮各9克，广陈皮、淡竹叶各4.5克，生地黄12克，甘草3克。

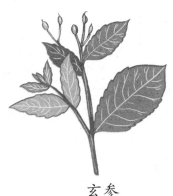

玄参

【用法用量】 每日1剂，水煎服。

【功效主治】 清脾凉血。主治脾胃湿热所引起的沙眼、丹眼、针眼等。

【加减】 风盛者，加荆芥6~10克，防风5~10克；热盛者，加黄连1.5~3克，山栀子5~10克；湿盛者，加苍术、黄柏各3~9克；瘀甚者，加红花3~10克，大黄3~12克。

病例验证

孙某，女，39岁。两眼分泌物多，痒，流泪不适，结膜充血，两眼睑结膜血管模糊粗糙，角膜上方血管呈帘状进入角膜缘。舌红绛，苔薄，脉数，诊断为两眼椒疮赤膜(沙眼并感染)。证属血热瘀结，郁于肉轮。予以本方内服，外滴抗生素眼药水而愈。

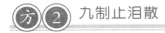 九制止泪散

【处方组成】 制甘石9克，

海螵蛸3克，地力粉15克，青鱼胆4个，蕤仁霜9克，制月石3克，梅片7.5克，珍珠3克，麝香0.45克。

【用法用量】 海螵蛸用童便浸7天，清水漂净，晒干去皮壳研粉。青鱼胆取出后晾干，不可见火，见火则失效。鱼胆越陈越好，点眼不痛。以上各药细研。用时点眼，每日3次，每次似粟米粒大小，点眼后闭眼数分钟。

【功效主治】 通窍止泪，清热明目。主治沙眼，慢性结膜炎，泪腺分泌过多之流泪或迎风流泪等。

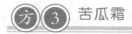

用此方治疗沙眼患者30例，结果治愈19例，好转10例，无效1例，总有效率为96.7%。

方 3 苦瓜霜

【处方组成】 苦瓜1个(大而熟的)，芒硝15克。

【用法用量】 将苦瓜去子留瓤，装入芒硝，悬于通风处，数日后瓜外透霜，刮取备用。每用少许点眼，早晚各点1次。

【功效主治】 主治沙眼。

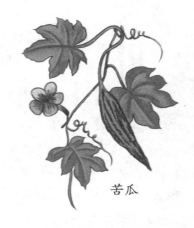

苦瓜

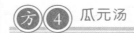

用此方治疗沙眼12例，结果治愈8例，好转3例，无效1例。

方 4 瓜元汤

【处方组成】 西瓜霜30克，霜桑叶、玄明粉各15克。

【用法用量】 用2碗清水煎，水过滤澄清即成。将制成药汁放入面盆中，然后将头俯面盆上趁热先熏5~10分钟，趁温再洗3~5分钟。

【功效主治】 祛风清热。主治沙眼。

用此方治疗沙眼患者11例，治愈7例，好转3例，无效1例。

青光眼

青光眼是指由于眼压增高而引起的视乳头损害和视功能障碍的一种眼病。正常眼压在10～21毫米汞柱，如在21～24毫米汞柱之间，则为青光眼可疑。青光眼因眼压升高，能引起视乳头凹陷、视野缺损，最后可能导致完全失明。本病任何年龄均可发生，但以40岁以上者见多，女性多于男性。根据发病情况，一般可分为原发性青光眼(闭角型、开角型)、继发性青光眼、混浊性青光眼和先天性青光眼，中医统称为"绿风内障"。基本病机为情志抑郁、气机郁结、肝胆火炽、神水积滞等所致。

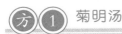 菊明汤

【处方组成】 木贼草12克，牡蛎（先煎）15克，菊花30克，石决明15克，夜明砂10克。

【用法用量】 先把药用水浸泡30分钟，再放火上煎30分钟，每剂煎2次，将2次煎出的药液混合。每日1剂，早晚分服。

【功效主治】 青光眼，高血压，症见头痛或眩晕，眼痛，视力障碍，目红，便秘，舌红，脉弦数等。

病例验证

胡某，女，74岁。8个月前开始头痛、眼痛、乏力，某院诊为青光眼。服中西药物疗效不佳。诊见唇红燥，舌边尖红，苔白，脉弦数。右眼已失明，连服菊明汤6剂，诸症均减。又服36剂，头痛，目痛消失。

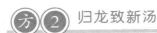 归龙致新汤

【处方组成】 当归、地龙、地榆各12克，黑栀子13克，红花10克，川芎、桃仁、鸡内金、白僵蚕各6克。

【用法用量】 每日1剂，水煎服。

【功效主治】 养血活血，化瘀通络，清热息风。主治青风内

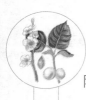

障(原发性青光眼)。

牛某，男，70岁。左眼视物模糊，时有黑点或块状物遮挡视线，时大时小，视灯周围有红晕，时感眼蒙薄雾，甚则头目胀痛。左眼瞳孔散大，巩膜微赤；心烦口苦，性急易怒；舌红，苔微黄，脉弦细数。右眼失明10余年。诊为本病，急则治其标，以此方5剂煎服。自觉眼内块状物消失，视力有所改善，原方去鸡内金、地榆、栀子，加川羌活、龙胆草、生地黄、枸杞子各10克，牛膝15克，钩藤（后下）12克。4剂煎服后，瞳仁清晰，灯晕消失，仅眼前有薄雾漂过，原方加五味子、山萸肉各15克。5剂继服，药尽而愈，目明如常。

 菊花决明子饮

【处方组成】 菊花20克，决明子25克，五味子15克。

【用法用量】 水煎，频频代茶饮。

【功效主治】 平肝清热。主治慢性单纯性青光眼。

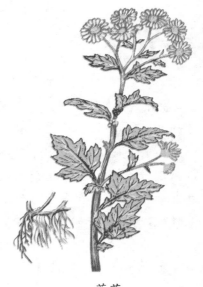

菊花

赵某，男，21岁。某大学学生，患单纯性青光眼在校医院住院，保守疗法20天，眼压时高时正常，头痛眼痛两年余。检查：视力右1.0，左0.7；眼压右：37毫米汞柱，左：42毫米汞柱，双瞳孔稍大，眼底动脉硬化，即诊为慢性单纯性青光眼(双)。投上方10剂，眼压恢复正常，症状消失，随访2年未再复发。

 柴胡葛根胶囊

【处方组成】 柴胡、葛根、车前子(包煎)各200克，龙胆草、赤芍各150克，钩藤（后下）100克，甘草50克。

【用法用量】 取葛根粉碎，过100目筛，备用。另取柴胡、龙胆草、赤芍、车前子、钩藤、甘草加水共煎3次，每次1小时，过滤，合并滤液，放置过夜。倾取上清液浓缩成浸膏，与葛根粉混匀，60℃干燥，装0号胶囊，每粒重0.26克，即得。

【功效主治】 疏肝解郁，清肝泻火，活血利水。主治青光眼。

病例验证

用此方治疗青光眼患者74例，其中治愈45例，显效12例，好转6例，无效11例，总有效率为85.1%。

 当归泽泻汤

【处方组成】 全当归15克，生、熟地黄、泽泻、土茯苓、猪苓各12克，牛膝、赤芍、生石决明（先煎）、生牡蛎（先煎）、桂枝各10克，生甘草6克。

【用法用量】 每日1剂，水煎，分2～3次口服。10剂为1个疗程。

【功效主治】 主治青光眼。

【加减】 若头痛者，加蔓荆子、白芷各10克；若失眠者，加柏子仁、酸枣仁各10克；若大便秘结者，加生大黄(后下)、芒硝(冲服)各8克；若腹胀，食欲减退者，加鸡内金、广木香、陈皮、白术各10克。

病例验证

用此方治疗青光眼患者65例，经用药1～3个疗程后，其中痊愈50例，显效6例，无效9例。

 决明夏枯汤

【处方组成】 决明子、夏枯草各20克，车前子（包煎）、葶苈子、茺蔚子各15克，桔梗、野菊花、芦根、黄芩、香附、防风各10克，生甘草6克。

【用法用量】 每日1剂，水煎，分2～3次服。

【功效主治】 主治青光眼。

病例验证

用本方治疗青光眼患者30例，经服药10～20剂后，痊愈18例，有效3例，无效9例。

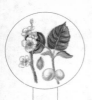

老年性白内障

白内障是常见眼病和主要致盲原因之一，其中以老年性白内障多见。本病是在全身老化、晶体代谢功能减退的基础上由多种因素形成的晶体疾患。近年研究说明，遗传、紫外线、全身疾患(如高血压、糖尿病、动脉硬化)、营养状况等因素均与其有关。当各种原因引起晶状体囊渗透性改变及代谢紊乱时，晶体营养依赖的房水成分改变，使晶体变为混浊。中医称为"圆翳内障""白翳黄心内障"等，认为本病多因年老体弱，肝肾两亏，精血不足，或脾失健运，精不上荣所致。另外，部分因肝经郁热及湿浊上蒸也可致病。

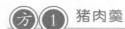

方 ① 猪肉羹

【处方组成】 蔓荆子5克，猪肉50克。

【用法用量】 蔓荆子研粉，猪肉剁细，两者拌匀，蒸熟，1次服完，每日1剂。连服7天即可见效，长期服用更好。

【功效主治】 主治老年性白内障。

病例验证

林某，女，85岁。65岁时，确诊为老年性白内障。患者按上方常服蔓荆子达20年，至85岁仍

可以穿针引线。

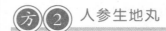

方 ② 人参生地丸

【处方组成】 人参、生地黄、茺蔚子各60克，石决明、桔

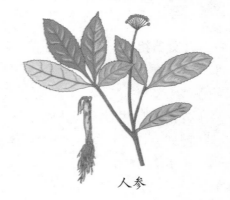

人参

梗、车前子、白芍各30克，细辛

15克，大黄9克。

【用法用量】 将上药共研成细末，等量蜜制成丸，每丸9克，早晚各服1丸。3个月为1个疗程。

【功效主治】 疏风泄热，益阴潜阳。主治老年性白内障。

【加减】 血压偏高者，加大黄、钩藤；头晕者，加天麻、龟板；便秘者，加肉苁蓉；小便淋沥者，加泽泻、牡丹皮；眼干者，加枸杞子、石斛。

 病例验证

治疗老年性白内障21例，一般1个疗程视力开始恢复，4～5个疗程视力可达1.0～1.2。

方 ③ 珍珠末

【处方组成】 珍珠末1克。

【用法用量】 口服珍珠末每次1克，每日3次，2周为1个疗程。视力提高再服2周，以后改为每次1克，每日1次，维持半年。

【功效主治】 清肝明目。主治老年性白内障。

病例验证

张某，男，65岁，双眼渐进性视物模糊1年，视力右0.4，左0.5，用1%新福林散瞳检查，双眼晶体赤道部轮辐混浊伸向瞳孔区，眼底双眼视网膜小动脉轻度硬化，无其他异常。给予珍珠末1克，每日服3次。2周后查视力右0.7，左0.8。继续再服两周后，视力右1.0，左1.0。以后改为1克，每日1次。追踪半年，视力仍维持1.0。

方 ④ 决明汤

【处方组成】 生石决明30克，决明子15克，谷精草、生地黄、赤芍、女贞子、蜜蒙花、白菊花、沙苑子、白蒺藜、党参、黄芪、黄芩各12克，炙甘草6克。

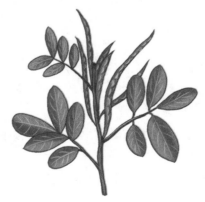

决明子

【用法用量】 每日1剂，水煎服。

【功效主治】 滋阴清热，清肝明目。主治老年性白内障。

【加减】 中气不足者，加茯苓10～15克，山药15～30克，白术6~12克；合并高血压动脉硬化者，加牡蛎15~30克，钩藤15~24克；并发糖尿病者，加麦冬6~15克，天花粉9~15克，熟地黄10~30克。

病例验证

用此方治疗老年性白内障84例160只眼，显效84只眼，有效68只眼，无效8只眼。

方 5 白术当归汤

【处方组成】 白术、当归、茺蔚子、枸杞子、车前子（包煎）、香附各10克，杭白芍、茯神、石决明、夏枯草、生地黄各15克，青葙子12克，柴胡6克，甘草3克。

【用法用量】 每日1剂，水煎服。

【功效主治】 疏肝理脾，清心益肾。主治老年性白内障(初期)。

【加减】 若郁怒反致者，加牡丹皮6~9克，栀子5~10克；脾胃不健者，酌情加麦芽10~15克，山楂3~10克；并发高血压者，加牡蛎15~30克，钩藤

15~24克；并发糖尿病者，加麦冬6~15克，熟地黄10~30克，天花粉9~15克；合并中心性视网膜炎者，加党参6~15克，麦冬6~15克，五味子1.5~6克。

病例验证

用此方治疗未成熟的白内障30例，结果治愈20例，好转4例，无效6例，总有效率为80%。

方 6 枸杞熟地汤

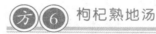

【处方组成】 枸杞子、熟地黄、黄精、何首乌各15克，云茯苓、菟丝子、楮实子各12克，海藻、昆布各10克。

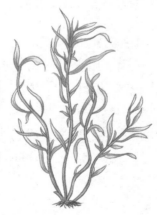

海藻

【用法用量】 每日1剂，水煎，分2次温服。

【功效主治】 滋补肝肾，消

痰软坚。主治老年性白内障。

张某，男，57岁，因两眼视物逐渐模糊3个月而来就诊。查视力：右眼0.4，左眼0.2；散瞳检查两眼晶体后囊轻度混浊，其他未见异常。舌脉及两便正常。中医诊断为：圆翳内障(初期)。即投以上方。2周后，视力右眼0.9，左眼0.6。后续服10剂，视力右眼1.0，左眼0.6。

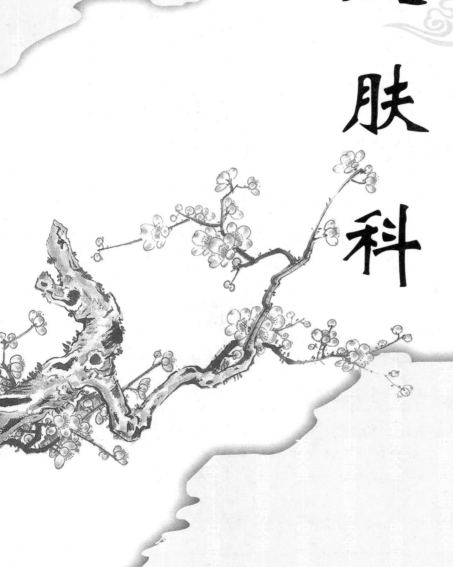

第七章

皮肤科

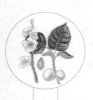

痤 疮

痤疮是一种毛囊、皮脂腺的慢性炎症。因皮脂腺管与毛孔的堵塞，引起皮脂外流不畅所致。多发生于青春期男女，常伴有皮脂溢出，青春期过后，大多自然痊愈或减轻。其临床特征为：颜面、胸背部黑头或白头粉刺、丘疹、脓疱、结节、囊肿及疤痕等皮肤损害。中医称本病为"粉刺"，其基本病机为素体阳热偏盛，加上青春期生机旺盛，营血日渐偏热，血热外壅，气血郁滞，蕴阻肌肤。

方 1 地公芍药汤

【处方组成】 生地黄30克，蒲公英15克，赤芍、牡丹皮、蚤休、昆布、夏枯草、海藻、炒莪术、炒三棱各9克。

【用法用量】 每日1剂，水煎服。

【功效主治】 凉血清热，消痰软坚。主治囊肿性痤疮。

病例验证

李某，男，21岁。患者面部除密集之黑头粉刺外，散在脓疱、囊肿，部分成萎缩性疤痕，另见颌部多处疤痕疙瘩，皮脂溢出明显。颈部、前胸、后背亦见多处相同损害。脉象弦滑，舌质红绛。临床诊断为囊肿性痤疮。予以本方进行治疗，前后数诊，共服药21剂，痤疮之症渐趋轻微，囊肿转平，已不起脓疱。守原方继服1个月，囊肿性痤疮之症明显改善，面容大致趋平。

方 2 丹紫黄白汤

【处方组成】 丹参20克，紫草10克，制大黄9克，白花蛇舌草20克，神曲15克。

【用法用量】 每日1剂，水煎服。

【功效主治】 清热解毒，凉血止血。主治青年男女颜面、胸及背部等皮脂腺发达部位痤疮或伴发丘疹、脓疱者。

【加减】 脓疱严重者，加野菊花、连翘各15克，黄芪20克；痒者，加蝉衣，同时外涂冰片三黄散（冰片3克，川黄连、生大黄、硫磺各10克，研细末，香油调涂之，日2次）。

病例验证

熊某，男，18岁。面部痤疮2年余，伴发丘疹、脓疱、肿痛，此伏彼起，层出不穷。大便干燥，2～3日一解。予本方服用1周，丘疹、脓疱均减，大便通畅。2周后痤疮旧者渐消，新者未起，脓疱痊愈。

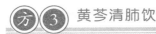
方 3 黄芩清肺饮

【处方组成】 黄芩、天花粉、葛根、生地黄、赤芍、川芎各9克，当归、红花各6克，薄荷1克。

【用法用量】 每日1剂，水煎服。

【功效主治】 清热滋阴，凉血活血。主治痤疮。

病例验证

丁某，女，21岁。面颊有黑

头粉刺，散在红晕，帽针头大之丘疹，且有油性栓子。服上方40剂而愈。

方 4 白果仁

【处方组成】 白果仁适量。

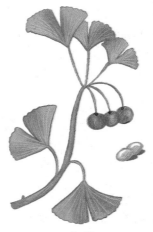

白果

【用法用量】 每晚临睡前用温水将患部洗净（勿用肥皂或香皂）。取除掉外壳的白果仁，切去一部分使之成为平面，用以频搽患部，边搽边削去用过的部分，以利药汁渗出。每晚用1～2枚白果仁搽遍患部即可。

【功效主治】 主治痤疮（青春痘、酒刺、粉刺）。

病例验证

用此方治疗痤疮患者120例，

结果治愈116例，好转2例，无效2例，总有效率为98.3%。一般用药7～14天，痤疮即愈，面部不留疤痕，效果满意。

 痤疮搽剂

【处方组成】 白果、天仙子、赤石脂、密陀僧、硫磺、樟脑各10克，冰片3克。

【用法用量】 将上药共研细末，加入75%乙醇300毫升中，分瓶装之，密封5天后即可使用。用前将药物充分摇匀未见沉淀，以棉签蘸药外搽皮损处。早晚各1次，10天为1个疗程。

【功效主治】 收湿散结，清热化瘀。主治痤疮。

病例验证

尹某，女，23岁。颜面部油脂分泌多而发亮，有暗红色毛囊性丘疹，微痒，时轻时重，缠绵不断。用手挤压，有米粒样的白色粉汁。额部、两颊部可见4～5个小脓疱和结节。诊为痤疮。用痤疮搽剂治疗，早晚各1次。治疗10天后丘疹、粉刺均已消除，仅

残留少数色素沉着，继用10天，症状消失，皮色正常。

 三黄苦参糊

【处方组成】 黄芩、黄柏、苦参各15克，黄连5克，0.2克甲硝唑10片。

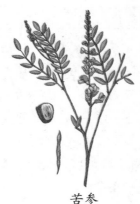

苦参

【用法用量】 将前4味药加水煎成150毫升，待药温降至40℃左右，倒进装有300克特级熟石膏粉的器皿内，将甲硝唑研末加入，搅拌成糊状，均匀地覆盖整个面部，5次为1个疗程。

【功效主治】 主治痤疮。

病例验证

用此方治疗痤疮21例，其中治愈16例，好转4例，无效1例。

酒渣鼻

酒渣鼻是发生于面部中央和鼻部红赤，并伴有局部组织增生肥厚的皮肤病。多见于中年男女，其临床特征为：颜面中央部、鼻部潮红、丘疹、脓疱，并伴有局部毛细血管扩张，皮脂腺和结缔组织增生。中医称本病为"酒糟鼻"，其基本病机为肺胃之火上攻，血瘀成蟥。

 方 1 桑白皮枇杷叶汤

【处方组成】 桑白皮、枇杷叶（包煎）、赤茯苓、车前子（包煎）、鱼腥草、厚朴、玄参、麦冬各15克，葶苈子、生石膏（先煎）、黄芩各20克，熟大黄10克，枳实12克。

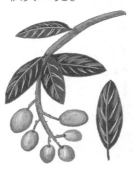

枇杷

【用法用量】 每日1剂，水煎，餐后服。丘疹、脓疱用药渣再煎取液，湿敷患处。15日为1个疗程。

【功效主治】 主治酒渣鼻。

【注意事项】 禁烟酒、辛辣及肥甘厚腻之品。

 病例验证

用此方治疗酒糟鼻163例，其中治愈141例，明显好转22例，总有效率为100%。

方 2 银花生地饮

【处方组成】 金银花30克，生地黄、生石膏（先煎）各15克，川芎、枇杷叶（包煎）、桑白皮、黄芩、栀子各10克，陈皮、桃仁、红花、赤芍、甘草各9克。

【用法用量】 每日1剂，水煎服。

【功效主治】 泻肺清热，凉血活血化瘀。主治酒渣鼻。

【加减】 如皮损以红斑为

主者，重用凉血活血的生地黄20克，赤芍10克，红花10克，并加用牡丹皮3~10克，白茅根10~30克，七叶一枝花3~10克，白花蛇舌草15~30克；皮损以红斑丘疹为主者，重用清热解毒的金银花18克，加蒲公英10~30克，紫花地丁15~30克，去其毒热以救其急；晚期鼻部肥厚增大者，加丹参5~15克，牡蛎10~30克，川贝母6克，软坚散结；便秘者，酌加大黄3~12克，玄明粉10~15克，枳壳3~9克；饮酒引起复发者，加葛花3~9克以解酒毒。

用此方治疗酒渣鼻20例，14例治愈（皮疹消失，皮肤颜色恢复正常为治愈）；3例显效（丘疹、脓疱消失，皮肤颜色大部分恢复正常为显效）；1例有效（丘疹、脓疱消失，皮肤颜色淡红色为有效）；2例无效（丘疹、脓疱只能被控制但不能消失，皮肤颜色无变化为无效）。总有效率为90%。服药最少者15剂，最多30剂。

方 3 百部解毒液

【处方组成】 百部适量。

【用法用量】 将百部用水洗净，泡于95%乙醇中，比例为1克百部用2毫升乙醇，一般泡5~7天即可搽用。每日搽2~3次，1个月为1个疗程。

【功效主治】 解毒杀虫。主治酒渣鼻。

用此方治疗酒糟鼻患者13例，其中痊愈5例，显效7例，好转1例。经3个月随访，治疗效果稳定，治疗中未见过敏反应。

方 4 酒渣膏

【处方组成】 大枫子、木鳖子、樟脑粉、核桃仁、蓖麻子、水银各等份。

【用法用量】 诸药研成细末，加水银调成糊状。局部清洗后，将调好的药膏薄薄涂上一层。晚上用药，翌晨洗去，隔日1次，连用2周为1个疗程。

【功效主治】 杀虫润肤，通络散结。主治酒渣鼻。

病例验证

牛某，男，45岁。患酒渣鼻14年，皮损除鼻尖外，鼻翼部、额部及前额部均延及。用本方治疗，用药1个疗程告愈，随访2年，未见复发。

黄褐斑

黄褐斑俗称肝斑、妊娠斑，是发生于面部的一种色素沉着性皮肤病。可因内分泌障碍，如在妊娠、月经不调期间，或患有卵巢、子宫疾病；慢性中毒，如某些消耗性疾病，包括结核、癌、恶病质及慢性酒精中毒等所致。损害为黄褐色或咖啡色的斑片，形状不同，大小不等，边界明显，表面平滑，无鳞屑，无炎症，无自觉症状。常对称分布于面部，形成蝴蝶样。属于中医的"面尘""黧黑斑"范畴。其基本病机为肝郁化热，气血失和或脾胃亏损，气血两虚，或肾阴不足，虚火上炎，致肌肤失养。

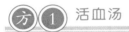 方 1 活血汤

【处方组成】 丹参100克，毛冬青50克，当归、坤草各20克，红花、桃仁、泽兰、三棱、郁金各15克。

【用法用量】 每日1剂，水煎，早晚各服1次。每次服药时加服蜈蚣粉5克。

【功效主治】 活血化瘀，疏肝解郁。主治黄褐斑，症见面部有浅或深的褐斑，或伴皮肤甲错。

【加减】 胁痛嗳气者，加香附5~10克，青皮3~10克；便秘者，加黄芩3~10克，大黄3~12克；全身倦怠者，加黄芪9~30克，党参6~15克。

病例验证

治疗黄褐斑患者14例，均在用药2个月后，面部褐斑由深变浅，3个月后11名患者面部光滑，褐斑消退，3名患者用药5个月后，褐斑消退。1年后随访，均无复发。

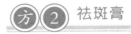 方 2 祛斑膏

【处方组成】 天花粉、鸡蛋清各适量。

【用法用量】 将天花粉研细，用鸡蛋清调匀成膏。用药前先用热水将脸洗净，并用热毛巾

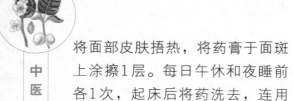

将面部皮肤捂热，将药膏于面斑上涂擦1层。每日午休和夜睡前各1次，起床后将药洗去，连用1~3个月。

【功效主治】 祛斑，增白。主治面部黄褐斑。

用此方治疗面斑200例，治愈85例，显效55例，有效37例，无效23例，总有效率为88.5%。

 消斑汤

【处方组成】 熟地黄18克，山药20克，茯苓15克，泽泻15克，黄柏12克，菊花12克，牡丹皮9克，山萸肉9克，枸杞子9克，陈皮9克。

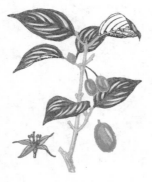

山茱萸

【用法用量】 每日1剂，水煎服。

【功效主治】 滋补肝肾，滋阴泻火。主治黄褐斑。

【加减】 兼血虚者，加制首乌15克；兼血瘀者，加鸡血藤20克，红花12克；伴失眠者，加夜交藤30克，合欢花15克。

此方治疗黄褐斑98例，痊愈46例，显效31例，好转18例，无效3例，总有效率为96.9%。

 杏仁蛋清糊

【处方组成】 杏仁、鸡蛋清、白酒各适量。

【用法用量】 杏仁浸泡后去皮，捣烂如泥，加入蛋清调匀。每晚睡前涂搽，次晨用白酒洗去，直至斑退。

【功效主治】 促进皮脂腺分泌，滋润皮肤。主治黄褐斑。

用此方治疗黄褐斑36例，其中治愈12例，显效17例，有效5例，无效2例。

湿 疹

湿疹是由多种内外因素引起的一种过敏性炎症的反应性皮肤病，分急性、亚急性、慢性3种。不分男女，任何年龄任何部位均可能患病。急性湿疹常见于头面、耳后、四肢远端、露出部位及外阴、肛门等处，多对称分布，表现为红斑、丘疹、丘疱疹、水疱，密集成群，边界不清，奇痒等；亚急性湿疹，多由急性湿疹转来，皮损炎症较轻，以鳞屑和结痂为主，可有轻度糜烂和瘙痒；慢性湿疹，由亚急性湿疹发展而来，病变处皮肤增厚，浸润，表面粗糙，覆有少量鳞屑，常有色素沉着，常反复发作，但皮疹消退后，不留永久性的痕迹。中医认为是风湿热侵入肌肤而成。急性、亚急性以湿热为主，慢性乃因久病耗血所致。

 全虫蒺藜汤

【处方组成】 全蝎（打）6克，皂角刺13克，猪牙皂角6克，刺蒺藜16～31克，炒槐花16～31克，威灵仙13～31克，苦参6克，白鲜皮16克，黄柏16克。

【用法用量】 每日1剂，水煎服。

【功效主治】 息风止痒，除湿解毒。主治慢性湿疹、慢性阴囊湿疹、神经性皮炎、结节性痒疹等慢性顽固瘙痒性皮肤病。

病例验证

用此方治疗18例湿疹患者，结果治愈11例，显效6例，无效1例，总有效率为94.4%。

 马齿苋药液

【处方组成】 马齿苋60克（鲜马齿苋250克）。

【用法用量】 净水洗净后，用水2 000克煎煮20分钟，过滤去渣(鲜药煮10分钟)。用净纱布6、7层沾药水湿敷患处。每日2～3次，每次20～40分钟。

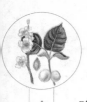

【功效主治】 清热解毒，除湿止痒。主治急性湿疹、过敏性皮炎、接触性皮炎(湿毒疡)、丹毒、脓疱病(黄水疮)。

用此方治疗患者19例，其中治愈11例，好转7例，无效1例，有效率为94.7%。

方③ 湿疹洗剂

【处方组成】 千里光、地肤子、徐长卿、马鞭草、地骨皮、苦参各30克，芒硝（另包后下）、明矾（另包后下）各10克。

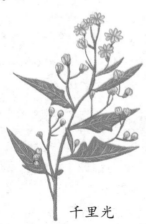

千里光

【用法用量】 明矾、芒硝另包后下。其余诸药加水适量煎煮后，再加入明矾、芒硝溶化，用此药液洗浴。

【功效主治】 养血清热，祛风除湿。主治湿疹。

陈某，男，8岁。全身遍布红色丘疹，有的部位融合成片，痒甚，搔破后皮损处流黄水。无发热，饮食尚佳，大小便正常。脉沉弦数，舌质红，苔黄。属脾虚化热，兼血燥生风，治以养血清热、祛风除湿。即以湿疹洗剂2付，煎洗。首剂洗后痒止，两剂洗后皮损流水停止，疹色转淡，效不更方，再以原方2付煎洗，即获痊愈。

方④ 苦参芒硝汤

【处方组成】 苦参、芒硝、灵仙根各60克，黄柏、金银花、薄荷、生大黄各30克，花椒15克。

【用法用量】 煎水外洗，每日2次。

【功效主治】 清热疏风。主治湿疹。

病例验证

用此方治疗湿疹患者54例，其中临床痊愈39例，基本痊愈

14例，无效1例，总有效率为98.1%。

 苍术二黄洗剂

【处方组成】 苍术、黄芩、黄柏各15克。

【用法用量】 将上药加水1500毫升，煎至600～700毫升后过滤。用纱布浸上药液洗涤患处，每日1次，每次约20分钟，洗涤后另用纱布块蘸药液贴敷患处，并用纱布包扎。一般每日换药1次，重者每日换2次，直至痊愈为止。每次洗涤后的药液可留下次适当加温再用。

【功效主治】 主治湿疹。

病例验证

用此方治疗糜烂性湿疹患者7例，均获痊愈，一般用药后即可见效，1～2周治愈。

 白矾五倍子洗液

【处方组成】 白矾、五倍子、苦参、黄柏、地肤子、土茯苓、生薏苡仁、白鲜皮各30克。

【用法用量】 水煎，取汁约1500毫升，待稍温后泡洗或频洗患处，每次30分钟，每日1～2

次，3日1剂。

【功效主治】 清热燥湿，祛风止痒。主治湿疹。

病例验证

牛某，女，19岁。双上肢肘窝至手腕、手背起红斑、丘疹、丘疱疹，密集分布，边缘不清，剧痒难忍，已达10余天。诊断为湿疹，以本方进行治疗，用药4剂而痒除、疹消。病告愈。

 龙胆黄芩汤

【处方组成】 龙胆草、黄芩、当归、生地黄、泽泻、茯苓、木通、车前子（包煎）各9克，紫花地丁、白花蛇舌草、桑白皮各12克。

【用法用量】 每日1剂，水煎，分2次服。

【功效主治】 主治急性湿疹。

【加减】 若热重者，加蒲公英、黄柏、茵陈、牡丹皮；若湿重者，加苍术、陈皮；若便结者，去车前子，加大黄。

病例验证

用此方治疗急性湿疹患者8例，均获痊愈。一般14剂可愈。

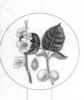

荨麻疹

　　荨麻疹是皮肤出现红赤色或白色的疹块，以突然发作、痒而不痛、时隐时现、消退不留任何痕迹为特征。冷激性荨麻疹多发生在秋冬寒凉之季，是最常见的荨麻疹。其发病特点是：皮肤突然出现疹块，大小不一，此起彼消，瘙痒难忍。遇冷风、冷水或冷空气等刺激易发，得热则轻，疹块淡红或苍白，故多称"风疹块"，属风寒型荨麻疹。中医称荨麻疹为"瘾疹"，俗称"风疹块"。临床特点为突发性局部或全身大小不一的风团，瘙痒难忍。风团出现快，消退亦快，此起彼伏，退后不留任何痕迹。严重者可伴有恶心、呕吐、腹痛、腹泻、胸闷心烦、面色苍白、四肢不温、呼吸急促等全身症状。根据发病时间的长短，一般把起病急，病程在3个月以内者称为急性荨麻疹；风团反复发作超过3个月以上者称为慢性荨麻疹。中医认为：风、寒、热、虫、气血不足等均可引发此病。

方 1 首乌当归饮

　　【处方组成】　制首乌30克，当归10克，白芍10克，白芨10克，地龙干10克，路路通15克，生地黄15克，川芎6克，乌药6克，荆芥6克，防风6克，甘草5克。

　　【用法用量】　先把上药用水浸泡30分钟，再煎30分钟，每剂煎2次，将2次煎出的药液混合。每天1剂，早晚各服1煎。15天为1个疗程。

　　【功效主治】　养血活血，祛风止痒。主治荨麻疹。

病例验证

　　柯某，男，50岁。患荨麻疹8年，曾用过多种中西药均未能根治，近半年来，反复发作。每次持续10余日，最短5天，最长30天，瘙痒痛苦难言。嘱服上方24剂，至今10年未再复发，病症告愈。

方 ② 赤豆枳术饮

【处方组成】 赤小豆、茯苓皮、冬瓜皮各12克，炒枳壳、炒白术、赤芍、蝉蜕、防风各6克，荆芥3克。

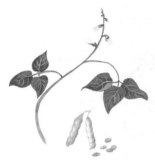

赤小豆

【用法用量】 每日1剂，水煎服。

【功效主治】 清热化湿，疏风止痒。主治丘疹性荨麻疹。

【加减】 剧痒者，加地肤子3~6克，苍耳子1.5~3克；合并感染者，加金银花、绿豆壳各9~12克。一般外搽15%百部酊(百部15克，薄荷脑1克，75%酒精加至100毫升，浸泡5~7天后滤液备用)，合并感染者外涂地虎散(炒地榆、虎杖各等份，研细末，植物油按25%的浓度调成)。

病例验证

用此方治疗丘疹性荨麻疹56

例，痊愈53例，有效3例，痊愈率达94.6%。

方 ③ 红薯藤汤

【处方组成】 红薯藤(干品)50克。

【用法用量】 将上药水煎，加红糖适量饮服，1日1剂。3~5剂为1个疗程。

【功效主治】 主治荨麻疹。

病例验证

许某，女，30岁。全身皮肤瘙痒2年余，晨起为甚。曾用抗过敏药、激素及中药，均无效。遂按上方采用红薯藤治疗，2剂痒止，5剂疹消。随访2年，未见复发。

方 ④ 芪术防风汤

【处方组成】 生黄芪15克，生白术12克，防风6克，生地黄9克，玉竹12克，地肤子9克，稀莶草9克，连翘壳12克，金银花9克，红枣5枚。

【用法用量】 每日1剂，水煎服。

【功效主治】 益气固表，滋阴清热，佐以化湿。主治荨

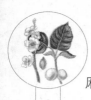

麻疹。

杨某，女，26岁，职工。患者半年来每入夜时风疹频发，此起彼伏，瘙痒不已，夜难成眠，且伴头晕，月经量增多，而饮食尚佳。检查舌质红，脉细。脉症合参，此乃血虚生风，表卫不固。用此方治疗，患者连进7剂，病去七八分，嘱其再进7剂，药尽病除，追访亦未见复发。

方 5 黄芪巴戟天汤

【处方组成】 生黄芪30克，巴戟天、橘核各15克，白术、川断各12克，桂圆肉10克。

【用法用量】 每日1剂，水煎服。

【功效主治】 温肾益气健脾，助阳固表，扶正祛邪。主治慢性荨麻疹阳虚感邪之证。

李某，男，62岁。患慢性荨麻疹20余年，冬春为甚。初因深秋淋雨而发病，此后每遇冷风则起风团，瘙痒，入夜尤甚。今再次发作，连续10余天不愈，多方治疗，效果不理想。观其风团色淡，遍及全身，绿豆至蚕豆大小，暴露部位处最密集，肌肤有灼热感。舌质嫩，边有齿印，苔薄白，六脉均缓。治当助阳养血固表，用此方加当归15克，7剂后风团消。守前方10剂后病愈。随访3年无复发。

方 6 祛风凉血汤

【处方组成】 炒黄芪、生地黄各15克，蝉蜕、白僵蚕、牡丹皮各10克，防风9克。

【用法用量】 每天1剂，煎2遍和匀，每日2~3次分服。

【功效主治】 祛风止痒，清热凉血。主治急性荨麻疹，皮疹色红而痒，燥热时起，发无定处，口干，便秘，风热炽盛者。

【加减】 大便秘结者，加生大黄5~9克。

方某，女，25岁，干部。皮疹时起时没，已经2周。疹起时高出皮肤，大小不一，色红而痒，时感躁热，口渴便结。舌红，苔薄黄，脉数。予本方治疗，3剂后疹减大半，大便亦畅，5剂后皮疹及躁热均解。

皮肤瘙痒症

皮肤瘙痒症是指皮肤无原发性损害，只有瘙痒及因瘙痒而引起的继发性损害的一种皮肤病。本病好发于老年人及成年人，多见于冬季。根据临床表现，可分全身性皮肤瘙痒症和局限性皮肤瘙痒症两种。前者周身皆可发痒，部位不定，此起彼伏，常为阵发性，以夜间为重。患者因痒而搔抓不止，皮肤常有抓痕、血痂、色素沉着等；后者瘙痒仅局限于某一部位，常见于肛门、外阴、头部、腿部、掌部等。中医学属"风瘙痒""痒风"等范畴。

 川芎桂枝汤

【处方组成】 川芎15克，桂枝、白芍、红枣、生姜、蝉蜕、炙甘草各10克，肉桂6克，蜈蚣(研冲)1条。

【用法用量】 每日1剂，水煎，分2次服。

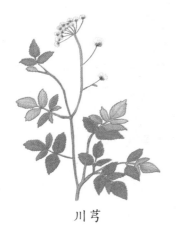

川芎

【功效主治】 扶正祛邪，调和气血。主治全身性皮肤瘙痒属风寒证。

病例验证

马某，女，58岁。皮肤瘙痒1年，睡前及晨起时为甚，白天稍有风冷也多次发作。刻诊：全身皮肤游走性瘙痒，抓之局部潮红，随后起小红丘疹。平素怯冷，舌淡红，苔薄白，脉缓。此乃病之正气不足，腠理空虚，营卫失调。用上方连服6剂，瘙痒面积缩小，时间缩短。后改散剂，连服半月而愈。观察2个月，未复发。

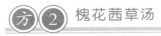 槐花茜草汤

【处方组成】 槐花、茜草、

牡丹皮、紫草各20克，金银花、蚤休、白鲜皮各15克，甘草10克。

【用法用量】 每日1剂，水煎3次，前2煎分2次服，第三煎待温后外洗。

【功效主治】 清热解毒，凉血活血，祛瘀透疹。主治全身性皮肤瘙痒属风热证。

申某，男，50岁。皮肤瘙痒2年。3天前无明显诱因而全身起针尖大小红点，痒甚。伴头昏心烦、眠差、口干、小便赤短。舌质深红，苔少，脉细滑。予上方加重紫草、茜草、丹皮用量，再加白茅根30克。连服3剂，即告痊愈。

方 3 木香止痒汤

【处方组成】 木香10克，炒枣仁20克，陈皮、大腹皮、地肤子、带皮苓、苦参、白鲜皮、防风、荆芥各9克，浮萍6克。

【用法用量】 每日1剂，水煎服。

【功效主治】 行安神，散风利湿。主治各种顽固性皮肤瘙痒症。

用此方治疗患者29例，其中治愈23例，好转5例，无效1例，总有效率为96.5%。

方 4 首乌牡蛎汤

【处方组成】 制首乌、生龙骨（先煎）、生牡蛎（先煎）各20克，龙眼肉、茯神、炒枣仁、当归、秦艽各10克，蝉蜕、胡麻仁各8克，红枣4枚，炙甘草5克。

【用法用量】 水煎，每日1剂，分2次服。

【功效主治】 主治皮肤瘙痒症。

用此方治疗皮肤瘙痒症患者61例，经用药3～8剂，均获治愈。

方 5 地黄蜂房散

【处方组成】 熟地黄、露蜂房、丹参、地肤子、苦参各100克，蝉衣、乌梢蛇各50克。

【用法用量】 将上药共研为极细末，过120目筛后备用（装瓶密闭）。用时，每服药末4克，每日3次。1周为1个疗程。直至痊愈止。

【功效主治】 主治皮肤瘙痒症。

病例验证

用此方治疗皮肤瘙痒症患者145例，其中治愈140例，好转3例，有效2例。用药1个疗程治愈者89例，2疗程治愈者51例。治程中未见不良反应。

方 6 息风止痒汤

【处方组成】 生地黄30克，煅龙牡（先煎）15克，玄参、当归、丹参、血蒺藜各9克，炙甘草6克。

【用法用量】 每日1剂，水煎服。

【功效主治】 养血润燥，息风止痒。主治皮肤瘙痒症，阴囊瘙痒症，女阴瘙痒症。

病例验证

宋某，女，26岁。4个月来突感阴部瘙痒，白带不多，夜间瘙痒加重，须用热水烫后稍能止痒。检查：可见搔痕和血痂。脉细滑，舌淡无苔。诊断为女阴瘙痒症，证属肝肾阴虚，风以内生。治宜滋阴熄风止痒。内服本方，外用苦参、蛇床子、石榴皮、明矾水煎洗。再用

黄柏、轻粉、冰片研末，香油调搭。治疗1周，发痒已轻，继用前方1周即完全不痒。

方 7 坐浴止痒合剂

【处方组成】 苦楝皮12克，马齿苋12克，朴硝6克，鱼腥草12克，龙胆草12克，枯矾12克，蛇床子15克，白蔹9克，地肤子12克，豨莶草12克。

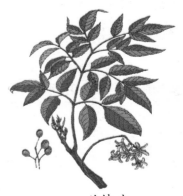

苦楝皮

【用法用量】 制成200毫升合剂。每次用40毫升加沸水适量，坐浴。

【功效主治】 清热利湿止痒。主治肛门皮肤瘙痒。

病例验证

用此方治疗肛门皮肤瘙痒17例，临床治愈13例，好转4例，一般用药5～7天。

神经性皮炎

　　神经性皮炎是一种皮肤神经功能障碍性疾病，多见于颈部，易复发。发病时患处有阵发性剧烈瘙痒感，随后出现密集成群的针头玉米粒大小的皮色或褐色多角形扁平立疹，皮肤逐渐增厚，形成局限性肥厚斑块，呈苔藓样，除颈部外，也发生于肘、大腿内侧、前臂及会阴部。多因精神紧张、兴奋、忧郁以及神经衰弱等，致使气血失调、阴气耗伤、血虚燥热；或脾胃湿热，复感风邪，蕴于肌肤而发病。此病与中医学上的牛皮癣、摄领疮相类似，故又称单纯性苔藓。

方 1 梧桐菊花药液

　　【处方组成】 臭梧桐、蛇床子、稀莶草各30克，野菊花15克。

　　【用法用量】 清水浸泡后，煎煮30分钟，滤出药液候温外用。以毛巾浸入温热的药液中，趁热湿敷，揩洗，每日2～3次。

　　【功效主治】 主治神经性皮炎、慢性湿疹、瘙痒性皮肤病。

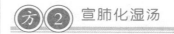

　　陆某，女，55岁。右腕患神经性皮炎3年。局部皮肤干燥粗糙，呈苔藓样，瘙痒较甚。用上

方搽洗2个月，瘙痒渐减至愈。

方 2 宣肺化湿汤

　　【处方组成】 桂枝9克，麻黄6克，葛根18克，生石膏（先煎）18克，甘草9克，薏苡仁19克，杏仁9克，白芍9克，当归尾12克，大黄3克，生姜9克，红枣7枚。

　　【用法用量】 每日1剂，水煎服。

　　【功效主治】 宣肺解表，化湿清热。主治神经性皮炎、泛发性湿疹。

　　【加减】 泛发性湿疹者，加苍术15克，黄柏12克；腿肿者，加鸡鸣散。

用此方治疗患者50例（其中神经性皮炎32例，泛发性湿疹18例），结果治愈38例，好转9例，无效3例，总有效率为94%。

 方 3 皮炎醋

【处方组成】 土槿皮24克，雄黄12克，乌梅24克，米醋300毫升。

【用法用量】 上药用米醋泡2周后，滤净，瓶装备用。用时以棉签蘸药液少许涂局部，每日2～3次。

【功效主治】 清热燥湿消肿，杀虫止痒，软坚散结。主治神经性皮炎。

【加减】 剧痒难忍者，加樟脑12克。

病例验证

裴某，男，35岁。颈、背及四肢苔藓样大小不一的片状皮肤增厚，奇痒难忍，5年来屡治无效。予本方治疗，2天后瘙痒减轻，1个月后皮损处渐愈合，2个月后基本痊愈。

 方 4 参蒜醋

【处方组成】 苦参、独头蒜各150克，陈醋500毫升。

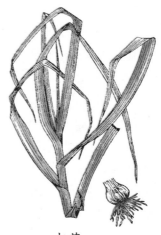

大蒜

【用法用量】 将苦参研为极细末，独头蒜捣烂，二药加入陈醋内浸泡10天后备用。用时，以此液外搽患处，每日早晚各搽1次。

【功效主治】 主治神经性皮炎。

病例验证

用此方治疗神经性皮炎患者80例，其中治愈75例，好转5例。一般用药6～10次即可好转或痊愈。

带状疱疹

带状疱疹是一种由病毒引起的皮肤病，可发生于身体任何部位，但以腰背部为多见。患者感染病毒后，往往短时间内无症状，病毒潜伏在脊髓后根神经节的神经元中，在机体免疫功能减退时才引起发病，如感染、肿瘤、外伤、疲劳及使用免疫抑制剂时等。本病好发于三叉神经、椎神经、肋间神经和腰底神经的分布区，初起时患部往往有瘙痒、灼热或痛的感觉，有时有全身不适、发热、食欲不振等前驱期症状，随后有不规则的红斑、斑丘疹出现，疹群之间皮肤正常。有些患者皮损完全消退后，仍可留有神经痛，多数患者在发病期间疼痛明显，少数患者可无疼痛或仅有轻度痒感。中医认为，本病的发生多因情志内伤、肝郁气滞、日久化火而致肝胆火盛、外受毒邪而发。中医学属"缠腰火丹""缠腰龙""蜘蛛疮"范畴。

 雄黄白矾膏

【处方组成】 雄黄10克，白矾10克，乳香5克，没药5克，冰片少许，生石灰水50毫升，香油50毫升。

【用法用量】 将雄黄、白矾、乳香、没药共研极细末，入冰片末混匀。加入生石灰水和香油，搅拌均匀成膏状。外涂患处，不需包扎，每日2～3次。一般1次止痛，2～3次可愈。

【功效主治】 清热燥湿，解毒止痛。主治带状疱疹，湿热毒邪蕴结肌肤者。

病例验证

王某，女，36岁。两天前右胁部皮肤灼热刺痛、瘙痒难忍。1天后其上出现数群成片丘疹、水疱，呈带状分布，基底绕以红晕，刺痛难忍，坐卧不安。伴低热，恶寒，乏力，食欲不振。舌红，苔黄腻，脉弦数。用雄黄白矾膏按上法涂之，1次后痛止，第二日皮损结痂，第三日痊愈。

方 ② 虎杖板蓝根汤

【处方组成】 虎杖１５克，板蓝根20克，牡丹皮、赤芍各13克，蝉蜕10克，甘草5克。

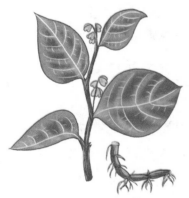

虎杖

【用法用量】 每日１剂，水煎，分2次服。

【功效主治】 清热凉血，清热解毒。主治带状疱疹。

【加减】 发热者，加葛根10~15克，黄芩3~10克；继发细菌感染者，加金银花6~15克，连翘6~15克。

病例验证

治疗13例全部痊愈。其中疗程3天者8例，5天者4例，因继发细菌感染疗程9天者1例。

方 ③ 雄黄洗剂

【处方组成】 雄黄20克，明矾20克，大黄30克，黄柏30克，侧柏叶30克，冰片5克。

【用法用量】 除雄黄、冰片外，将其余药物加温水浸泡30分钟，然后文火煎30分钟，煎至200毫升左右滤出，加入雄黄、冰片粉末，充分混匀后，以不烫手为度。用纱布或脱脂棉沾药液洗患处，每日2～3次，每次30分钟。药液洗后保留，下次加温再用。5天为1个疗程。

【功效主治】 清热解毒止痛。主治带状疱疹，症见发疹前，局部均感皮肤灼热及刺痛，不久皮痛处出现红斑，继则出现成簇水疱，局部剧烈疼痛。

病例验证

用此方治疗带状疱疹30例，其中1～2个疗程痊愈者23例，3个疗程痊愈者6例。一般外洗后，次日疼痛明显减轻，夜能安眠；大部分冲洗后，2～3天皮疹停止发展，水疱大都干涸，皮损逐渐消失。

方 ④ 马齿苋合剂

【处方组成】 马齿苋60克，大青叶15克，蒲公英15克。

【用法用量】 先将上药用水浸泡30分钟，再煎煮30分钟，每剂煎2次，将2次煎出的药液混合。每日1剂，早晚各服1次。

【功效主治】 清肝火，利湿热。主治带状疱疹。

病例验证

用此方共治疗观察带状疱疹144例，治疗结果1～10天内，大部分结痂脱落，疼痛消失占125例，平均治愈日数为5.3天；10天以上治愈者19例。本方用药简单，在缩短疗程、减轻疼痛方面有较好的作用。

方 ⑤ 雄黄蜈蚣膏

【处方组成】 雄黄9克，蜈蚣3条(瓦焙)。

【用法用量】 分别研为细末，混合均匀，香油调涂患处，每日3次。

【功效主治】 清火解毒。主治带状疱疹。

病例验证

洪某，女，68岁。右肋至背部起带状红色而高出皮肤之如粟粒大小密集的丘疹，火燎样疼痛，伴发热，体温39.8℃，咽轻度充血，曾用青霉素5次而不效。给以雄黄蜈蚣膏治疗，涂1次痛止，3次而体温降，1天后疹即消大半，2天后基本病愈。

癣

癣是由浅部真菌感染而引起的皮肤病。临床上常见有头癣、体癣、股癣、手足癣和花斑癣等。头癣是发生于头部毛发及皮肤的真菌病，表现为头发无光泽，脆而易断，头皮有时发红，有脱屑或结痂。结黄痂致永久性秃发的是黄癣，脱白屑而不损害毛发生长的是白癣，均有传染性。口服灰黄霉素有效，还应配合剃发、清洗和患处涂药。体癣临床表现为：皮肤上圆形或钱币状红斑，中央常自愈，周边有炎性丘疹、水疱、鳞屑，自觉瘙痒，中医称之为"圆癣"。股癣以一侧或双侧腹股沟内侧钱币大小圆形或椭圆形红斑、水疱、丘疹，自觉瘙痒为特征，中医称之为"阴癣"。手足癣以手、足部皮肤起丘疹、丘疱疹、水疱、脱皮、皲裂、自觉瘙痒，反复发作为临床特征，发于手部者为手癣，中医称之为"鹅掌风"；发于足部者为足癣，中医称之为"脚湿气"。花斑癣俗称"汗斑"，以色素减退或增深的斑块，上覆有秕糠状鳞屑为特征，中医称之为"紫白癜风"。癣类疾病的基本病机为湿热化浊，侵蚀肌肤。

方 1 鸦胆百部液

【处方组成】 鸦胆子(打碎)20克，生百部30克，白酒、醋各250毫升。

【用法用量】 上药为治疗一只患手的用量。将药及酒、醋共放入大口瓶内，密闭，浸泡10天后备用。将患手插入瓶中浸泡(浸泡过程要注意尽量减少药液的挥发)，每次浸泡30~60分钟，每天浸泡2~3次。

【功效主治】 主治手癣(鹅掌风)。

病例验证

张某，男，48岁，干部。右手鹅掌风已15年，皮肤粗糙，厚如胼胝，入冬皲裂，遇冷水备感痛楚，影响工作和休息，经多方中西药内服、外擦治疗无效。后按此方先后用药3剂，浸泡30次，患手临床治愈，随访1年，再未复发。

方 2 藿香洗剂

【处方组成】 藿香25克，生大黄2克，黄精、明矾各10克，白醋500毫升。

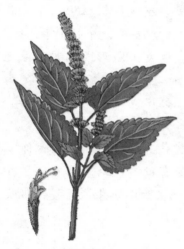

藿香

【用法用量】 以白醋浸泡上药24小时，经煮沸冷却后，将患部浸洗3～4小时。用药期间，5天内不用肥皂或接触碱性物质，一般1～2剂即可告愈。

【功效主治】 主治手足癣。

病例验证

张某，女，50岁。患手、

足癣，局部起水疱，奇痒。历时3～4年，经多方治疗，病情反复不愈，后用上方2剂而愈。随访5年无复发。

方 3 苦楝子糊

【处方组成】 苦楝子60克。

【用法用量】 将上药剥去皮，入锅内炒黄(勿焦)，研末，用熟猪油调成糊，备用。用时先剃光头，每日1次涂头癣处，头发长出后再剃头，再上药，直至治愈。

【功效主治】 杀虫灭菌。主治头癣。

病例验证

用此方治疗头癣患者13例，其中治愈9例，好转4例，有效率为100%。

方 4 土槿皮药酒

【处方组成】 土槿皮、羊蹄、槟榔、大枫子仁各10克，斑蝥6个。

【用法用量】 上药研碎，用75%酒精100毫升浸泡2周后滤净，再加酒精到100毫升，瓶装备用。每用少许涂局部，每日1～2次。

【功效主治】 清热燥湿解毒，祛风杀虫。主治体癣、股癣、手中癣等久治不愈之顽癣。

【加减】 如痛痒较甚者，加樟脑2克(滤净后加入熔化)。

病例验证

李某，男，30岁。双下肢内侧皮肤瘙痒，呈环形。大小不等，边缘鲜明，微高出皮肤，夏季较重，屡治屡发，诊为体癣。予本方外涂，日1～2次，连用2周而愈。

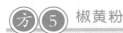 椒黄粉

【处方组成】 川椒(焙干)、硫黄各32克。

【用法用量】 上药共研极细末，过120目筛，装入瓶内备用。用时取生姜1块，斜行切断，以断面蘸药粉搓擦患处，每次擦3～5分钟，每天早晚各1次，晚上洗澡后才擦药。

【功效主治】 杀虫止痒。主治体癣。

病例验证

治疗体癣患者72例，属圆癣者治愈56例，属股癣者治愈16例，见效时间一般在5～12天左右。

败酱丁香液

【处方组成】 败酱草，川槿皮、丁香、白头翁、百部、大枫子、苦参各15克，川黄连、红花、生大黄各10克，斑蝥6只，轻粉、樟脑各4克。

【用法用量】 将上药共研为

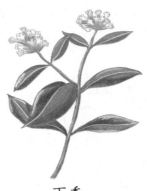

丁香

极细末，加入75%乙醇500毫升中浸泡10天，滤出药渣，贮瓶密闭备用。用时，以消毒棉球蘸药液涂搽患处，每日4～5次，直至痊愈止。

【功效主治】 主治体癣。

病例验证

用此方治疗体癣患者139例，经用药3～5天后，其中治愈135例，显效4例。

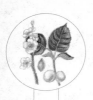

疥 疮

疥疮是一种由疮毒细菌传染而引起的疾病。此症初起，形如芥子之粒，故名疥疮。大多是因个人卫生不良，或接触疥疮之人而被传染，也有的是因风、湿、热、虫郁于肌肤而引起。一般是由手指或手丫处发生，渐渐蔓延到全身，只有头面不易波及。其搔痒过度，会使皮肤破裂，流出血水，结成干痂，其内有虫，日久化脓，又痛又痒，难过至极。内服可吃清热、凉血、散风、解毒的食物，外治也应同时实行。

 硫黄枯矾块

【处方组成】 硫黄、枯矾各65克，苍术、白芷、苦参、花椒、蛇床子、防风、荆芥、狼毒、绿豆各30克。

【用法用量】 上药（除硫黄）共为细末，过200目筛，将药粉倒入熔化硫磺中，并充分拌匀，冷凝后再研成细粉，加凡士林适量搅匀为面团状，分成每50克一块备用。用时先洗净全身，再用细纱布将药包好，在火上烤至药液浸出，用力涂至患处，再涂全身。每日早晚各涂1次，连续3天，第4天洗澡，换洗席、被、衣，此为1个疗程。一般1～2个

疗程，应停药观察1周，无新皮损出现为痊愈。

【功效主治】 祛风除热，利湿杀虫。主治疥疮。

病例验证

治疗1 696人，治疗结果：1个疗程治愈者1 299人，2个疗程以上治愈者397人，治愈率100%。

 矾雄消疥膏

【处方组成】 白矾、雄黄各25克，硫黄20克，凡士林80克。

【用法用量】 将前3味药共研细面，加凡士林混合调成膏，

外涂。

【功效主治】 解毒杀虫。主治疥疮。

病例验证

用此方治疗疥疮21例，结果治愈17例，好转3例，无效1例，有效率为95.2%。

 百部硫黄汤

【处方组成】 百部、蛇床子、大枫子、藜芦、川黄连、硫黄各30克，川花椒、苦参各15克。

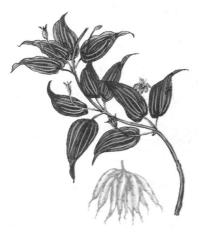

百部

【用法用量】 将上药加水2 000毫升，煎至1 500毫升，睡前外洗患处。1剂药可用2天。

【功效主治】 清热解毒，祛

风杀虫。主治疥疮。

病例验证

用此方治疗疥疮患者89例，经用药1～2剂后，其中治愈者(瘙痒停止，皮诊消失，经观察1个月未复发者)85例；好转(瘙痒减轻，皮疹减少)3例；无效(瘙痒及皮疹无变化)1例。

 硫黄花椒汤

【处方组成】 硫黄90克，花椒50克，雄黄、白鲜皮、黄柏、蛇床子各30克，苦参40克，青黛、明矾各20克。

【用法用量】 上药用水2 000毫升，放大沙锅内，用文火煎30分钟，浓缩为1 000毫升。每剂连煎4次，每日外洗1次。

【功效主治】 解毒杀螨，除风止痒，清热燥湿。主治疥疮。

病例验证

刘某，男，24岁。患疥疮1年，缠绵难愈，舌质红，苔厚腻，脉弦数。治宜解毒杀虫、除湿止痒，用硫黄、花椒汤2剂外洗，洗后患者痒顿减。继用原方1剂，痊愈。

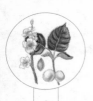

鸡眼

　　鸡眼是一种多见于足底及足趾的角质增生物。呈灰黄色或蜡黄色，系足上较突出部分的皮肤长期受压或摩擦，发生局限性角层增厚，其尖端渐深入皮层，圆形基底裸露皮外，坚硬如肉刺，行走时因鞋过紧，或脚部先天性畸形，重心固定，使尖端长期压迫神经末梢，产生疼痛。

 生半夏末

　　【处方组成】 生半夏100克。

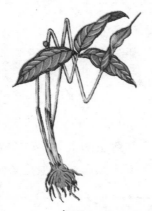

半夏

　　【用法用量】 将生半夏晒干后，研为极细末，装入瓶内密闭备用。用时，先将鸡眼浸温水中泡软，削去角化组织，以有渗血为度，放上生半夏粉，并用胶布贴上，1周内即可脱落。如未脱落者，可如同前法再用1次。

　　【功效主治】 主治鸡眼。

病例验证

　　用此方治疗鸡眼患者136例，用药1次治愈者95例，用药2次治愈者41例，有效率100%。

 鸦胆子粉

　　【处方组成】 鸦胆子仁5粒。

　　【用法用量】 先将患部用温开水浸洗，用刀刮去表面角皮层，然后将鸦胆子捣烂敷患处，外用胶布粘住。每3～5日换药1次。

　　【功效主治】 主治鸡眼。

用此方治疗鸡眼患者15例，其中治愈12例，好转3例，有效率为100%。

 蜈蚣乌梅膏

【处方组成】 干蜈蚣30条，乌梅9克，菜子油或香油适量。

【用法用量】 将蜈蚣、乌梅焙干，共研细末，装入瓶内，再加入菜籽油(以油浸过药面为度)。浸泡7～10天后，即可使用。用时先将1%盐水浸泡患部15～25分钟，待粗皮软化后，剪除粗皮(以见血丝为宜)，再取适量药膏调匀，外敷患处，用纱布包扎，每12小时换药1次。

【功效主治】 通络止痛，解毒散结。主治鸡眼。

用此方共治疗鸡眼患者87例，痊愈(3年不复发)71例，有效15例，无效1例，总有效率98.9%。

 葱白液

【处方组成】 葱白液(即葱叶内带黏性的汁液)。

【用法用量】 取鲜大葱，将葱叶头割断，用手挤其液。缓慢涂擦数次可愈。

【功效主治】 通阳杀菌。主治鸡眼。

用此方治疗患者93例，其中治愈69例，好转20例，无效4例，总有效率为95.7%。

 六味鸡眼膏

【处方组成】 五倍子、生石灰、石龙脑、樟脑、轻粉、血竭各1克，凡士林12克。

【用法用量】 各研细粉，调匀(可加温)成膏即成。先用热水泡洗患处，待鸡眼外皮变软后，用刀片仔细刮去鸡眼的角质层，贴上剪有中心孔的胶布(露出鸡眼)，敷上此药，再用胶布贴在上面。每日换药1次。

【功效主治】 杀菌解毒，散结止痛。主治鸡眼。

用此方治疗鸡眼50例，其中5～7天治愈者24例，7～10天治愈者25例，效果不太理想者1例。

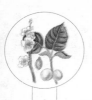

脱 发

脱发是指头发非生理性脱落的一类疾病，包括斑秃、脂溢性脱发等疾病。其中，斑秃是一种头发突然成片脱落、头皮鲜红光亮、无明显自觉症状的慢性皮肤病，相当于中医的"油风"；脂溢性脱发是指在头皮脂溢性皮炎的基础上发生的头发细软、稀疏、脱落，中医称之为"发蛀脱发"。脱发的基本病机为风盛血燥，气血亏虚，精血不足，气血瘀滞而致发失所养。

方 1 生发煎

【处方组成】 桃仁9克，红花9克，赤芍9克，川芎5克，当归须10克，麝香0.03克，生姜2片，红枣7枚，葱白3根。

【用法用量】 黄酒半斤加适量水，将药倒入浸泡1小时后煎，煮沸后再煎25分钟，去渣，滤取药汁300～500毫升(如有麝香可加入0.03克，再煮10～15分钟后服)，每日煎服2次。

【功效主治】 活血化瘀，透络通窍。主治脂溢性脱发，斑秃。

【加减】 若阴虚血少者，可加生熟地黄各15克；肝肾阴亏者，可加甘枸杞10克，潼白蒺藜各15克。以发为血之余，

方中若配何首乌20克，黑芝麻20克等养阴生血之品，寓于活血通络之中，通中有补，其效果更为理想。

病例验证

用此方加减治疗脱发31例，其中痊愈23例，好转6例，无效2例，总有效率为93.5%。

方 2 菟丝首乌汤

【处方组成】 菟丝子、制首乌、女贞子、桑葚子、墨旱莲、熟地黄、枸杞子、茯苓各12克，当归、肉苁蓉各9克。

【用法用量】 每日1剂，水煎服。

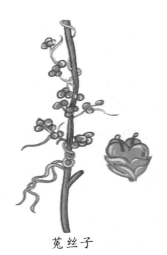

菟丝子

【功效主治】 补益肝肾。主治脱发。

王某，女，28岁，教师。产后哺乳，夜寐不佳，精神紧张，头发全部脱落，虽四处求治，均未见效。诊其舌脉，未见异常。根据情绪紧张，与肝有关，肝藏血，血少则无以营发故发落。治疗以补肝肾为主，并嘱其停止哺乳。上方迭进10余剂后，仔细观察，新发生出如汗毛。服至80剂，满头新发乌黑。

以此方治疗脱发30例，痊愈7例，好转23例，全部有效。平均服药70天。长发最快为30天。

 首乌鸡血藤汤

【处方组成】 何首乌、鸡血藤、胡桃肉、大胡麻各20克，全当归、枸杞子、侧柏叶、黄精、楮实子各15克，冬虫夏草、炙甘草各10克。

【用法用量】 每日1剂，水煎，分2～3次口服。半个月为1个疗程。

【功效主治】 主治脱发。

【加减】 若失眠多梦者，加柏子仁、酸枣仁、夜交藤各15克；若头晕、耳鸣者，加天麻、菟丝子、覆盆子、野菊花各10克；若头皮瘙痒、脱屑者，加白蒺藜、生地黄各12克。

用此方治疗脱发患者93例，其中治愈者86例，好转5例，无效2例。用药时间最短1个疗程，最长者5个疗程，平均2.7个疗程。治程中未见不良反应。

 四味生发酒

【处方组成】 当归1份，党参1份，北芪1份，何首乌3份，50度白酒10份。

【用法用量】 上药按比例浸泡1周后使用。每日4次，每次20毫升空腹服，一般用2个月左右；同时将药酒外擦患处，1日2次，配合治疗。少洗头发，或用清水洗头。

【功效主治】 活血补血，补肺肾。主治气血虚性斑秃。

病例验证

杨某，男，25岁。婚前3个月突然头发脱落，有8处，小的如指头大，大的有铜板大，境界清楚，头皮光亮，思想沉重。经用补血补气酒口服，1日3次，1次30毫升；外用1天2次，半个月后开始长出白灰色绒毛发。继用2个月余，头发全长满，且变黑变粗。

方 ⑤ 首乌黄精汤

【处方组成】 制首乌24克，熟地黄15克，侧柏叶15克，黄精15克，枸杞子12克，骨碎补12克，当归9克，白芍9克，红枣5枚。

【用法用量】 每日1剂，水煎服，1个月为1个疗程。

【功效主治】 补肾精，益肝血。主治脱发。

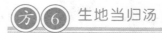

病例验证

黄某，女，18岁。头顶脱发数处，梳头洗头时掉发甚多。服用首乌黄精汤30剂后，旧发已不再脱落，新发生长良好。

方 ⑥ 生地当归汤

【处方组成】 生地黄、熟地黄、侧柏叶各15克，当归、黑芝麻各20克，何首乌25克。

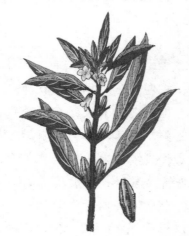

黑芝麻

【用法用量】 每日1剂，水煎2次，分2次服。

【功效主治】 养血清热。主治风热血燥之脱发。

【注意事项】 治疗期间少食辛辣，少用肥皂洗头。多食新鲜蔬菜和水果。

银屑病

银屑病又称牛皮癣，是一种常见的慢性炎症性皮肤病，常发于头皮和四肢伸面，尤其是肘和膝关节附近，临床表现以浸润性红斑及多层银白色鳞屑的血疹或斑片为主，病程经过缓慢，有多发倾向。如果刮去鳞屑及其下面的发亮薄膜后有点状出血，有痒感，常于夏季减轻或自愈，冬季复发或恶化。银屑病病程长，病情变化多，时轻时重，不易根治。根据临床症状不同，可分为寻常型、脓疱型、关节病型和红皮病型四型。中医称本病为"白疕""干癣""松皮癣"，其基本病机为营血不足，化燥生风，肌肤失养。

 九味消银散

【处方组成】 白花蛇舌草、乌梢蛇各60克，三七粉、苦参各50克，白鲜皮、土槿皮、赤芍、丹参、当归各30克。

【用法用量】 将上药共研为细末，装入0.3克胶囊。用药头3天每日1粒；用药第4~6天，每日3次，每次2粒；以后为每日3次，每次2粒，均为饭后服用。20天为1个疗程。

【功效主治】 清热解毒，凉血活血。主治银屑病。

病例验证

用此方治疗120例，结果痊愈89例，有效23例，无效8例，总有效率93.4%。

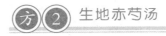 生地赤芍汤

【处方组成】 生地黄15克，赤芍9克，牡丹皮15克，紫草15克，金银花15克，土茯苓30克，生薏苡仁30克，蛇蜕12克，黄连6克，荆芥炭6克，生石膏（先煎）30克，知母15克，生甘草6克。

【用法用量】 每日1剂，水煎服。

【功效主治】 清热解毒，凉血利湿。主治银屑病。

李某，女，18岁。全身红斑、瘙痒不忍而来诊治。诊断为银屑病进展期，辨证属热入血分，气血两燔。予以本方治疗，服药2剂则皮疹颜色变淡，瘙痒明显减轻。

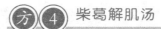

方 3 生元饮

【处方组成】 生地黄15克，玄参15克，栀子12克，板蓝根15克，蒲公英10克，紫花地丁12克，野菊花10克，贝母12克，土茯苓12克，桔梗10克，当归10克，赤芍10克，天花粉10克，甘草6克。

【用法用量】 每日1剂，水煎服。

【功效主治】 清营解毒，清热活血。主治银屑病。

林某，男，46岁，干部。患者因感冒后四肢伸侧及背部出现红色皮疹20天，皮损见上述部位有绿豆大丘疹及斑片，上覆银屑。舌红紫，脉弦滑。经服生元饮15日后，皮损色淡，鳞屑减少，新疹停止出现，21天后，背及前臂大部分皮损消退，33天后临床痊愈。

方 4 柴葛解肌汤

【处方组成】 柴胡15克，葛根15克，白芷10克，桔梗12克，元参15克，石膏（先煎）25克，赤芍12克，生甘草10克，金银花15克，连翘15克，穿山甲15克，川芎10克，大黄5克，茵陈15克，苦参15克，黄柏15克，蒲公英15克，紫花地丁15克。

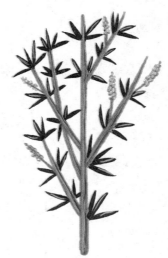

茵陈

【用法用量】 每日1剂，水煎服。

【功效主治】 辛凉解肌表邪气。主治银屑病。

【加减】 痒重者可加地肤子、白鲜皮；皮屑多者可加入薏苡仁。

王某，女，15岁，学生。患者面色潮红，口唇发干，全身脱屑，且头昏及恶心，舌面沟状，苔黄腻，脉弦数，结合皮损所见，诊为干癣(银屑病)进行期。以柴葛解肌汤加减治之。服药3剂后，皮损潮红减轻，痒感渐微。服用7剂后皮损变薄而无新疹，疗效显著。服至11剂后，全身已不见皮损，残有浅淡色素治愈斑，获临床治愈。

方 5 大黄汤

【处方组成】 生大黄（后下)3～15克，熟大黄6～20克。

【用法用量】 每日1剂，水煎，分早晚2次服。

【功效主治】 凉血活血，祛邪化瘀。主治银屑病。

【加减】 银屑病进行期宜加重生大黄量，静止期则加重熟大黄量。

采用此方治疗银屑病45例。其中痊愈28例(皮损全部消退，或仅留有少量不明显的点状损害)，治愈率62%；好转12例(皮损消退50%以上)；无效5例；总有效率88%。8例用药后出现腹泻，食欲不振，调整服药剂量后，腹泻消失。

方 6 板蓝根苦参汤

【处方组成】 板蓝根、苦参、土茯苓、丹参、赤芍各15克，威灵仙、乌梢蛇、七叶一枝花、射干、白鲜皮各10克，蝉蜕6克，蜈蚣5条。

【用法用量】 每日1剂，水煎，分2～3次口服。5剂为1个疗程。

【功效主治】 主治银屑病。

用此方治疗银屑病患者105例，经用药3～5个疗程后，其中治愈88例，显效10例，有效5例，无效3例，总有效率为98.1%。

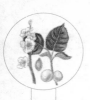

白癜风

白癜风又称白驳风、白癜、斑白，是一种后天性局限性皮肤色素脱失症。常因皮肤色素消失而发生大小不等的白色斑片，好发于颜面和四肢，常无自觉症状。白斑部皮肤正常，只有对称性的大小不等的色素脱失症状。白癜风病损周边常可见黑色素增多现象，皮损大小、形状、数目因人而异，可发生于人体表皮任何部位。此病少数可自愈，多数发展到一定程度后长期存在，其基本病机为气血失和，或精血不足，皮毛失去濡养。

方 1 白芷药液

【处方组成】 白芷100克。

【用法用量】 将上药打碎成粗粒，加入70%酒精500毫升，浸泡10天，过滤，加入氮酮50毫升备用。用棉签涂搽药液于患部，每日2次，涂药后适度日晒患部。个别顽固病例，另取白芷6克研末，日分2次冲服。

【功效主治】 主治白癜风。

病例验证

王某，男，20岁。双侧耳后白斑2厘米×1厘米，已5年，曾用敏白灵治愈，但1年后复发。遂以

上方制备药液，涂药1个月尚无显效，嘱继续外用；另取白芷6克研末，日分2次冲服。半年后白斑消退。1年后随访，未见复发。

方 2 桑枝蜂蜜汤

【处方组成】 鲜桑枝1 500克，桑葚子500克，何首乌250克，生地黄250克，白蒺藜250克，补骨脂250克，益母草500克，玄参250克。

【用法用量】 上药煎熬，去渣，浓缩成1000毫升，加入蜂蜜500毫升，收成1200毫升。每日服3次，每次20～30毫升。一般连服上方2料即可见效，如未愈，可继

服3~4料。

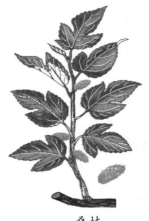

桑枝

【功效主治】 主治白癜风。

病例验证

鲁某，女，38岁。于右侧头面部遍布白斑，经多方医治无效。处以上方，连服2料后，白斑基本消退，仅遗右额角豆大一点未能消退，随访5年余，未曾复发增大。

方 3 首乌女贞子汤

【处方组成】 何首乌25克，白蒺藜、黑芝麻、女贞子、沙苑子各15克，苏木、茺蔚子、赤芍、蝉蜕各10克，红枣6枚。

【用法用量】 将上药水煎分2~3次口服，每日1剂；10剂为1个疗程，间隔2~3天后，再服下1个疗程。白斑局部可配合日光浴，每次15~20分钟，每日2~3次，或者多做户外活动，使白斑处多接触日光照射，但要避免强光暴晒。

【功效主治】 主治白癜风。

病例验证

用此方治疗白癜风患者68例，其中痊愈45例，好转20例，无效3例。治愈的45例中，1个疗程治愈者16例，2个疗程治愈者18例，3个疗程治愈者11例。治程中，未见不良反应发生。

方 4 白蒺藜丸

【处方组成】 白蒺藜50克，白茯苓、生黄芪、补骨脂、当归、丹参、鸡血藤各30克，红花、防风各15克。

【用法用量】 将上药共研末，用纯枣花蜜炼蜜为丸，每丸10克。口服，1日2次，每次1丸。1个月为1个疗程，治疗1~2个疗程。

【功效主治】 清热凉血，补肝肾。主治白癜风。

【注意事项】 忌食辛辣刺激、鱼腥之品。

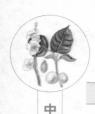

用此方治疗100例，其中治愈56例，好转41例，无效3例，总有效率为97%。

方 ⑤ 如意黑白散

【处方组成】 墨旱莲90克，白芷60克，何首乌60克，沙蒺藜60克，刺蒺藜60克，紫草45克，重楼30克，紫丹参30克，苦参30克，苍术24克。

【用法用量】 上药研细末，收贮勿漏气。每天服3次，每次服6克，开水送下。

【功效主治】 祛风活血，除湿清热，补益肝肾。主治白癜风。

病例验证

李某，女，29岁。患者颈项、面部、臀骶、肩臂等皮肤均有边界清楚，大小不等的圆形白斑，并且逐渐发展。两年来，曾多方求医，较长时期服过复合维生素B、烟酸，外擦0.5%升汞酒精，亦经中医治疗，未效。诊见面部及颈项皮肤除有片状白斑外，尚呈现白色小斑点，散布于胸腹等部，受侵患处白斑内毛发色亦变白，其他无异常。即用如意黑白散，另用肉桂30克，补骨脂90克，水、酒各半，浸泡1周。温水沐浴后，外擦患处。共服散剂2料，外擦1料，痊愈。

方 ⑥ 枯矾蝉蜕膏

【处方组成】 枯矾、蝉蜕、硫磺、白蒺藜各30克，密陀僧60克，轻粉5克，地塞米松软膏200克。

【用法用量】 将前6味药分别研为极细末，过120目筛，混合均匀，加入地塞米松软膏内搅拌后装瓶备用。用时，根据病灶大小，取药膏适量涂于患处，每日3～4次。

【功效主治】 主治白癜风。

病例验证

用此方治疗白癜风患者35例，其中治愈者30例，好转者4例，无效者1例。一般用药后局部皮肤可出现潮红或起粟粒样丘疹，25天后肤色发黑而转为正常。治愈者经观察1～2年，均未见复发。

梅 毒

梅毒即杨梅疮，是一种主要通过性活动中梅毒螺旋体传染的一种性病。本病症状各种各样，时隐时现，病程持续很长，潜伏多年无明显症状（隐性梅毒），也可由孕妇直接传给胎儿（胎传梅毒）。少数患者通过病损部位接触或污染物的接触而患病。梅毒早期主要侵犯皮肤及粘膜，晚期可侵犯心血管系统及中枢神经系统，多发生于男女前后阴部，也可见口唇、乳房、眼睑等处。初起患部为粟米大丘疹或硬块，四周亮如水晶，破后成溃疡，色紫红无脓水，四周坚硬凸起，中间凹陷，常单发。

方 ① 解毒天浆散

【处方组成】 当归、金银花、生甘草各30克，白芍、防风、乌梢蛇、蝉蜕各20克，刺蒺藜12克，天花粉、白鲜皮、大胡麻各15克，土茯苓120克。

【用法用量】 每日1剂，水煎，分2次服。

【功效主治】 清热利湿解毒。主治梅毒。

病例验证

用此方治疗梅毒患者11例，其中治愈6例，显效3例，无效2例，总有效率为81.8%。

方 ② 土茯苓汤

【处方组成】 土茯苓250克。

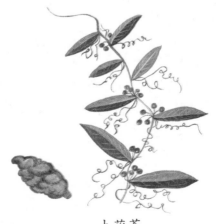

土茯苓

【用法用量】 每日1剂，水煎，分3次餐前服。20日为1个疗程。

【功效主治】 解毒。主治梅毒。

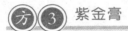

病例验证

用土茯苓治疗梅毒30例。用3个疗程后，其中治愈27例。

 方 3 紫金膏

【处方组成】 矾红，松香各等份。

【用法用量】 将上药研为细末，用香油调敷。先用苍术30克，川椒9克，煎水熏洗患处，然后敷药，盖油纸，再以绢条扎紧。3日1换。

【功效主治】 主治梅毒，溃烂顽硬，脓水淋漓。

病例验证

用此方治疗梅毒患者3例，其中治愈2例，好转1例。换药均在10～15次之间。

方 4 大解毒汤

【处方组成】 土茯苓、金银花各9克，川芎3克，茯苓、防风各6克，木通、大黄各4.5克。

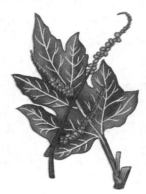

生大黄

【用法用量】 每日1剂，水煎，分2次服。

【功效主治】 祛毒养血活络。主治梅毒。

病例验证

用此方治疗梅毒9例，其中治愈5例，显效3例，无效1例。

尖锐湿疣

尖锐湿疣是由病毒引起的性传播疾病，病原体是人乳头瘤病毒，多半通过性交感染，在上皮细胞内生长，温暖潮湿的环境更易繁殖。其好发部位在皮肤黏膜交界的温暖湿润处，如阴部、肛周、阴茎等。初起为小而柔软的疣状淡红色丘疹，以后逐渐增大增多，表面凹凸不平，呈乳头样或菜花样，根部可有蒂，表面湿润，可因潮湿刺激浸渍而破溃、糜烂、出血。疣体巨大，可覆盖整个阴部。尖锐湿疣偶可见于生殖器以外的部位，如腋窝、脐窝、乳房、趾间等。

方 ① 熟地当归汤

【处方组成】 熟地黄、当归尾各10克，板蓝根、夏枯草各15克，白芍、赤芍、红花、桃仁各9克，川芎、白术、穿山甲、何首乌各6克，甘草4克。

【用法用量】 每日1剂，水煎，分2次服。6～8剂为1个疗程。

【功效主治】 养血活血，解毒散结。主治尖锐湿疣，症见男女生殖器上出现菜花状，乳头状或蕈状的丘疹，表面湿润，触之易出血，伴全身不适、食欲不振、乏力等症状。

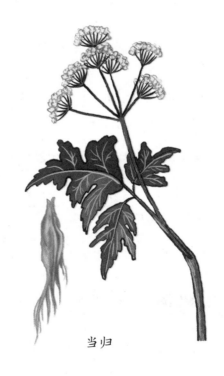

当归

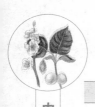

病例验证

用此方治疗尖锐湿疣19例，其中治愈11例，好转6例，无效2例，总有效率为89.5%。

方2 板蓝根茯苓液

【处方组成】 板蓝根50克，土茯苓、玄参、黄连各30克，百部、地肤子、蛇床子、苦参各25克，龙胆草、炒黄柏各15克，蝉蜕5克。

【用法用量】 将上药水煎2次，分3次口服。用第三、第四次煎液熏洗患处，并用2.5%的5-氟尿嘧啶药液点于疣体表面，每日数次。

【功效主治】 清热，解毒，燥湿，杀虫。主治尖锐湿疣。

病例验证

用此方治疗尖锐湿疣患者38例，经1个疗程(10天)痊愈者25例，2个疗程痊愈者10例，显效3例。

方3 马齿苋洗液

【处方组成】 马齿苋30克，败酱草、土茯苓、板蓝根、萹

蓄、芒硝各20克。

【用法用量】 上药加水煎，取药液500毫升，倒入干净盆中，搽洗患处，然后再坐浴10分钟。早晚各1次，1周为1个疗程。

【功效主治】 清热，解毒，燥湿，杀虫。主治尖锐湿疣。

病例验证

用此方治疗尖锐湿疣20例，其中治愈13例，好转5例，无效2例，有效率为90%。

方4 马齿苋药液

【处方组成】 马齿苋60克，大青叶30克，明矾21克。

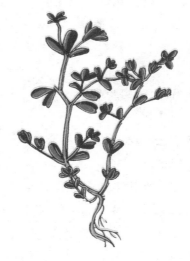

马齿苋

【用法用量】 煎水先熏后

洗，每日2次，每次15分钟。熏洗后，外用六一散30克，枯矾粉9克，混合后撒疣体上。

【功效主治】 清热解毒利湿。主治尖锐湿疣。

病例验证

用此方治疗尖锐湿疣患者19例，其中治愈16例，显效2例。痊愈者随访1年，均未复发。

黄柏香附洗液

【处方组成】 黄柏、香附各50克，川黄连30克，白矾、莪术、苦参、川椒各20克，生甘草10克。

【用法用量】 将上药水煎去渣，浓缩至250毫升，外洗患处。每日1次，5次为1个疗程。可连用2～3个疗程。

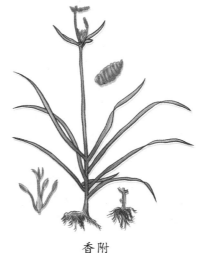

香附

【功效主治】 清热解毒，泻火燥湿。主治尖锐湿疣。

病例验证

用此方治疗尖锐湿疣患者35例，均获得治愈。4例复发，再次用本方治疗2个疗程痊愈。

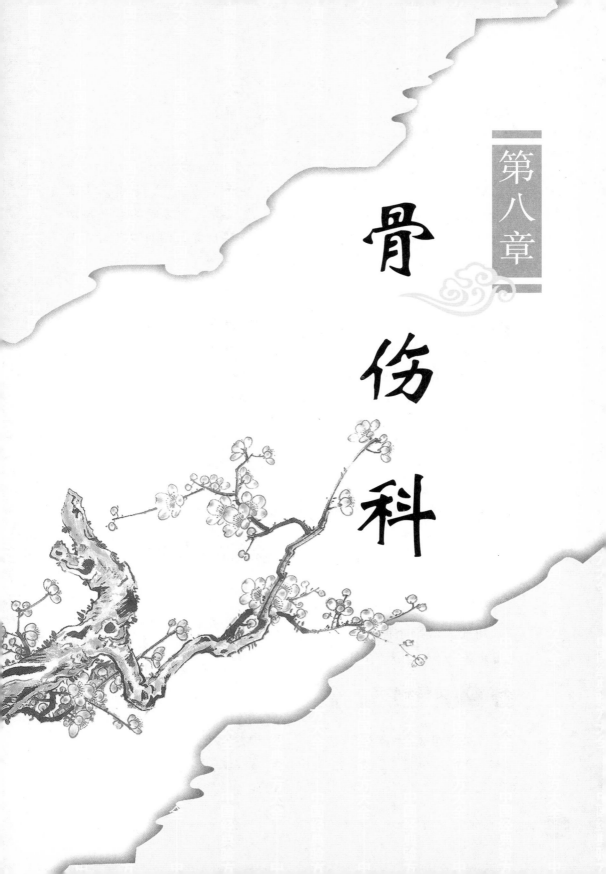

第八章

骨伤科

骨 折

骨折是一种常见的骨头折伤病症，中医称为折疡、折骨。常因跌仆、闪挫、压扎、负重、劳损，或是从高处坠落或摔打跌倒所致。根据病变症状可分为一般性骨折和粉碎性骨折两种。甚者疼痛难忍，骨头有凸状，皮肉组织瘀肿等现象。

 当归尾桃仁合剂

【处方组成】 当归尾、桃仁、红花、苏木、炮穿山甲各15克，瓜蒌、生地黄、自然铜、杜仲、骨碎补、枳实、乳香、没药、生甘草各10克。

【用法用量】 将上药水煎3次后合并药液，分2～3次温服。每日1剂。1个月为1个疗程。

【功效主治】 主治骨折。

病例验证

用此方治疗骨折患者49例，一般用药2～3个疗程，均可痊愈。

 黄芪党参汤

【处方组成】 黄芪15克，党参10克，桃仁10克，红花6克，当归15克，赤芍10克，川芎15克，木香10克，地龙10克。

【用法用量】 1日1剂，分2次水煎服。

【功效主治】 补气活血，散瘀消肿，行气止痛。主治骨折。

病例验证

用此方治疗骨折患者6例，均收到了不同的效果。

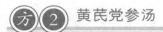 **半夏南星膏**

【处方组成】 半夏100克，南星100克，当归100克，白芷100克，骨碎补100克，川乌100克，草乌100克，川芎50克，天花粉50克，大黄50克，穿心莲50克，黄柏15克，姜黄15克，芙蓉叶50克，樟脑5克，冰片5克，牙皂5克，雄黄5克，银珠5克，麝香1克。

【用法用量】 上药打粉，过120目筛，用饴糖调成膏。用时摊于棉纸上，敷于患处，再以夹板固定。每周换药1次，直至骨折愈合。

【功效主治】 活血化瘀，通经活络，散结消肿，接骨续筋。主治骨折迟缓愈合。

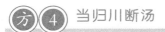
病例验证

采用此方治疗6例骨折迟缓愈合，经2~6个月的治疗，全部治愈。

方 4 当归川断汤

【处方组成】 当归10克，川断10克，䗪虫5克，乳香5克，天花粉15克，骨碎补15克，桑寄生30克，五爪龙30克，防风20克。

【用法用量】 每日1剂，水煎，分2次口服。

【功效主治】 活血通络，接骨续筋。主治股骨干骨折中期。

【加减】 湿重者，加苍术10克；热重者，加金银花12克。

【注意事项】 忌辛辣、油腻食物。

病例验证

此方治疗股骨干骨折64例，

优良率达92.2%。

方 5 黄芪枸杞丸

【处方组成】 黄芪、枸杞子、山药、茯苓、骨碎补、川续断、杜仲各50克，党参、自然铜、䗪虫、生大黄、田三七各40克，细辛、桂枝、白芍、广木香各15克。

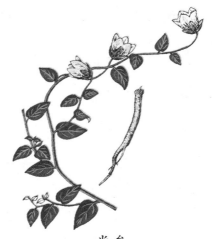
党参

【用法用量】 将上药研为极细末，过120目筛，炼蜜为丸，每丸重6克。每日3次，每次1丸，黄酒或白开水送服。1个月为1个疗程。

【功效主治】 主治骨折。

病例验证

用此方治疗骨折患者68例，

经用药2～6个疗程后，其中，治愈者66例，失败者2例。

 鹿角霜壮骨汤

【处方组成】 鹿角霜15克，熟地20克，锁阳15克，水蛭10克，甲珠10克，片子姜黄10克，黄明胶10克，骨碎补30克，香附10克。

【用法用量】 每日1剂，水煎服。（儿童用量可酌减）

【功效主治】 益肾壮骨，舒筋通络。主治陈旧性骨折。

病例验证

邓某，男，35岁。患者于11月跌伤，右腕关节部肿痛，治疗2个月后照片发现右腕舟骨骨折，有骨质吸收呈空洞。继续用石膏固定两个月，服中药，摄片复查无好转。转来我院治疗。现右腕关节疼痛，活动时痛甚。检查右腕关节肿胀，压痛，尺偏试验(+)，第二掌骨头叩击试验(+)，屈腕痛。诊断为陈旧性右腕舟骨骨折。采用三合一小夹板固定腕关节两月，服用此方50剂。复查腕关节肿痛消失，腕屈伸活动无反应，1个月对照片，骨折囊

腔消失，2个月摄片骨折处有骨小梁通过。

 雪上一枝蒿糊

【处方组成】 雪上一枝蒿粉5～10克，冬青叶粉10～20克，凡士林10克，白酒适量。

【用法用量】 上药调和，加开水适量调成糊状，摊纱布上，贴敷在髌骨骨折局部。1～2天换药1次。

【功效主治】 消炎止痛，祛风除湿，接骨生新。主治髌骨骨折。

【注意事项】 忌辛辣、油腻食物。

病例验证

用此方治疗髌骨骨折60例，总有效率96%。

 黄芪活络丸

【处方组成】 紫河车30克，黄芪30克，川芎10克，红花10克，桂枝10克，当归15克，桃仁5克，地龙15克，守宫(壁虎)15克，制马钱子6克，大黄(酒炙)12克。

【用法用量】 上药共研成细

末，炼蜜为丸，每丸重10克。成人每日早、午、晚各服1丸，温米酒送服。儿童用量酌减，姜汤送服。

【功效主治】 活血化瘀，舒筋活络。主治脊柱骨折。

【注意事项】 忌辛辣、刺激性食物。

病例验证

用此方配合治疗脊柱骨折37例，总有效率95％。

 红花香附冲剂

【处方组成】 藏红花0.2克，红花6克，香附18克，丹参16克，续断20克，泽兰20克，生地黄20克。

【用法用量】 以药物10倍量加水浸泡4小时后，煎煮6小时，过滤，浓缩成相当于原药量的1∶1浸膏、白糖磨成粉后过100目筛。浸膏、白糖粉、淀粉按1∶1∶2量用适量95％酒精制成冲剂，过100目筛，包装成袋。按每千克体重0.3克冲服，每日2次。10天为1个疗程。

【功效主治】 活血行气，消肿止痛，续筋接骨。主治小儿四肢新鲜骨折。

病例验证

用此方治疗小儿四肢新鲜骨折3例，均获得良好疗效。

 田七活血液

【处方组成】 田七125克，血竭150克，白鸡肉150克，白芷150克，芦荟150克，当归500克，生地黄500克，赤芍500克，栀子500克，桑寄生500克，骨碎补500克，乌药500克，川芎250克，红花250克，乳香250克，没药250克，莪术250克，延胡索250克。

【用法用量】 田七、血竭、栀子、芦荟打碎，白鸡肉煮熟，与其他药混匀，放入缸内，加入米酒100毫升，密闭浸泡30天后，压榨残液、静置澄清、滤过、装瓶备用。用时取适量外搽患处。

【功效主治】 活血化瘀，消肿止痛。主治肋骨骨折。

【注意事项】 皮肤损伤者忌用。

病例验证

此方配合治疗肋骨多发性骨折并气血胸28例，总有效率96％。

第八章 骨伤科

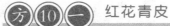 **方 10 一** 红花青皮

【处方组成】 川红花12克，京赤芍10克，全当归12克，正川芎10克，泽兰叶10克，䗪虫10克，制乳香、制没药各10克，青皮10克，降香8克。生香附8克，秦艽10克。

【用法用量】 每日1剂，水煎服，早晚分服。

【功效主治】 行气化瘀，活血止痛。主治四肢骨折早期。

【加减】 上肢骨折者加桑枝、桂枝各10克；下肢骨折者加牛膝15克。

病例验证

用此方配合治疗四肢骨折132例，总有效率达97％。

急性腰扭伤

急性腰扭伤是一种常见的软组织损伤。常因姿势不正，用力不当或外力撞击过猛所致。腰肌扭伤后一侧或两侧立即发生疼痛，有的可以在受伤后半天或隔夜才出现疼痛。症见腰部活动受限，静止时疼痛稍轻，活动或咳嗽时疼痛较甚等。检查时局部肌肉紧张、压痛及牵引痛明显，无瘀肿现象(外力撞击者除外)。

 红花木瓜壮腰汤

【处方组成】 红花9克，桃仁9克，羌活9克，赤芍9克，炒杜仲15克，川断9克，木瓜9克，小茴香9克，补骨脂9克。以黄酒为引。

【用法用量】 每日1剂，水煎，分2次服。饭前服用。

【功效主治】 补肾壮腰，理气止痛。主治急性腰扭伤。

病例验证

董某，女，49岁。因背麻袋腰部扭伤，疼痛如腰折，不能转侧，夜间加剧，由3人扶持来诊。查腰部活动受限，腰骶部压痛明显。予此方配合以手法治疗，服药3剂而痊愈。

方 2 **大黄丹参药液**

【处方组成】 生大黄30克，丹参20克，槟榔15克，生姜10克，三七(研末冲服)6克。

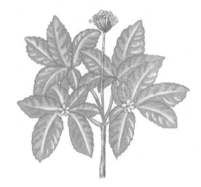

三七

【用法用量】 将上药水煎3次后合并药液，分早晚2次用黄酒送服。每日1剂。

【功效主治】 主治急性腰扭伤。

用此方治疗急性腰扭伤患者135例，服药最少者3剂，最多者10剂，均获治愈。

方3 酒送服蟅虫末

【处方组成】 蟅虫若干个。

【用法用量】 研细末，备用。用时取药末1.5克，用红花酒或白酒30～50毫升送服。每天1次，一般3～5天痊愈。

【功效主治】 主治腰扭伤。

【注意事项】 每次用量不宜超过1.5克，孕妇忌用。

余某，男。因不慎扭伤腰部，局部肿胀、疼痛，行走艰难，下肢麻木不能动。即用上药治疗，2天后痛止、肿消，痊愈。

方4 丹皮杜仲汤

【处方组成】 牡丹皮、杜仲、赤芍、川续断、延胡索各15克，泽兰、牛膝、红花、桃仁、苏木、台乌药各10克，三七、乳香、没药各9克，生甘草6克。

【用法用量】 每日1剂，水煎，分2～3次口服。

【功效主治】 活血化瘀。主治急性腰扭伤。

用此方治疗急性腰扭伤患者78例，用药2～8剂，均获治愈。

方5 车前子麻黄

【处方组成】 车前子（包煎）15克，麻黄6克，荆芥、蟅虫、牛膝各9克，甘草6克。

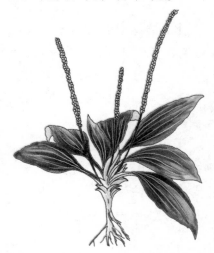

车前子

【用法用量】 每日1剂，水煎服，分2次服。

【功效主治】 活血通经，消肿止痛。主治急性腰扭伤（瘀阻经脉）。

肩周炎

肩周炎是一种肩周围关节软组织的慢性退行性病变，又称五十肩，多见于50岁左右的人。发病原因是因人到中年后，肾气不足，气血渐亏，加之早期劳累，肩部露外受凉，寒凝筋膜，机体新陈代谢功能减弱，各种组织出现退化性变化，肩关节功能性活动减弱。本病起病缓慢，患者常感肩部酸痛，不能持重物，初发1～2周后，疼痛渐增，肩关节外展、外旋功能开始受限。重症者肩臂肌肉萎缩，疼痛较重。常不能举臂梳头、穿衣和背手搭背，夜间尤甚。

方 1 白芍炒地龙

【处方组成】 白芍、炒地龙各400克，制马钱子、红花、桃仁、威灵仙各350克，乳香、没药、骨碎补、五加皮、防己、葛根、生甘草各150克。

【用法用量】 将上药共研为极细末，装入胶囊，每粒含生药0.2克，成人每次口服3粒，每日3次，温开水送服。半个月为1个疗程，休息3天，再行下1个疗程。

【功效主治】 主治肩周炎。

病例验证

用此方治疗肩周炎患者67

例，其中治愈58例，显效5例，有效3例，无效1例。

方 2 山楂甘草舒筋汤

【处方组成】 生山楂50克，桑葚子50克，桑枝25克，乌梅25克，白芍20克，伸筋草20克，醋制延胡索20克，姜黄15克，桂枝15克，威灵仙15克，醋制香附15克，甘草10克。

【用法用量】 水煎温服，3日2剂，1个月为1个疗程。服药期间除配合练功外停用其他药物或疗法。

【功效主治】 舒筋通络，祛瘀行痹止痛，滑利关节。主治肩周炎。

用此方治疗肩周炎患者3例，均收到良好的效果。

方 3 桂枝红枣通脉汤

【处方组成】 桂枝、红枣、姜黄、羌活各15克，生姜、甘草各10克，白芍、桑枝各30克。

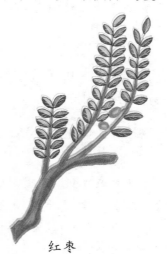

红枣

【用法用量】 每日1剂，水煎服。

【功效主治】 助阳通脉，散寒止痛。主治肩周炎。

【加减】 痛甚者，加蜈蚣2条，全蝎6克；疼痛向项背或前臂、上臂放散者，加海桐皮、威灵仙各15克。

用此方治疗肩周炎患者30例，痊愈20例，显效8例，无效2例，有效率93%。

方 4 川乌细辛糊

【处方组成】 川乌、草乌、细辛、樟脑各90克，冰片10克，老陈醋适量。

【用法用量】 将上方前五味药分别研为极细末后，混合均匀备用。用时，根据疼痛部位的大小，取药末适量，用老陈醋调成糊状，均匀敷在压痛点上，厚约0.5～0.7厘米，外裹纱布，然后用热水袋热敷20～30分钟，每日1～2次。

【功效主治】 主治肩周炎。

用本方治疗肩周炎患者48例，其中治愈42例，显效4例，无效者2例。

方 5 归尾白芍汤

【处方组成】 归尾12克，白芍10克，红花10克，炮穿山甲10克，乳香10克，没药10克，生地黄10克，延胡索10克，生甘草10克，川芎6克，桂枝6克。

【用法用量】 水煎服。

【功效主治】 主治肩周炎，瘀滞脉络型。

病例验证

李某，男，41岁。3周前因跌扑而跌伤右肩，当即疼痛肿胀，经用三七片内服、活血膏外贴后肿胀消失，疼痛大减，2天前又因搬物不慎扭伤该处，当即疼痛加剧，入夜尤甚，肩关节功能仅旋后稍受限。检查：右肩喙突前下方压痛明显，未见明显骨折征象，舌质紫，脉弦涩。予上方连服3剂。痛减，原方去乳没，加地龙12克，再进3剂，肩痛消失。

 桂枝生姜益气汤

【处方组成】 桂枝12克，白芍15克，生姜6克，红枣5枚，炙甘草12克。

【用法用量】 每日1剂，水煎服。

【功效主治】 益气养阴，通络止通。主治肩周炎。

【加减】 汗多者，加黄芪20克；肩臂手麻木者，加当归15克，川断70克，夜交藤20克，桑枝15克；肩项疼痛发硬者，加葛根20克，片姜黄15克。

病例验证

用此方治疗肩周炎23例。痊愈20例，显效3例，有效率100%。

 黄芪当归汤

【处方组成】 黄芪60克，当归20克，桂枝12克，白芍20克，炙甘草16克，红枣10克，威灵仙12克，穿山甲6克，防风12克，蜈蚣2条，生姜10克，羌活12克。

【用法用量】 每日1剂，水煎服。

【功效主治】 补卫气，通经络，散寒湿。主治肩关节周围炎。

【加减】 冷痛者，加制川草乌各10克；兼痰湿者，加法半夏12克，胆南星10克；病久三角肌萎缩者，加制马钱子0.3克。局部可配合以针灸治疗。

病例验证

李某，男，54岁，患肩关节周围炎，曾去多处求治无效，已拖延20余天。患者左肩不能上抬、外展、内旋。治予服用此方20余剂痊愈。

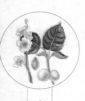

骨质增生

骨质增生是40岁以上的中年人出现的不同程度、不同部位的骨组织增生性病变。该病是由于人到中年以后体质虚弱，骨质退行性变，加之长期站立、行走或长时间的持于某种姿势，肌肉牵拉或撕脱出血，血肿肌化，致骨边缘形成刺状或唇样的骨质增生。其疼痛部位一般为腰椎、胸椎和颈椎，表现为腰痛，严重时腰伸不直，腰痛难忍，翻身与站立都困难，而且会伴有头晕、头痛、颈部活动不便，有僵硬感觉等。

 鹿衔草乌梅汤

【处方组成】 鹿衔草20克，白芍20克，威灵仙12克，乌梅10克，赤芍10克，骨碎补10克，鸡血藤15克，甘草5克。

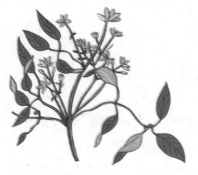

威灵仙

【用法用量】 每日1剂，煎服2次。药渣外敷，15天为1个疗程，服2个疗程。

【功效主治】 主治骨质增生。

【加减】 肝肾亏虚型加桑寄生、木瓜、黄连；寒湿阻滞型加桂枝、制川乌、当归；气滞血瘀型加乳香、红花。颈椎病变者，加葛根、羌活；胸椎病变者，加狗脊、穿山甲；腰椎病变者，加杜仲、牛膝；骶髂关节病变者，加当归；膝关节病变者，加白芷、桑枝；跟骨病变者，加川芎、槟榔；并发坐骨神经痛者，重用白芍。

病例验证

用此方治疗骨质增生患者272例，服药2~3个疗程后，均获得良好效果。

 当归白芍糊

【处方组成】 全当归、白芍各40克，川芎、炒艾叶、地龙、炙川乌、五加皮、木通、川花椒、萆薢、防风各30克，生姜汁100毫升，陈醋适量，冰片5克。

【用法用量】 上药共研为极细末后，加入姜汁、陈醋成糊状，贮瓶内备用。用时，以此药糊敷患处，每日换药1次。1剂药一般可用2～3天，2剂药为1个疗程。

【功效主治】 舒筋活络，活血止痛。主治骨质增生。

病例验证

用此方治疗骨质增生患者65例，用药1～3个疗程治愈61例，显效3例，无效1例，有效率98.4%。

 白芍木瓜汤

【处方组成】 白芍30克，木瓜、当归、威灵仙各15克，甘草、五加皮各6克。

【用法用量】 每日1剂，水煎服，早晚分服。

【功效主治】 温补肾阳，通

络止通。主治骨质增生。

【加减】 病变部位在颈椎者，加羌活10克；在腰椎者，加川续断20克；在跟骨者，加牛膝10克。并配合适当的功能锻炼。

病例验证

用此方治疗患者50例，临床症状消失者40例，好转10例，有效率100%。

 象牙砂仁强筋丸

【处方组成】 象牙100克，砂仁（后下）15克，独活20克，

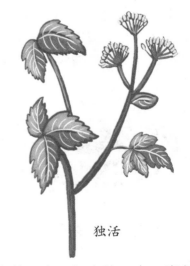

独活

赤芍30克，怀牛膝30克，当归尾30克，熟地70克，肉苁蓉20克，骨碎补50克，淫羊藿30克，鸡血藤30克，莱菔子30克，白蒺藜60克。

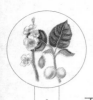

【用法用量】 上药共为细面，炼蜜为丸，每丸重10克，早晚各服1丸。每服1丸后，吃蒸熟鹅蛋1个。

【功效主治】 补肾强筋，活血止痛。主治骨质增生。

病例验证

裴某，男，老人。脚跟疼痛已半年，经县人民医院X线检查诊断为骨质增生。经服用此方1料，药完病愈，随访未复发。

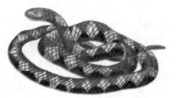

方 5 白花蛇当归散

【处方组成】 白花蛇（学名银环蛇)4条，威灵仙72克，当归、蜜虫、血竭、透骨草、防风各36克。

白花蛇

【用法用量】 共碾细末，过筛。每服3克，每天服2次，开水送服。以上为1个月药量，服完即症状消失。

【功效主治】 舒筋活络，活血止痛。主治骨质增生。

病例验证

宛某，女，52岁。在我院X线摄片示：第三腰椎右下，第四腰椎右上呈雀嘴样骨质增生，第一、第四腰椎体轻度唇状增生。经对症治疗无效，用本药连服1个月后，疼痛消失，恢复劳动，随访腰痛未再发作。

方 6 熟地龟板丸

【处方组成】 熟地黄40克，鹿角胶（烊化）40克，龟板（先煎）40克，当归30克，川芎30克，红花30克，麻黄30克，桂枝30克，防风30克，炙马钱子10克，蜈蚣10克，蜜虫10克，炙川草乌5克。

【用法用量】 上药炮制后研为细末，调匀炼蜜为丸，每丸重9克；每日早晚各服1丸，1个月为1个疗程。

【功效主治】 主治骨质增生症。

【注意事项】 服药期间忌食猪肉、鱼肉。

病例验证

用此方治疗患者10余例，均获症状消失。

腰椎骨质增生

腰椎骨质增生亦称腰椎肥大性脊椎炎、腰椎退化性骨关节病、腰椎骨性关节炎、增生性脊柱炎等。其增生部位可见于椎体前后缘、椎小关节等。一般认为，骨质增生是由于脊椎受损、所受压力改变、过度劳损而出现的保护性反应，但骨刺的形成又可成为一种病理因素而压迫或刺激与脊性有关的组织，从而出现一系列症状。如腰部酸痛不适，僵硬，活动不利，不能久坐，腰椎曲度变直，局部压痛和肌肉痉挛，严重者可见脊柱侧弯，下肢麻木酸痛，肌肉萎缩，不能久行或有间歇性跛行，甚至出现脊髓压迫症状。该病属于中医学中"骨痹""骨痛"等范畴。

 白芍海桐皮汤

【处方组成】 白芍、海桐皮各30～40克，秦艽、威灵仙、木瓜各20～30克，独活、川续断、巴戟天、狗脊、骨碎补、全当归、地龙、延胡索、生甘草各10～15克。

【用法用量】 每日1剂，水煎，分早晚2次口服。重症者每日2剂，分4次服。10天为1个疗程，2个疗程间休息3～5天，再行下1个疗程治疗。

【功效主治】 主治腰椎骨质增生。

【加减】 若疼痛剧烈者，加乳香、没药、细辛各10～12克；若便秘者，加大黄（后下）10克。

病例验证

用此方治疗腰椎骨质增生患者120例，经用药1～2个疗程治愈113例，显效4例，无效3例，有效率97.5%。

 当归丹参汤

【处方组成】 全当归、丹参各30克，白芍50克，杜仲、川续断、狗脊、淫羊藿、肉苁蓉、木瓜各15克，鹿衔草、红花、桃仁、莱菔子、桂枝、生甘草各10克。

【用法用量】 将上药水煎3次后合并药液，分2~3次口服，每日1剂。1周为1个疗程。

【功效主治】 主治腰椎骨质增生。

病例验证

用此方治疗腰椎骨质增生患者136例，经用药2~4个疗程临床治愈120例，显效9例，有效5例，无效2例，有效率98.5%。

方 3 灵仙木瓜汤

【处方组成】 威灵仙15克，木瓜、白术、川断、当归各12克，羌活、香附、桂枝、牛膝各9克，干姜6克，三七粉5克(冲服)。

【用法用量】 每日1剂，水煎，饭后服。

【功效主治】 驱风散寒，活血止痛。主治腰椎骨质增生，梨状肌损伤，臀大肌损伤，臀中小肌损伤等所致坐骨神经痛。

病例验证

用此方治疗坐骨神经痛(干性)26例(其中腰椎骨质增生所致坐骨神经痛者12例)，痊愈4例，基本痊愈17例，好转3例，无效2例，有效率92.3%。

方 4 当归川断汤

【处方组成】 当归、川断、杜仲、羌活、炒乳香、炒没药各15克，蜈蚣2条，细辛、甘草各6克，熟地黄12克，桑寄生30克，乌梢蛇、丹参、牛膝各12克。

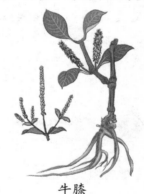

牛膝

【用法用量】 每日1剂，水煎服。

【功效主治】 补肾温阳，祛风散寒，化瘀通络。主治腰椎骨质增生。

病例验证

用此方治疗腰椎骨质增生50例，疼痛消失，参加强劳动44例；腰痛明显减轻自觉症状好转5例；无效1例。

腰椎间盘突出症

本病是指腰椎间盘发生退行性病变以后，因某种原因(损伤、过劳等)致纤维环部分或全部破裂，连同髓核一并向外膨出，压迫神经根或脊髓引起腰痛和一系列神经症状的病症。疼痛、特别是根性疼痛为腰椎间盘突出症的主要症状，应用常规骨科止痛药往往无效，而对于疼痛剧烈或较重的早期病例，手法治疗多难以耐受，有些甚至引起症状加重；另一方面，应用麻醉或激素类药物虽然大部分效果明显，但对其副作用有较多禁忌。

 独活党参汤

【处方组成】 独活、党参、川断、菟丝子、桂枝、仙茅、淫羊藿、狗脊、黑芝麻各12克，桑寄生、鸡血藤、黄芪、青风藤各20克，白芍、甘草各10克。

【用法用量】 每日1剂，水煎服。

【功效主治】 益肝肾，祛风湿，壮筋骨，除痹痛。主治腰椎间盘突出症。

病例验证

此方对腰椎间盘突出日久者有较好的效果。

 乌梢蛇蜈蚣汤

【处方组成】 乌梢蛇12克，蜈蚣10克，全蝎5克，细辛6克。

【用法用量】 将上药共研为极细末后，分成8包，首日上下午各服1包，继之每日1包。1周为1个疗程。

【功效主治】 主治腰椎间盘突出症。

病例验证

用此方治疗腰椎间盘突出症患者82例，用药1～2个疗程，治愈80例，有效2例，有效率为100%。

方 3 核桃仁活血丸

【处方组成】 核桃仁２１０克，黑芝麻210克，杜仲60克，川续断30克，骨碎补45克，木瓜30克，菟丝子60克，延胡索30克，香附15克，当归60克。

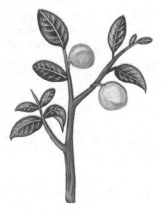

核桃

【用法用量】 上药除核桃仁、黑芝麻外，均晒干、碾碎过筛待用。将黑芝麻于碾槽内碾碎，再放入核桃仁一起碾，当用手碾摸无颗粒时，与药面一起倒入盆中，以炼蜜250克分数次加入盆内搅拌，反复揉搓成团块，取团块7克制成药丸。冬天可装入瓶内贮存，夏天制成蜡丸或用油纸单包装入瓷盆放阴凉处。每次服1丸，每日服2次，黄酒20毫升冲服。连服完100丸为1个疗程。

【功效主治】 补益肝肾，理气活血。主治腰椎间盘突出症(肝肾亏虚，气滞血瘀)。

病例验证

用此方治疗腰椎间盘突出症15例，痊愈14例，显效1例，有效率100%。

方 4 归尾泽兰汤

【处方组成】 当归尾、泽兰各12克，赤芍、川楝子、延胡索各9克，制川乌(先煎)6克。

【用法用量】 每日1剂，水煎，分2次服，还可取药渣以布包热熨腰部，或加水煎，以药汤洗腰部。

【功效主治】 活血化瘀，理气止痛。主治腰椎间盘突出症。

病例验证

用此方治疗腰椎间盘突出症17例，均收到良好效果，有效率100%。

方 5 独活秦艽通络汤

【处方组成】 独活１０克，秦艽10克，防己10克，五加皮10克，川芎10克，川草乌10克，威灵仙15克，赤芍15克，川断15

克，寄生20克，川牛膝20克，细辛3克。

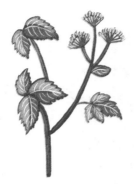

独活

【用法用量】 每日1剂，水煎服。1个月为1个疗程，一般服用1~2个疗程。

【功效主治】 补肾养肝，祛风除湿，温经通络。主治腰椎间盘突出症，证属肝肾亏虚，风寒湿痹。

【加减】 偏于气虚者，加黄芪、太子参、党参；偏于肾阳虚者，加巴戟天、骨碎补、杜仲；偏于肝肾阴虚者，加女贞子、墨旱莲、山萸肉、枸杞子；偏于痰瘀阻络者，加白芥子、南星、半夏、陈皮；偏于血瘀阻络、疼痛较剧者，加全蝎、蜈蚣、白花蛇、三七。

病例验证

黄某，男，59岁。患者腰痛3年余，入冬以来，腰痛加重，其痛沿左臀部向下放射至足跟，下蹲受限，不能坚持工作。行走、坐立均感困难。曾服西药治疗，症状无明显好转。收住院治疗，舌淡苔白，脉沉弦略滑。予本方加杜仲、蜈蚣、桑桂枝、全蝎。连服2周，疼痛减轻，坚持服药月余，疼痛消失，腰部活动自如。

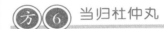

方 6 当归杜仲丸

【处方组成】 全当归、菟丝子、杜仲、川续断、鸡血藤、骨碎补、白芍各60克，延胡索、威灵仙、木瓜、细辛、狗脊各45克，核桃仁、黑芝麻各200克，广木香、香附各30克，蜂蜜适量。

【用法用量】 将上药分别研为极细末，过120目筛，混合均匀，炼蜜为丸，每丸重8克。每次服1丸，每日3次，取黄酒或白开水送服。1料为1个疗程。

【功效主治】 主治腰椎间盘突出症。

病例验证

用此方治疗腰椎间盘突出症患者66例，其中1~3个疗程治愈61例，显效4例，无效1例。

腰肌劳损

腰肌劳损是指腰部肌肉组织因疲劳过度发生炎性反应或退行性变而出现的慢性持续性或间歇性疼痛。常因外力经常、反复、持续地牵拉、挤压震荡腰部，超过了人体肌肉的代偿能力而引起。表现为持续性的腰疼，休息减轻，劳累加重，弯腰稍久，腰痛加剧。有时叩击腰部时腰疼减轻，腰部有压痛点。本病症多见于女性、青少年刚参加工作和长期从事手工劳动者，起病缓慢，症状轻微。

方 1 杜仲威灵仙汤

【处方组成】 杜仲20克，威灵仙15克。

【用法用量】 上药分别研粉，后混合拌匀。再取猪腰子1～2个(猪肾脏)破开，洗去血液，放入药粉，摊匀后合紧，共放入碗内。加水少许，用锅置火上久蒸，吃猪腰子，饮汤。每日1剂。

【功效主治】 补肾强骨，除湿止痛。主治腰肌劳损。

【注意事项】 孕妇忌用。

病例验证

李某，男，54岁。因腰肌劳损而腰痛，劳动后加剧。投以上方，服用5剂而愈。随访未见复发。

方 2 党参黄芪汤

【处方组成】 党参、黄芪、当归各31克，杜仲24克，川断18克，牛膝、延胡索各15克。

【用法用量】 每日1剂，水煎服。

【功效主治】 补肾益精，补气活血。主治腰肌劳损(肾虚气弱，瘀血阻络)。

【加减】 肾阴虚者，加生地、黄柏；肾阳虚者，加肉桂、附片；脾肾两虚者，加砂仁、炒谷芽、肉豆蔻、山药。

用此方治疗腰肌劳损患者106例中，痊愈101例，好转5例，有效率100%。

方 ③ 黄芪益气汤

【处方组成】 黄芪40克，鹿角霜20克，白术20克，当归10克，骨碎补10克，螃蟹10克，枸杞子10克，蟅虫6克，没药6克，生麦芽15克。

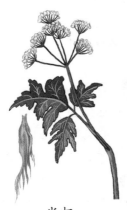

当归

【用法用量】 每日1剂，水煎服，分2次服。将热药渣敷腰部，10天为1个疗程。

【功效主治】 益气通督，破瘀壮筋。主治腰肌劳损，证属肝肾亏虚。

用此方治疗腰肌劳损12例，均收到较好疗效。

方 ④ 延胡索强腰散

【处方组成】 延胡索15克，马钱子6克，徐长卿、杜仲、牛膝、安息香、卷柏各10克，蚤休8克。

【用法用量】 取马钱子用麻油炸黄，研细；其他药合研细末，与马钱子混匀；过80目筛，装瓶备用。每次3克，日服2次，温开水冲服。12天为1个疗程。根据伤痛的轻中重结合病程的长短应用1～2个疗程。

【功效主治】 强腰通络，利湿消肿，行气止痛。主治腰肌劳损。

用此方治疗腰肌劳损患者218例，痊愈180例，好转30例，无效8例，有效率96.3%。

第八章 骨伤科

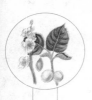

跌打损伤

本病多因外伤致肌肤、关节活动功能障碍，局部瘀血疼痛或出现紫斑的病症，其病理为瘀血阻络、气血不通，治以活血化瘀、舒筋通络。

方①　生地桃仁汤

【处方组成】　生地黄9克，赤芍9克，当归尾9克，桃仁6克，红花4.5克，制乳香4.5克，制没药4.5克，五加皮6克，苏木6克，荆芥4.5克，白术9克，泽泻9克。

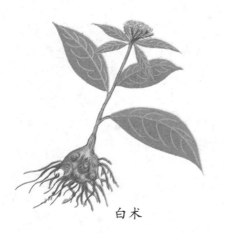

白术

【用法用量】　每日1剂，水煎服。

【功效主治】　活血化瘀。主治跌打损伤，蓄瘀作痛。

病例验证

用此方治疗跌打损伤12例，一般用药3~5剂即获治愈。

方②　䗪虫生大黄丸

【处方组成】　䗪虫500克，生大黄、红花、田三七各250克，制马钱子100克，蜂蜜适量。

【用法用量】　将前五味药分别研为极细末，过120目筛，用蜂蜜将上药末和匀，制成蜜丸，每丸重6克。每次1丸，早晚各口服1次，用黄酒或白开水送服。5天为1个疗程。

【功效主治】　舒筋活络。主治跌打损伤。

病例验证

用此方治疗跌打损伤患者226例，用药1~3个疗程治愈215例，显效11例。

方 ③ 生草乌醋液

【处方组成】 生草乌、生川乌、生半夏、生栀子、生大黄、生木瓜、羌活、独活、路路通各40克，生蒲黄、樟脑、苏木各30克，赤芍、红花、生胆南星各20克，白酒3 500毫升，米醋750毫升。

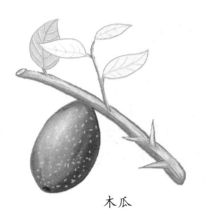

木瓜

【用法用量】 上药在酒醋液中浸泡，严密盖闭7天。随后装入瓶中备用。在受伤局部热敷或熏洗后涂擦本品，可结合推拿或自我按摩使用，效果更佳。每日3～5次。

【功效主治】 活血舒筋，祛风通络。主治筋络挛缩，筋骨酸痛，风湿麻木。

病例验证

用此方治疗的患者6例，均收到了不同的良效。

方 ④ 生大黄白酒糊

【处方组成】 生大黄、生栀子、姜黄、䗪虫各150克，生川乌、生草乌、生南星、生半夏各100克，三七、乳香、没药、青陈皮各50克。

【用法用量】 将上药共研为极细末，装入瓶内备用。用时，根据受伤部位大小，取药末适量，用白酒调匀外敷患处，每日3～4次。外敷药后局部用热水袋外烫药物，效果更佳。

【功效主治】 主治跌打损伤。

病例验证

用此方治疗跌打损伤患者567例，一般用药2～5次，均可获得治愈。

颈椎病

颈椎病是一种颈椎椎间盘变性退化，颈椎骨质增生引起的综合征，该病由颈椎管先天狭窄，可压迫周围的脊髓、神经根、血管等而形成颈椎病。以外伤、咽喉炎、劳损及姿势异常为其诱因。发病时常伴有头颈肩部疼痛、上肢麻木、肌肉无力、眩晕、猛然昏倒，压迫交感神经可产生头晕、眼花、耳鸣、心律不齐、步履蹒跚、汗出异常，压迫食道可引起吞咽困难等症状。本病患者多为老年人。

方 ① 当归葛根汤

【处方组成】 当归、葛根各20克，赤芍15克，川芎、桃仁、红花各10克，鸡血藤30克，川牛膝18克，桂枝6克，地龙、威灵仙各12克，全蝎8克。

【用法用量】 每日1剂，水煎服。30天为1个疗程。

【功效主治】 活血通络，除痹止痛。主治颈椎病。

病例验证

用此方治疗颈椎病患者80例，显效42例，有效34例，无效4例，有效率95%。

方 ② 生草乌细辛药液

【处方组成】 生草乌、细辛各10克，洋金花6克，冰片16克。

【用法用量】 先将前3味药研末，用50%酒精300毫升浸入，冰片另用50%酒精200毫升浸入。每日搅拌1次，约1周后全部溶化，滤净去渣，将二药液和匀，用有色玻璃瓶贮藏。每次用棉球蘸药液少许涂痛处或放痛处片刻，痛止取下。每天2～3次。

【功效主治】 祛风散寒，通络止痛。主治颈椎、腰椎及足跟骨质增生，老年骨关节炎疼痛等。

尤某，女，63岁。脚跟疼痛2个月，影响走路，经骨科检查诊为跟骨骨刺。予本方外用，当天痛减，1周后疼痛缓解。

 白芍丹参汤

【处方组成】 白芍、丹参、葛根各30克，钩藤（后下）、夜交藤、茯苓各20克，白僵蚕、全蝎、法半夏、天麻、桂枝、生甘草各10克。

【用法用量】 每日1剂，水煎，分2～3次口服。10天为1个疗程。疗程间停药2～3天，再行下1个疗程。

【功效主治】 主治颈椎病。

用此方治疗颈椎病患者81例，服药1～3个疗程治愈76例，显效3例，无效2例。

 葛根灵仙舒筋汤

【处方组成】 葛根24克，伸筋草、白芍、丹参各15克，秦艽、灵仙、桑枝、鸡血藤各12克。

【用法用量】 每日1剂，水煎，分早晚2次温服。药渣用布包煎汤，早晚用毛巾沾药热敷颈部及肩部肌肉，每次20分钟，10天为1个疗程。

【功效主治】 祛风散寒除湿，舒筋活血，强筋壮骨。主治各型颈椎病。

用此方治疗患者3例，均获痊愈。

 当归通络汤

【处方组成】 当归、酒白芍各15克，鸡血藤30克，苦草、通草各6克，细辛3克，桂枝、川芎、姜黄、淫羊藿、巴戟天各10克。

【用法用量】 每日1剂，水煎服，日服2次。15天为1个疗程。

【功效主治】 活血通络，补肾助阳。主治颈椎病。

用此方治疗颈椎病80例，痊愈41例，好转20例，有效12例，无效7例。治疗时间最短1个疗程，最长4个疗程。

第八章 骨伤科

足跟痛

足跟痛也叫跟痛症。该病多发于40～60岁老年人，尤以老年妇女发病居多。它是由骨结节部的前缘骨刺足脂肪纤维垫有不同程度的退行性减退，扁平足、急性滑囊炎、跟骨骨刺、跟骨类风湿病变引起；脚掌痛除扁平足原因外，也因足横弓过度疲劳、慢性损伤所致。起病缓慢，多为一侧发病，早起站立时疼痛较重，行走片刻后稍好，但行走过久，疼痛复又加重。

方 1 大黄独活药液

【处方组成】 大黄、黄柏、威灵仙、独活、牛膝、透骨草各30克，芒硝5克，陈醋250毫升。

【用法用量】 上方前6味药物用纱布包好，加冷水约3 000毫升，煎开约半小时后取出药包，把药液倒入盆内，加入芒硝、醋搅匀。熏洗时先以热气熏蒸，并用毛巾蘸药交替热敷痛处，待水温降至50℃～60℃时，将患足浸入盆内浸洗。若水温下降可加温再洗，每次洗约1小时。每日1～2次。

【功效主治】 活血祛瘀，软坚散结，除湿通络。主治各种原因引起的足跟痛。

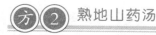

余某，女，49岁。双足跟痛1月余，加重2天，跟底部压痛明显。X线检查显示：双足跟骨向前形成甬状骨刺，用上方2剂后疼痛明显减轻，肿胀已消，4剂后无疼痛，随访无复发。

方 2 熟地山药汤

【处方组成】 熟地黄12克，山药25克，山萸肉12克，桑寄生12克，牛膝9克，木瓜12克，白芍25克，甘草10克。

【用法用量】 每日1剂，水煎服。15天为1个疗程。

【功效主治】 补益肝肾，强筋健骨。主治老年人足跟痛(肝肾精血亏损)。

治疗老年人足跟痛47例，痊愈29例，好转14例；无效4例，有效率91.5%。

 苏木红花汤

【处方组成】 苏木、透骨草、红花、七叶一枝花各30克。

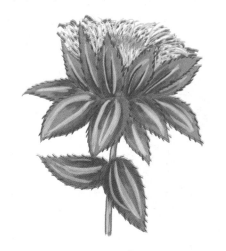

红花

【用法用量】 水煎汤加食醋泡洗患处。

【功效主治】 主治足跟痛。

用此方治疗足跟痛患者2例，均获治愈。

 艾叶冰片汤

【处方组成】 艾叶20克，海桐皮30克，肉桂15克，炙川乌20克，炙草乌20克，威灵仙20克，透骨草30克，红花15克，川牛膝20克，川黄柏20克，冰片15克，三棱20克，莪术20克。

【用法用量】 上药(除冰片外)放入较大容器内，加水浸没半小时至1小时，再加水适量，煮沸后再煮15～20分钟，去渣留汤。加入冰片搅匀，趁热将患足置于盆上熏蒸，待药汤降温适度，放入患足外洗，时间超过半小时。每日1次，每剂用2次，10次为1个疗程。

【功效主治】 活血破瘀，温经除湿。主治各种原因引起的足跟痛。

李某，女，56岁。右足底部压痛，局部不肿，X线检查：未见骨折，无跟骨骨刺。给予上法，3天后疼痛明显减轻，再用10天后，疼痛消失，行走自如。

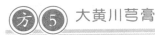 大黄川芎膏

【处方组成】 生大黄、川

第八章 骨伤科

387

芎、栀子、姜黄、白蒺藜、红花、桃仁各50克。炮穿山甲、全蝎、郁金、生牡蛎各30克，冰片15克，陈醋适量。

【用法用量】 将上药研为极细末，过100目筛后装瓶密封备用。用时，取药末40克，以醋调成膏状，外敷于痛处，覆以塑料薄膜，外用胶布固定。隔日换药1次。10天为1个疗程。

【功效主治】 主治足跟骨刺。

病例验证

用此方治疗足跟骨刺患者89例，服药1~2个疗程治愈81例，显效6例，无效2例。

方 6 白芥子利气膏

【处方组成】 生白芥子适量。

【用法用量】 研粉备用。取白芥子粉适量，加醋调成稠膏状，敷于患部。

【功效主治】 利气豁痰，温中散寒，通络止痛。主治跟骨骨刺。

【注意事项】 肺虚咳嗽、阴虚火旺者忌服，外敷有发泡作用，皮肤过敏者忌用。

病例验证

张某，女，52岁。右侧足跟部疼痛3月余，足跟部不能着地。经X线检查诊断为右侧跟骨骨刺。依上方用白芥子醋糊敷于患部(勿令药糊超过赤白肉际，以免发泡损伤皮肤)，外以蜡纸覆盖，绷带包扎固定。2天换药1次，2次后疼痛减轻，半月后疼痛消失。随访未复发。用此方虽未见骨刺明显消退，但对骨质增生引起的肿胀疼痛效果非常明显，可连续应用，直至病愈。

方 7 熟地牛膝汤

【处方组成】 熟地黄、狗脊、牛膝、赤芍、威灵仙各9克，丝瓜络15克，鹿角胶(烊化)6克。

【用法用量】 每日1剂，水煎服。

【功效主治】 温阳补肾，活血止痛。主治跟骨骨刺。

病例验证

用此方治疗跟骨骨刺35例，疼痛均有显著减轻。